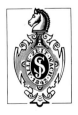

Urologie bei Rückenmarkverletzten

Unter Berücksichtigung sexualpädagogischer, gynäkologischer und andrologischer Probleme

Herausgegeben von M. Stöhrer

Mit Beiträgen von
M. Broda   P. Brühl   H. Burgdörfer   P. Carl   W. Eicher
E. Elsässer   E. Hertel   H. Kiesswetter   H. Kracht
H. Madersbacher   F.-W. Meinecke   K. Möhring
W. Müller-Holve   V. Paeslack   H. Palmtag   H. J. Peters
M. H. Ruidisch   F. Schreiter   K. Stockamp   M. Stöhrer
H.-J. Vogt   L. Weißbach   B. Winter

Mit 97 Abbildungen und 33 Tabellen

Springer-Verlag
Berlin   Heidelberg   New York 1979

Dr. med. Manfred Stöhrer
Chefarzt der Urologischen Abteilung der
Berufsgenossenschaftlichen Unfallklinik Murnau
8110 Murnau

ISBN 3-540-09144-0 Springer-Verlag Berlin Heidelberg New York
ISBN 0-387-09144-0 Springer-Verlag New York Heidelberg Berlin

CIP-Kurztitelaufnahme der Deutschen Bibliothek. *Urologie bei Rückenmarkverletzten:* unter Berücksichtigung sexualpädag., gynäkolog. u. androlog. Probleme / hrsg. von M. Stöhrer. Mit Beitr. von M. Broda . . . – Berlin, Heidelberg, New York: Springer, 1979.
NE: Stöhrer, Manfred [Hrsg.]; Broda, M. [Mitarb.]

Das Werk ist urheberrechtlich geschützt. Die dadurch begründeten Rechte, insbesondere die der Übersetzung, des Nachdrucks, der Entnahme von Abbildungen, der Funksendung, der Wiedergabe auf photomechanischem oder ähnlichem Wege und der Speicherung in Datenverarbeitungsanlagen, bleiben, auch bei nur auszugsweiser Verwertung, vorbehalten.

Bei Vervielfältigung für gewerbliche Zwecke ist gemäß § 54 UrhG eine Vergütung an den Verlag zu zahlen, deren Höhe mit dem Verlag zu vereinbaren ist.

© Springer-Verlag Berlin Heidelberg 1979
Printed in Germany

Die Wiedergabe von Gebrauchsnamen, Handelsnamen, Warenbezeichnungen usw. in diesem Werk berechtigt auch ohne besondere Kennzeichnung nicht zu der Annahme, daß solche Namen im Sinne der Warenzeichen- und Markenschutz-Gesetzgebung als frei zu betrachten wären und daher von jedermann benutzt werden dürfen.

Satz- und Bindearbeiten: Appl, Wemding. Druck: aprinta, Wemding

Geleitwort

Die Behandlung Rückenmarkverletzter war schon immer eine Herausforderung an die Fähigkeit zum Zusammenwirken verschiedener Fachgebiete. So nimmt neben der chirurgischen Leitung der Therapie des Querschnittgelähmten die Urologie eine der wichtigsten Positionen ein; denn die Komplikationen in diesem Bereich sind meist so schwerwiegend, daß sie die Lebenszeit des Patienten entscheidend verkürzen können. Es scheint mir daher besonders wichtig, daß in diesem Buch erstmals der Stand dieser Problematik aktuell zusammengefaßt vorliegt.

Zum einen zeichnet sich hier ab, daß die diagnostisch-therapeutischen Möglichkeiten der modernen Urologie inzwischen außerordentlich differenziert geworden sind, so daß viele ältere Methoden mit ihren teilweise schwerwiegenden Nachteilen für die Patienten ihre Gültigkeit und damit ihre Berechtigung eingebüßt haben; zum anderen ergeht die eindeutige Aufforderung an die Traumatologen und an alle anderen an der klinischen Rehabilitation Rückenmarkverletzter beteiligten Fachgebiete, sich die Fortschritte der speziellen urologischen Behandlung bei Rückenmarkverletzten durch entsprechende Beteiligung dieses Fachgebietes zunutze zu machen. Denn der Kampf gegen das Siechtum der Querschnittgelähmten ging bisher allzu oft, trotz unbestreitbarer Erfolge auf anderen Gebieten, an urologischen Klippen verloren. Die in den letzten Jahren in verständiger, neue Wege gehender Zusammenarbeit gewonnenen Erfahrungen und Erkenntnisse verpflichten alle an der Behandlung Rückenmarkverletzter und Querschnittgelähmter Mitwirkenden, um des Lebensschicksals der Betroffenen willen!

Murnau, Februar 1979   JÜRGEN PROBST

Vorwort

Die Verletzungen des Rückenmarks durch Sport-, Verkehrs- und Arbeitsunfälle sind trotz aller Vorsichtsmaßnahmen nicht weniger geworden, sondern nehmen weiter deutlich zu. Funktionsstörungen der Harn- und Sexualorgane sind eine fast obligate Folge dieser Traumen. Besonders die Entleerungsstörungen der Harnblase haben für die Kranken meist deletäre Folgen, wenn es nicht gelingt, durch operative und pflegerische Maßnahmen die gestörte Blasenfunktion wieder weitgehend zu normalisieren. Nach dem Vorbild U.S.-amerikanischer Zentren sind nun auch bei uns Sonderabteilungen entstanden, die sich in multidisziplinärer Weise dieser Kranken annehmen. Daß dabei dem Urologen eine zentrale Rolle zufällt, ergibt sich aus der Tatsache, daß etwa 70% aller Kranken, die nicht sachgemäß behandelt wurden, wenige Jahre nach dem Unfall an Komplikationen im Bereich der Harnwege gestorben sind.

Eines der Zentren, das sich dieser Patienten in besonderer Weise angenommen hat, ist die Berufsgenossenschaftliche Unfallklinik in Murnau, der eine Abteilung für Rückenmarkverletzte angeschlossen ist. Herr Dr. STÖHRER, der Chefarzt der Urologischen Abteilung hat dort im April 1978 ein Symposium abgehalten, das sich mit den urologischen, sexualpädagogischen, gynäkologischen und andrologischen Problemen befaßte, die sich als Folgen der Rückenmarkverletzung ergeben können.

Das Hauptziel der Veranstaltung war es, die Diagnose und Behandlung dieser Funktionsstörungen einem breiten Personenkreis zugängig zu machen. Die Schwerpunkte lagen bei der Diagnose der Blasenentleerungsstörung mit Hilfe urodynamischer Untersuchungen und der sich daraus ergebenden operativen Behandlung, die in der Mehrzahl durch endoskopische Verfahren am Blasenausgang möglich ist.

Die Ergebnisse dieser Tagung liegen nun in diesem Band vor, der einen ausgezeichneten Überblick über die breitgestreute Problematik dieser Verletzungsart ermöglicht. Diese erste zusammenfassende Veröffentlichung im deutschsprachigen Schrifttum wendet sich aber nicht nur an den Urologen, sondern auch an Ärzte, die die Erstversorgung frischer Unfallverletzter durchzuführen haben, bis die Kranken dann in ein spezielles Zentrum verlegt werden können. Mit Hilfe der ausführlich geschilderten Maßnahmen ist es heute möglich, die überwiegende Mehrzahl der Verletzten soweit wiederherzustellen, daß sie nicht nur ein lebenswertes Dasein führen, sondern daß auch viele von ihnen wieder in den Arbeitsprozeß eingegliedert werden können.

Es ist das Verdienst von Herrn Dr. STÖHRER, daß er die Initiative zur Organisation dieser Tagung ergriffen und auch die redaktionelle Arbeit für die Drucklegung dieses Bandes durchgeführt hat.

Eine weite Verbreitung dieses Buches dient daher der besseren Betreuung der rückenmarkverletzten Menschen, die mit Hilfe moderner Verfahren wieder weitgehend rehabilitiert werden können.

München, Februar 1979   WOLFGANG MAUERMAYER

Inhaltsverzeichnis

F.-W. Meinecke
Einführung in die Thematik 1

Anatomische und neurophysiologische Grundlagen

H. J. Peters
Anatomie und Physiologie der Blase 5

K. Stockamp
Pathophysiologie der neurogenen Blasendysfunktion 19

*Spezielle Diagnostik
der neurogenen Blasenentleerungsstörung*

H. Palmtag
Urologische Funktionsdiagnostik zur Klassifikation neurogener Blasenentleerungsstörungen 27

K. Möhring
Funktionsdiagnostik des oberen Harntraktes 42

H. Burgdörfer und M. Stöhrer
Der urodynamische Meßplatz 48

*Spezielle Therapie
der neurogenen Blasenentleerungsstörung*

Konservativ

H. Kiesswetter
Medikamentöse Behandlung 54

Operativ

E. Hertel
Endoskopisches Instrumentarium 72

M. Stöhrer und H. Burgdörfer
Transurethrale Resektion 81

E. Elsässer und P. Carl
Harnableitende Operationen 90

F. Schreiter
Einsatz von Kunststoffprothesen 99

Allgemeine urologische Komplikationen

L. Weissbach und P. Brühl
Apparative und medikamentöse Konzeptionen zur Prophylaxe von
Harnwegsinfektionen 105

H. Kracht und M. Broda
Ursachen, Therapie und Prophylaxe bei Steinbildungen 121

P. Carl und E. Elsässer
Plastische Eingriffe an Harnröhre und äußerem Genitale . . . 129

H. Madersbacher
Urologische Behandlungsprinzipien 136

Psychologische und sexualmedizinische Probleme

B. Winter
Neurogene Funktionsstörungen – ihre psychologische Bedeutung
und mögliche therapeutische Ansätze 151

V. Paeslack
Sexualpädagogische Probleme 161

E. Eicher und W. Müller-Holve
Gynäkologisch – geburtshilfliche Probleme 170

H.-J. Vogt
Andrologische Probleme bei Rückenmarkverletzten 175

M. H. Ruidisch
Koordination medizinischer Fachbereiche 181

Sachverzeichnis 184

Mitarbeiterverzeichnis

Dr. M. Broda
Urologische Abteilung, Am Friederikenstift, Humboldstraße 5,
3000 Hannover

Prof. Dr. P. Brühl
Oberarzt an der Urologischen Klinik der Universität Bonn,
Am Venusberg, 5300 Bonn

Dr. H. Burgdörfer
Urologische Abteilung der Berufsgenossenschaftlichen Unfallklinik
Murnau, 8110 Murnau

Priv.-Doz. Dr. P. Carl
Chefarzt der Urologischen Abteilung am Kreiskrankenhaus
Deggendorf, Perlasberger Straße 41, 8360 Deggendorf

Priv.-Doz. Dr. W. Eicher
Oberarzt an der II. Frauenklinik der Universität München,
Lindwurmstraße 2a, 8000 München 2

Prof. Dr. E. Elsässer
Chefarzt der Urologischen Abteilung am Krankenhaus der
Barmherzigen Brüder, 8000 München

Priv.-Doz. Dr. E. Hertel
Chefarzt der Urologischen Abteilung am Städtischen Krankenhaus
Ingolstadt, 8070 Ingolstadt

Dr. H. Kiesswetter
Oberarzt der Urologischen Abteilung des Wilhelminenspitals
16 Montleartstraße 37, A-1171 Wien

Dr. H. Kracht
Chefarzt der Urologischen Abteilung des Marienhospitals,
4650 Gelsenkirchen

Priv.-Doz. Dr. H. Madersbacher
Oberarzt an der Urologischen Universitätsklinik Innsbruck,
Anichstraße 35, A-6020 Innsbruck

Dr. F.-W. Meinecke
Direktor des Berufsgenossenschaftlichen Institutes für Traumatologie,
Friedberger Landstraße 430, 6000 Frankfurt/Main 60

Priv.-Doz. Dr. K. Möhring
Oberarzt an der Urologischen Klinik am Chirurgischen Zentrum der
Universität Heidelberg, Im Neuenheimer Feld 110, 6900 Heidelberg

Dr. W. Müller-Holve
II. Frauenklinik der Universität München, Lindwurmstraße 2a,
8000 München 2

Prof. Dr. V. Paeslack
Leiter der Abteilung für die Behandlung und Rehabilitation Querschnittgelähmter der Orthopädischen Klinik und Poliklinik der Universität Heidelberg, Schlierbacher Landstraße 200A, 6900 Heidelberg 1

Priv.-Doz. Dr. H. Palmtag
Oberarzt an der Urologischen Klinik am Chirurgischen Zentrum der
Universität Heidelberg, Im Neuenheimer Feld 110, 6900 Heidelberg

Priv.-Doz. Dr. H. J. Peters
Oberarzt an der Urologischen Klinik der Städtischen Krankenanstalten,
Postfach 23, 6800 Mannheim

Dr. M. Ruidisch
Leitender Arzt der Abteilung für Rückenmarkverletzte an der
Berufsgenossenschaftlichen Unfallklinik Murnau, 8110 Murnau

Dr. F. Schreiter
Leitender Arzt der Urologischen Abteilung des Verbandskrankenhauses Schwelm, Postfach 154, 5830 Schwelm

Prof. Dr. K. Stockamp
Direktor der Urologischen Klinik der Städtischen Krankenanstalten,
6700 Ludwigshafen

Dr. M. Stöhrer
Chefarzt der Urologischen Abteilung der Berufsgenossenschaftlichen
Unfallklinik Murnau, 8110 Murnau

Dr. H.-J. Vogt
Oberarzt an der Dermatologischen Klinik der Technischen Universität
München, Biedersteiner Straße 29, 8000 München 40

Prof. Dr. L. Weissbach
Oberarzt an der Urologischen Klinik der Universität Bonn,
Am Venusberg, 5300 Bonn

Dipl. Psych. Brigitte Winter
Abteilung für posttraumatische Osteomyelitis an der Berufsgenossenschaftlichen Unfallklinik Frankfurt, 6000 Frankfurt/Main 60

Einführung in die Thematik

F.-W. Meinecke

Die häufigste Komplikation bei Rückenmarkgeschädigten jenseits der Akut- und Frühphase ist das Druckgeschwür. Das zeigen erneut die Erhebungen der Anlaufstelle für die Vermittlung von Betten für Querschnittgelähmte am BG-Forschungsinstitut für Traumatologie in Frankfurt. Es tritt in unzähligen Varianten auf, nur in Ausnahmefällen ist es jedoch alleinige Todesursache.

Zweithäufigste Komplikation ist die Erkrankung der Harnwege in einzelnen oder in allen Abschnitten. Dahinter steht immer drohend eine Verkürzung der Lebenserwartung, wenn es nicht gelingt, den akuten Zustand zu beherrschen. Die chronischen Schäden, die im tödlichen Nierenversagen münden, stellen heute immer noch 50% aller Spättodesfälle dar.

Als ich vor über zwanzig Jahren zum ersten Mal mit Querschnittgelähmten in Berührung kam, hatten sie entweder einen Dauerkatheter oder es lag ein Pezzer-Katheter, der heute nur noch wenig bekannt ist, in einer suprapubischen Blasenfistel. Steinbildungen im Nierenbecken oder der Blase waren nicht außergewöhnlich. Der Urin war so trübe wie die Stimmung der Patienten. Die wenigen Veröffentlichungen, die während des Krieges und in den ersten Jahren danach zum Thema erschienen waren, gelangten erst langsam in unser Land. Mit großen Mühen wurden die abgerissenen internationalen Verbindungen wiederhergestellt.

So fand die von Munro beschriebene Tidal-Drainage an einigen Zentren, die nun langsam entstanden, Eingang. Sie wurde wegen mancher technischer Schwierigkeiten wieder verlassen und feiert heute als »Vesikomat« eine Wiedergeburt, in die die Verwendung bei Rückenmarkgeschädigten nicht einbezogen werden sollte.

Aus persönlicher Überzeugung von den Vorteilen des intermittierenden Katheterisierens, gewonnen während eines Studienaufenthaltes in Stoke-Mandeville, gingen immer mehr Ärzte in Deutschland zu der von Guttmann (1969) eingeführten Methode über. Das hat ihnen Widerstand innerhalb und außerhalb des eigenen Hauses eingetragen. Die Erfolge gaben ihnen jedoch Recht.

Das durch die Anwendung moderner Rehabilitationsmaßnahmen völlig veränderte Leben der Querschnittgelähmten wurde hinsichtlich der Lebenserwartung immer mehr vom Zustand der Harnwege bestimmt. Es galt also, diesen Bereich – auch jenseits der ersten Krankenhausbehandlung – einer ständigen Überwachung zu unterziehen.

In den USA haben vor allem Bors und Comarr (1971) sowie Talbot, in England Damanski (1967), Guttmann (1969) und Ross (1968), in Italien Ascoli (1965) und in Deutschland Boshammer (1951) und Büscher (1969) sich früh der speziellen urologischen Fragen angenommen. Sie fanden immer breiteres Interesse, nicht nur bei den Urologen, sondern auch in anderen Fachbereichen. So verdanken wir grundlegende Studien unter anderem Allert (1974), Archimbaud (1972), Britten (1974), Burghele, Elsässer (1972), Ichim, Madersbacher (1976), Melchior (1972), O'Flynn (1972), Palmtag, Pearman (1976), Perkash (1977), Potempa (1969), Rossier (1971), Schneider (1973), Seiferth (1977), Schreiter (1973), Scott (1974), Sökeland (1973, Stokkamp (1976), Stöhrer (1978) und vielen anderen.

Während die moderne Technik dem Streben nach aseptischem Vorgehen bei invasiven Untersuchungen und Behandlungen mit Einmal-

Artikeln sehr entgegenkam, hat sie auf der anderen Seite das Streben nach der Erkennung funktioneller Zusammenhänge durch die Entwicklung hochwertiger Geräte in unvorstellbarer Weise gefördert. Der urodynamische Meßplatz mit allen vorhandenen Möglichkeiten ist heute ebenso eine unabdingbare Forderung für die Diagnostik der individuellen Form der Funktionsstörung bei Querschnittgelähmten wie die Anwendung szintigraphischer und nephrographischer Untersuchungsverfahren. Diese gezielten Untersuchungsgänge bestimmen die Auswahl und Effektivität der einzuschlagenden Therapie sowie den geeigneten Zeitpunkt für ihren Einsatz.

Die experimentelle Forschung und die Ergebnisse klinischer Untersuchungsreihen haben gleichzeitig die Wege zu neuen Behandlungsformen im pharmakologischen und im operativen Bereich eröffnet. Die Beeinflussung der Blasentätigkeit in gezielter Form durch unterschiedlich wirkende Präparate ist aus dem Versuchs- und Taststadium heraus; man kann die erzielten Ergebnisse aufzeichnen und in Ruhe überprüfen.

Die Versuche, mittels Elektrostimulation die Blasen- und Schließmuskelfunktion unter Kontrolle zu bringen, wie sie von BRADLEY (1973), CALDWELL (1969), KATONA (1975), MERRILL (1974), NASHOLD (1972) und anderen unternommen wurden, sind ein weiterer Weg, nicht nur das körperliche, sondern auch das soziale Befinden der Kranken zu verbessern. Ein internationales Symposium in Frankfurt (1976) hat gezeigt, daß diese Verfahren zur Zeit noch als eine sehr selten angezeigte Möglichkeit angesehen werden müssen, der neurogenen Blasenstörung wirksam zu begegnen.

Vollkommen ungelöst ist das Problem der Urinalversorgung bei Frauen; bei Männern sind hier sicher weitere Verbesserungen notwendig und möglich. Die operative Behandlung zur Blasenausschaltung wegen der Inkontinenz fordert immer wieder hohe Preise.

Faßt man zusammen, so unterliegt es keinem Zweifel, daß die urologische Versorgung Rückenmarkgeschädigter große Fortschritte gemacht hat, wozu nicht zuletzt auch Bakteriologie, verbesserte Antibiotika und andere Chemotherapeutika beigetragen haben. Hier hat sich ein besonderer Zweig des Faches Urologie herausgebildet, der größte Aufmerksamkeit verdient und noch viele ungelöste Probleme vorfindet. Die Feststellung, daß der leitende Arzt einer Abteilung für Rückenmarkverletzte »dieses bißchen Urologie« doch beherrschen sollte, verkennt sowohl den Umfang der damit verbundenen Aufgaben als auch deren Bedeutung für das Schicksal der Patienten.

Die räumlich dicht beieinanderliegenden Zentren für die Blasen-, Mastdarm- und die Sexualfunktion begründen die häufig kombinierten Ausfälle in beiden Bereichen bei Rückenmarkschäden. Hier hat die Therapie in den vergangenen Jahrzehnten keine spektakulären Fortschritte gebracht, wenn auch einzelne beachtenswerte Mitteilungen nicht übersehen werden sollten. Wir müssen aber begreifen lernen, daß Sexualität sich nicht in der Befriedigung durch den Geschlechtsakt erschöpft. Sie durchzieht – bewußt oder unbewußt – die ganze Gefühlswelt des Menschen. Ein plötzlicher Verlust bewirkt große Probleme und eine Fülle von Fragen, auf die Patienten und ihre Angehörigen von allen, bei denen sie besondere Erfahrungen voraussetzen müssen, eine Antwort erwarten.

Nur wer aus Kenntnis der Ursachen einer Funktionsstörung deren Verlauf, Rückwirkungen und Gefahren die Zusammenhänge versteht, wird bereit sein, alle Maßnahmen immer wieder mit größter Genauigkeit auszuführen, die geeignet sind, Besserungen zu erreichen und lebensbedrohliche Komplikationen zu vermeiden. Deshalb erscheint es mir so wichtig, daß nicht nur Ärzte ihre Kenntnisse und Erfahrungen austauschen, sondern alle, die an der Behandlung beteiligt sind. Hier ist jeder gleich wichtig im Hinblick auf die ihm gestellte Aufgabe. Ärzte haben zeitlich gesehen viel weniger Kontakt mit ihren Patienten als die Mitarbeiter im Pflegebereich, in Krankengymnastik, Beschäftigungs- und Sporttherapie.

Die Rehabilitation Querschnittgelähmter ist heute nicht nur ein oft zitiertes Modell der interdisziplinären Zusammenarbeit, sie ist vielmehr auch ein Modellfall einer wahren Teamarbeit. Dabei muß man bedenken, daß Menschen, die miteinander arbeiten, nicht deshalb auch schon eine Gemeinschaft oder ein Team sind. Erst gleiche Möglichkeiten der Entfaltung jedes einzelnen, die auf gleichwertigen Kenntnissen und Erfahrungen beruhen, schaffen die Zusammenarbeit, das Hand-in-Hand-Arbeiten, ohne die eine Gemeinschaftsaufgabe nicht erfolgreich gelöst werden kann.

Literaturverzeichnis

ALLERT, M. L., JELASIC, F.: Diagnostik neurogener Blasenstörungen durch Elektromyographie. Stuttgart: Thieme 1974.
ARCHIMBAUD, J. P.: Deus observations de stimulation du detrusor chez l'homme. In: Neurogene Blasenstörungen (M. L. ALLERT, P. DOLLFUS, eds.), p. 131–134. Stuttgart: Thieme 1972.
ASCOLI, R.: Electrical Stimulation of the Bladder in Clinical Practice. Paraplegia 3, 198–199 (1965).
BORS, E., COMARR, A. E.: Neurological Urology. Basel – München – Paris – New York: Karger 1971.
BOSHAMER, V. K.: Splanchnicotomy for prevention and treatment of urologic disturbances in disease of the spinal cord. J. Int. Coll. Surg. 15, 424–427 (1951).
BRADLEY, W. E., TIMM, G. W., SCOTT, F. B.: Urinary Incontinence Control by External Device. Arch. Phys. Med. Rehab. 54, 376–378 (1973).
BRESSEL, M., ALLERT, M. L., SÖKELAND, J.: Zur Diagnostik neurogener Blasenentleerungsstörungen. In: Neurogene Blasenstörungen (M. L. ALLERT, M. BRESSEL, J. SÖKELAND, Hrsg.), S. 34–39. Stuttgart: Thieme 1969.
BRITTEN, D.: Transurethrale Eingriffe bei der querschnittsgelähmten Blase. Urologe A 13, 93–95 (1974).
BURGHELE, Th., ICHIM, V.: Untersuchungen zur Anatomie und Physiologie der gesunden und der neurogen gestörten Harnblase. In: ALLERT, M. L., DOLLFUS, P. (Hrsg.) »Neurogene Blasenstörungen«. Stuttgart: Thieme (1972) 1–11.
BÜSCHER, H.-K.: Blasenhalsveränderungen bei der neurogen gestörten Blase und ihre Behandlung. Bericht. d. Urol. Ges., 22. Tgg. 1968, S. 120–121. Berlin-Heidelberg-New York: Springer 1969.
CALDWELL, K. P. S.: Behandlung der Blaseninkontinenz durch Elektrostimulation des Blasenbodens. In: Neurogene Blasenstörungen (M. L. ALLERT, M. BRESSEL, J. SÖKELAND, Hrsg.), S. 56–58. Stuttgart: Thieme 1969.
COMARR, A. E.: Sexual Function among Patients with Spinal Cord Injury. Urol. Int. 25, 134–168 (1970).
DAMANSKI, M.: Recovery of bladder function in paraplegia. Brit. J. Surg. 54, 607–609 (1967).
ELSÄSSER, E.: Urologische Komplikationen nach Rückenmarksverletzungen. Actuelle traumatologie 2, 21–27 (1972).
GIBBON, N. O. K.: Neurogenic Bladder in Spinal Cord Injury. Urol. Clin. N. Amer. 1, 147–154 (1974).
GUTTMANN, L.: Prinzipien und Methoden in der Behandlung und Rehabilitation von Rückenmarksverletzten. In: Neurotraumatologie (F. K. KESSEL, L. GUTTMANN, G. MAURER, Hrsg.), Bd. II, S. 76–163. München-Berlin-Wien: Urban & Schwarzenberg 1971.
GUTTMANN, L.: Erfahrungen mit der konservativen Behandlung neurogener Blasenentleerungsstörungen. In: Neurogene Blasenstörungen (M. L. ALLERT, M. BRESSEL, J. SÖKELAND, Hrsg.), S. 1–10. Stuttgart: Thieme 1969.
HACHEN, H. J.: Paraplégie et fonction sexuelle. Méd. et Hyg. 31, 1753–1755 (1973).
KATONA, F.: States of Vegetative Afferentiation in Reorganization of Bladder Control during Intravesical Electrotherapy. Urol. Int. 30, 192–203 (1975).
MADERSBACHER, H., SCOTT, F. B.: The Twelve o'Clock Sphincterotomy: Technique, Indications, Results. Paraplegia 13, 261–267 (1976).
MEINECKE, F.-W.: Einmal-Katheter-Sets zum sterilen Katheterisieren. In: Neurogene Blasenstörungen (M. L. ALLERT, P. DOLLFUS, Hrsg.), S. 81–84. Stuttgart: Thieme 1972.
MEINECKE, F.-W.: Die Verletzungen der Wirbelsäule mit Markschäden. In: Chirurgie der Gegenwart (R. ZENKER, F. DEUCHER, W. SCHINK, Hrsg.), Bd. 4: Unfallchirurgie, S. 1–51. München-Berlin-Wien: Urban & Schwarzenberg 1974.
MELCHIOR, H., BASTIAN, P.: Blasenfunktionsstörungen und obere Harnwege. In: Neurogene Blasenstörungen (M. L. ALLERT, P. DOLLFUS, Hrsg.), S. 26–36. Stuttgart: Thieme 1972.
MERRILL, D. C.: Clinical Experience with the Mentor Bladder Stimulator. J. Urol. 112, 823–825 (1974).
MUNRO, D.: The Role of Fusion or Wiring in the Treatment of Acute Traumatic Instability of the Spine. Paraplegia 3, (1965) 97–111.
NASHOLD, B. S., FRIEDMAN, H., GLENN, J. F., GRIMES, J. H., BARRY, W. F., AVERY, N.: Electromicturition in Paraplegia. Arch. Surg. 104, 195–202 (1972).
O'FLYNN, J. D.: External Sphincterotomy for the Relief of Outlet Obstruction in Neurogenic Bladder. Paraplegia 10, 29–36 (1972).
PALMTAG, H.: Praktische Urodynamik. Stuttgart: Fischer 1977.
PAESLACK, V.: Internistische Störungen beim Paraplegiker. Stuttgart: Thieme 1965.
PEASLACK, V.: Therapie und Rehabilitation Querschnittsgelähmter. In: Wirbelsäule und Nervensystem (E. TROSTDORF, H. S. STENDER, Hrsg.), S. 172–177. Stuttgart: Thieme 1970.
PEARMAN, J. W., ENGLAND, E. J.: The Urinary Tract. In: Handbook of Clinical Neurology (P. J. VINKEN,

G. W. Bruyn, eds.), vol. 26, part. II, p. 409–426. Amsterdam-Oxford: North-Holland Publ. 1976.

Perkash, I.: Management of Neurogenic Bladder Dysfunctions following Acute Traumatic Cervical Central Cord Syndrome (Incomplete Tetraplegia). Paraplegia *15*, 21–37 (1977).

Potempa, J.: Probleme der Blasenauslaßstörung während der Elektrostimulation der Harnblase bei querschnittsgelähmten Frauen. In: Neurogene Blasenstörungen (M. L. Allert, M. Bressel, J. Sökeland, Hrsg.), S. 48–55. Stuttgart: Thieme 1969.

Probst, J.: Behandlung, Rehabilitation und Nachbetreuung Rückenmarkverletzter. Schriftenreihe: Unfallmed. Tagg. d. Landesverbände d. gewerbl. BGen., H. 15, Hauptverband d. gewerbl. BGen Bonn (1972).

Ross, J. C.: The Role of the External Sphincter. Paraplegia *6*, 176–182 (1968).

Rossier, A. B.: Über die Rehabilitation der Paraplegiker. Doc. Geigy Acta clin. Basel *3*, (1964).

Rossier, A. B.: Probleme der neurogen gestörten Blase. aktuelle Urologie *2*, 239–250 (1971).

Schneider, E.: Neurogene Blasenentleerungsstörungen. Diagnostik *6*, 793–798 (1973).

Schreiter, F., Stockamp, K.: Diagnosis and conservative treatment of incontinence. Scientific exhibition. 3rd Ann. Meeting of the International Continence Society, Copenhagen 30. 8.–1. 9. 1973.

Scott, F. B., Bradley, W. E., Timm, G. W.: Treatment of urinary incontinence by an implantable prosthetic urinary sphincter. J. Urol. *112*, 75–80 (1974).

Seiferth, J.: Das Spina bifida-Kind unter besonderer Berücksichtigung der urologischen Krankheitsbilder. Fortschr. Med. *95*, 103–106 (1977).

Sökeland, J.: Zur Behandlung neurogener Blasenentleerungsstörungen. Urologe B *13*, 163 (1973).

Stockamp, K.: Alpha-Rezeptorenblocker und Harnblasendysfunktion. Stuttgart-New York: Schattauer 1976.

Stöhrer, M.: Urol. Probleme bei Halsmarkschädigung. Hefte zur Unfallheilkunde: Kongreßbericht der 41. Jahrestagung der Deutschen Gesellschaft für Unfallheilkunde 1977. Berlin-Heidelberg-New York: Springer 1978.

Stoephasius, E.: Urologische Probleme bei Rückenmarkverletzten. Bericht Unfallmed. Tagg. d. gewerbl. BGen in Würzburg, 15.–16. Nov. (1969), S. 167–175.

Talbot, H. S.: The Salvage of Kidney Function. Paraplegia *8*, 199–207 (1970).

Terbizan, A.: Spätfolgen bei neurogenen Blasenentleerungsstörungen nach Querschnittläsionen. Urol. Int. *30*, (1975).

Wahle, H.: Das Schicksal des Querschnittgelähmten aus medizinischer und sozialer Sicht. Acta Neurochir., Suppl. *14*, (1965).

Winter, B.: Psychosomatische Symptome bei Wirbelsäulenverletzungen mit Querschnittlähmung. Das Druckgeschwür als Beispiel. In: Die Wirbelsäule in Forschung und Praxis (H. Junghanns, Hrsg.), Bd. 73. Stuttgart: Hippokrates 1977.

Anatomische und neurophysiologische Grundlagen

Anatomie und Physiologie der Blase

H. J. Peters

Morphologie und Funktion der Blase lassen sich thematisch nicht exakt voneinander trennen, da sich oft die Funktion logisch aus der strukturellen Anordnung der Muskelfasern oder der nervalen Versorgung ableiten läßt. Die klassische Miktionstheorie, basierend auf den anatomischen Studien von Kalischer (1900), ging von einem kompliziert durchstrukturierten M. detrusor und einem unabhängigen Verschlußmechanismus aus, der aus dem glatten M. sphincter internus urethrae und dem quergestreiften M. sphincter externus bestehen sollte. Es wurde angenommen, daß Detrusor und der Sphinkterapparat reziprok innerviert seien (Denny-Brown, 1936). Während das parasympathische Nervensystem eine expulsive Funktion haben sollte, wurde dem sympathischen Nervensystem eine Steuerung des Verschlußmechanismus zugeschrieben. Diese Theorie erlitt schon durch Heiss (1915) einen ersten Stoß, als er nachwies, daß es keinen zirkulären Sphinkter am Blasenhals gibt, sondern daß es sich bei diesen Fasern um dorsal offene Detrusorschleifen handelt. Lapides u. Mitarb. (1958), Woodburne (1960) und Tanagho u. Mitarb. (1966) stellten schließlich durch Dissektionsuntersuchungen die anatomische und funktionelle Einheit von Detrusor und Blasenhals fest, so daß die Theorie der reziproken Innervation von diesen beiden Strukturen fallen gelassen werden mußte.

I. Entwicklungsgeschichte

Der Detrusor entwickelt sich aus dem Entoderm. Das distale Ende der Allantois weitet sich in der 5.–6. Embryonalwoche zur Kloake aus. Das Septum urorectale teilt bei einem 7 mm langen Embryo die Kloake in das hintenliegende Rektum und in den vorneliegenden Sinus urogenitalis. Diese Teilung ist in der 6. Embryonalwoche beendet. Die Kloakenmembran reißt dann etwa in der 7. Woche ein. Aus dem Sinus urogenitalis entsteht der größte Teil des Detrusors und Teile der hinteren Harnröhre.

Der Sinus urogenitalis nimmt schließlich auch den mesodermalen Wolffschen Gang auf. Aus dem Wolffschen Gang, nahe der Einmündungsstelle in den Sinus urogenitalis, stülpt sich die Ureterknospe aus. Durch Zellwanderung münden schließlich die Ureteren getrennt in den Sinus urogenitalis ein. Die ursprünglich ventrolateral liegenden Wolffschen Gänge wandern nach dorsokaudal. Durch diese Gewebsverschiebungen formieren sich das Trigonum und Teile der hinteren Harnröhre, während sich aus den eigentlichen Wolffschen Gängen die männlichen Adnexen differenzieren.

Die Entwicklung der Blase, der Ureteren, der Harnröhre und der männlichen Adnexen aus verschiedenen Keimblättern erklärt auch die unterschiedliche nervale Versorgung. Während bei der entodermalen Blase der Nervus parasympathicus motorisch und sensorisch dominiert, stehen die mesodermalen Ureteren, das

Trigonum, die hintere Harnröhre und männlichen Adnexen mehr unter dem Einfluß des sympathischen Nervensystems.

II. Morphologie des Detrusors

Die Muskelfasern des Detrusors lassen sich in drei Schichten einteilen, in die äußeren Längsmuskelfasern, in die mittlere, zirkulär verlaufende Faserschicht und in die inneren Längsmuskelfasern (s. Abb. 1). Alle morphologischen Untersuchungen werden durch die Tatsache erschwert, daß manche Muskelelemente alle drei Schichten durchlaufen (HUNTER, 1954).
Die kräftig entwickelten äußeren Längsmuskelfasern des Detrusors inserieren am Ligamentum pubovesicale, an der Prostata bzw. am Septum vesicovaginale, an der vorderen Zirkumferenz der Harnröhre (wo sie den sog. Ring nach WESSON bilden) und am tiefen Trigonum (TANAGHO u. SMITH, 1966; BORS u. COMARR, 1971).
Die mittleren zirkulären Fasern hören am Meatus internus urethrae auf und grenzen sich zur Harnröhre hin ab. Sie fehlen auch im mesodermalen Trigonum und an der dorsalen Zirkumferenz des Meatus internus urethrae, so daß ein Ringmuskel am Blasenhals nicht existiert (TANAGHO u. SMITH, 1966).
Die inneren längsverlaufenden Fasern des Detrusors laufen vom Blasendach aus konzentrisch zum Blasenausgang, um sich mit den längsverlaufenden Fasern des mesodermalen oberflächlichen Trigonums kontinuierlich in die hintere Harnröhre fortzusetzen.

III. Struktur des Trigonums

Das Trigonum läßt sich in eine oberflächliche und in eine tiefe Schicht unterteilen. Das oberflächliche Trigonum entsteht aus der Verlängerung der Längsmuskelfasern des terminalen Harnleiters, die sich am Ostium kreuzen, um dann zur Gegenseite zu ziehen und die Plica interureterica zu bilden, oder auf das Verumontanum zuzulaufen (DEBLED, 1974) (s. Abb. 2).
Die vordere und hintere Kreuzung dieser Längsmuskelfasern am Ostium gewährleistet bei einer Kontraktion der Fasern den aktiven Verschluß der Ureteren. Somit wird bei der Miktion ein vesikoureteraler Reflux verhindert.
Die tiefe Schicht des Trigonums leitet sich von der Waldeyerschen Scheide ab, die einige Autoren den Abkömmlingen des entodermalen Keimblattes, andere jedoch ebenfalls dem mesodermalen Gewebe zurechnen (WALDEYER, 1892; TANAGHO u. PUGH, 1963). Die dicke Muskelschicht des tiefen Trigonums hat eine ähnliche Struktur wie das oberflächliche Trigonum und bildet mit die Merciersche Barre. Das dichte Muskelgeflecht endet in der Mittellinie der hinteren Harnröhre.

IV. Anatomie des Blasenhalses

Die morphologischen Strukturen des Blasenhalses sind häufig und mit völlig unterschiedlichen Ergebnissen untersucht worden. Bis zu 30 verschiedene Schleifen, Bögen, Ringe, Sphinkter und Schichten wurden beschreiben, die meist nach dem Erstautor benannt wurden (HEISS, 1928). Entsprechend der unterschiedlichen Charakterisierung der anatomischen Strukturen wurde auch die Funktion des Blasenhalses unterschiedlich definiert. Die Ergebnisse der verschiedenen Autoren lassen sich in drei Gruppen einteilen:
1. Es gibt einen isolierten Sphincter internus, der vollständig den Blasenhals umgibt und antagonistisch zum Detrusormuskel wirkt (KOHLRAUSCH, 1854; KALISCHER, 1900; DENNY-BROWN, 1936; UHLENHUTZ u. Mitarb., 1953);
2. Es gibt spezielle Detrusorfasern, die schleifenförmig den Blasenhals umfassen und funktionell wie ein innerer Schließmuskel wirken (MC CREA, 1926; WESSON, 1926);

3. Es gibt keinen definierten inneren Schließmuskel. Detrusor-Blasenhals-Harnröhre bilden eine morphologische und funktionelle Einheit (LAPIDES, 1958; WOODBURNE, 1960; TANAGHO u. Mitarb., 1966).

Die jüngeren Arbeiten kommen zu dem letztgenannten Ergebnis, daß Detrusor und Blasenhals eine strukturelle und funktionelle Einheit bilden. Die äußeren detrusoriellen Längsmuskelfasern laufen schleifenförmig in die hintere Harnröhre aus und bilden so teilweise die äußere »zirkuläre« Faserschicht der Harnröhre (s. Abb. 1). Diese Muskelzüge verlaufen jedoch nicht vollständig zirkulär, sondern schleifenartig. Auch am Blasenhals existiert keine Ringmuskulatur, sondern eine dorsal offene Schleife mit einer schrägen Verlaufsrichtung der Fasern (früher sog. Sphinkter nach WESSON) (TANAGHO u. Mitarb., 1966). Dorsal inserieren die äußeren Detrusorfasern an der mittleren zirkulären Faserschicht und am tiefen Trigonum. Die zirkuläre Muskelschicht endet am Meatus internus urethrae. Ventrale Verdichtungen dieser Fasern wurden früher als Uhlenhuthscher Fundusring bezeichnet (UHLENHUTH u. Mitarb., 1953). Im Bereich des Trigonums fehlen jedoch diese Muskelzüge. Die lateralen Fasern schlagen eine dorsokraniale Richtung ein. So resultiert wiederum eine nach dorsal offene Schleife, und dieser Muskelschicht muß ebenfalls eine Sphinkterfunktion abgesprochen werden.

Die dicke Muskelschicht des tiefen Trigonums mit ihren Verbindungen zu den lateralen und ventralen zirkulären Fasern des Detrusors bezeichnet HUTCH (1965, 1966) als Basisplatte (s. Abb. 3), deren horizontale Lage für die Kontinenz von großer Bedeutung sein soll. Diese Basisplatte wird innen von der Längsmuskulatur des Detrusors bzw. des obeflächlichen Trigonums und außen ebenfalls von den detrusoriellen Längsfasern bedeckt. Im Ruhezustand legt sich das Trigonum durch kollagen-elastische Fasern in die vordere Zirkumferenz des Meatus internus. Somit ist der Blasenhals geschlossen. Die Kontraktion der innen längsverlaufenden Detrusor- und Trigonumfasern führt zu einer Verstreichung des urethrovesikalen Winkels, zu einer Öffnung des Blasenhalses, Verschluß der Ureterostien und Annäherung von Colliculus

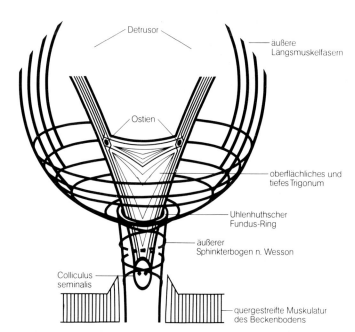

Abb. 1. Schema der äußeren Längsmuskelfasern und der mittleren zirkulären Muskelschicht des Detrusors mit Darstellung des Trigonums. Die inneren Längsmuskelfasern wurden weggelassen

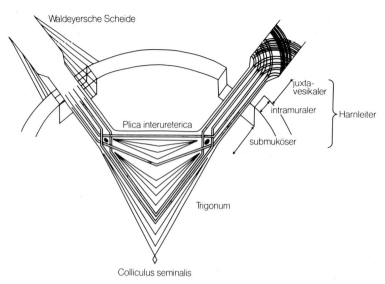

Abb. 2. Strukturelle Anordnung der Muskelfasern im oberflächlichen Trigonum und terminalen Harnleiter (Anlehnung an DEBLED, 1974)

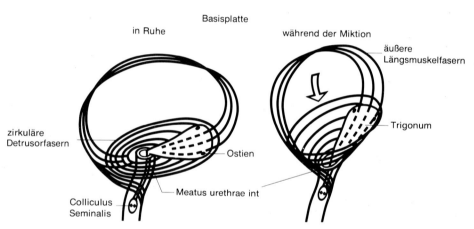

Abb. 3. Schematische Darstellung der Basisplatte nach HUTCH, bestehend aus dem oberflächlichen und tiefen Trigonum, den ventralen zirkulären Fasern des Blasenhalses und den lateralen Verbindungen zum Trigonum. Die Anordnung der Muskelzüge am Blasenhals entsprechen einem dorsal offenen Bogen. In Ruhe besteht Kontinenz durch eine Klappenbildung, während der Miktion Verstreichen des urethrovesikalen Winkels und Öffnung des Blasenhalses mit Annäherung von Ostien und Colliculus seminalis

seminalis und Harnleitermündungen, da sich diese Fasern kontinuierlich in die Harnröhre fortsetzen (HUTCH, 1966; TANAGHO u. SMITH, 1966; TANAGHO u. Mitarb., 1966). Die gleichzeitige Kontraktion der äußeren Längsfasern mit ihren schrägen Ausläufern in die Urethra verkürzt und erweitert die Harnröhre. Durch die Insertion an den zirkulären Fasern des Detrusors und am tiefen Trigonum entsteht aus der horizontalen trigonalen Platte ein vertikaler Kanal, der den Harnabfluß durch Erniedrigung des subvesikalen Widerstandes erleichtert (HUTCH, 1965; HUTCH, 1966; SHOPFNER u. HUTCH, 1967). Bei einer schlaffen Lähmung der Harnblase (infranukleäre Läsion) bleibt diese Umformung des Blasenhalses aus, und entsprechend dem hohen infravesikalen Widerstand bleibt der Harnfluß auch bei hohen extravesikalen Drucken klein (MADERSBACHER, 1976). Diese Umbildung des Blasenhalses während der Detrusorkontraktion wird dadurch ermöglicht, weil die hintere Harnröhre fixiert und der Blasenscheitel frei beweglich ist (HUTCH, 1966). Der Blasenhals und die hintere Harnröhre werden durch die beiden Blätter der endopelvinen Faszie (z. B. Denonvilliersche Faszie), durch die Reste des pubococcygealen Muskelkomplexes (mediane und laterale Ligamenta pubovesicalia, puboprostatica, rectovesicalia) bzw. durch das Septum vesicovaginale aufgespannt wie in einem Rahmen.

V. Morphologie der hinteren Harnröhre

Die hintere Harnröhre ist wie das Trigonum zweischichtig. Die innere Längmuskulatur ist eine direkte Fortsetzung der inneren Längsfasern des Detrusors und des oberflächlichen Trigonums. Die äußere zirkuläre Schicht geht zum Teil aus der äußeren Längsschicht des Detrusors hervor, die schleifenförmig in die hintere Harnröhre ausläuft. Die männliche hintere Harnröhre unterscheidet sich im Prinzip nicht von der weiblichen (HUTCH u. RAMBO, 1970).

Während die Längsmuskelschicht überall gleich stark ist, nimmt die Dicke der zirkulären Fasern von proximal nach distal ab (TANAGHO u. SMITH, 1966). Die inneren glatten Längsmuskelfasern verlieren sich bei der Frau in einem dichten kollagenen Netzwerk nahe dem Meatus urethrae externus, beim Mann vermischen sie sich mit dem Prostatagewebe. Durch Kontraktion dieser Fasern wird die Harnröhrenlänge verkürzt.

Die willkürliche quergestreifte Muskulatur umgibt die Harnröhre im Bereich der Pars diaphragmatica und bildet einen zirkulären Sphinkter. Ausläufer dieser quergestreiften Muskelfasern umhüllen auch das mittlere Drittel der hinteren Urethra. Einzelne Elemente können den Blasenhals erreichen.

Die reichlich vorhandenen elastischen und kollagenen Fasern im Bereich des Blasenhalses dokumentieren die Bedeutung dieser Strukturelemente für die Harnkontinenz.

VI. Innervation der Blase

Das spinale Miktionszentrum liegt im Sakralmark, in den Segmenten S 2–S 4, und steht mit dem Gehirn über den afferenten Tractus spinothalamicus des Seitenstrangs und über efferente retikulospinale Bahnen in Verbindung (s. Abb. 4).

Die zentralen efferenten Bahnen enden an den Nuclei intermediolaterales in den Segmenten $Th_{10} - L_2$ (sympathisch), an den gleichnamigen parasympathischen Kernen im Sakralmark S 2 – S 4 und auch an den motorischen Vorderhornzellen des sog. Sphinkterzentrums in den gleichen Segmenten (BORS u. COMARR, 1971). Vom Sakralmark verlaufen beidseitig die parasympathischen präganglionären Nervi pelvici durch die vordere Wurzel ins kleine Becken. Einzelne efferente Fasern verlassen das Rückenmark auch durch die hintere Wurzel (BORS u. COMARR, 1971). Im Ganglion ureterovesicale und intramural werden diese Fasern umgeschaltet. Die postganglionären motorischen Fasern verteilen sich dann in der Blasenwand und in der Harnröhre. Auf dem umgekehrten Weg laufen afferente Impulse aus der Blase über das Ganglion spinale und die hintere Wurzel zum Sakralmark. Nach Umschaltung ziehen die Fasern dann gekreuzt im Tractus spinothalamicus zum Stammhirn. Möglicherweise werden auch einige Fasern im ipsilateralen Hinterstrang zum Hirn geleitet (KURU, 1965). Über Interneurone bestehen Verbindungen zum Nucleus nervi pudendi und auch zum motorischen Kern des Nervus pelvicus des gleichen Segmentes. Die Afferenzen vermitteln Dehnung und Kontraktion der Blase, regeln den Tonus und signalisieren dem Gehirn das Harndranggefühl. Bei einer Erniedrigung der Reizschwelle kommt es durch eine Zunahme der afferenten Impulse zu einer Pollakisurie bis hin zur Urge-Inkontinenz. Neben diesen propriozeptiven Reizen gibt es noch

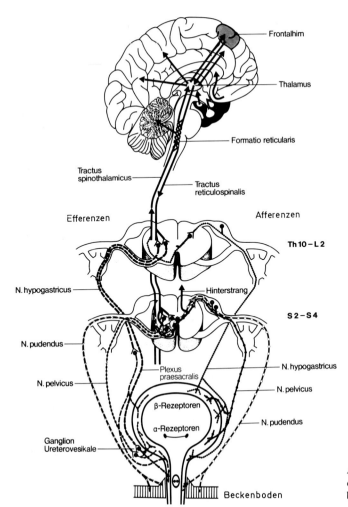

Abb. 4. Schematische Darstellung der Blaseninnervation und der zerebrospinalen Funktionskreise

Berührungs- und Schmerzempfindungen in der Blase und Harnröhre. Leichte Schmerzreize sind von taktilen Sensationen nicht zu unterscheiden. Temperaturempfindungen werden nur von der Urethralschleimhaut wahrgenommen (BORS u. Mitarb., 1956). Der sensibelste Teil der Blase ist das Trigonum. Hier finden sich auch viele afferente sympathische Nervenfasern, die aber auch Impulse (vorwiegend Schmerzempfindungen) aus der übrigen Blase sowie der hinteren Harnröhre aufnehmen.

Die afferenten sympathischen Neuronen des Ganglion spinale aus den Segmenten $Th_{10} - L_2$ werden ähnlich wie die entsprechenden parasympathischen afferenten Bahnen zum Stammhirn geleitet. Die motorischen sympathischen Nervenfasern gehen von den Nuclei intermediolaterales in den gleichen Segmenten aus, ziehen durch die Vorderwurzel zum Grenzstrang und weiter als Nervus hypogastricus bzw. Nervus praesacralis zum Zielorgan. Die Blase ist damit doppelt innerviert. Die präganglionären Fasern werden teilweise organfern im Plexus hypogastricus, teilweise aber erst im Ganglion ureterovesicale oder intramural umgeschaltet. Die postganglionären adrenergen Fasern enden an den α- und β_1-Rezeptoren von Blase und Urethra (HAMBERGER u. NORBERG, 1965; NYBERG-HANSEN, 1966; EL-BADAWI u. SCHENK, 1968; DONKER u. Mitarb., 1972; CAINE u. RAZ,

1975). Die stimulierenden α-Rezeptoren häufen sich mehr am Blasenhals und in der hinteren Harnröhre, die inhibitorischen $β_1$-Rezeptoren verteilen sich mehr diffus über den Detrusor.

Die kurzen adrenergen Neuronen kommunizieren aber auch mit dem parasympathischen Nervensystem. Es gibt adrenerge Synapsen an cholinergen Ganglien und cholinerge Fasern, die an adrenergen Zellen endigen. Eine periphere Beeinflussung beider Systeme über lokale Reflexe bzw. Modulation von Impulsen ist denkbar (NYBERG-HANSEN, 1966; EL-BADAWI u. SCHENK, 1966 u. 1968; EL-BADAWI, 1972). Der Sympathikus steuert vor allem die Ejakulation und Ostienkontraktion sowie den Tonus der hinteren Harnröhre.

Der dritte für die Blaseninnervation entscheidende Nerv ist der Nervus pudendus. Dieser somatische aber auch autonome Fasern enthaltende Nerv vermittelt propriozeptive Reize des Beckenbodens (Kontraktion, Relaxation) und exterozeptive Impulse von Schmerz-, Temperatur-, u. Berührungsrezeptoren der Harnröhre sowie der Haut im Genitalbereich. Das Gefühl der drohenden Miktion (Beckenbodenkontraktion) wird ebenso wie das Passagegefühl des Urins durch die Harnröhre über den Nervus pudendus geleitet. Im ersten Fall handelt es sich um propriozeptive Reize des Beckenbodens, im zweiten Fall um propriozeptive (Relaxation des Beckenbodens) und exterozeptive Reize (Temperatur und Berührungsempfindung) zusammen mit der Detrusorkontraktion. Eine pathologische Senkung der Reizschwelle führt zu Tenesmen und bei Kombination mit der Urge-Inkontinenz zur Strangurie (BORS u. COMARR, 1971). Die sensiblen Fasern des Nervus pudendus werden nur zum Teil als spinothalamische Bahnen gekreuzt, die propriozeptiven Reize aszendieren vor allem im ipsilateralen Hinterstrang. Die motorischen Impulse des Nucleus nervi pudendi in den Vorderhörnern und der Segmente S 2 – S 4 verlaufen direkt zu den motorischen Endplatten in der Beckenbodenmuskulatur.

Die Speicherung des Harns und die Miktion werden von mehreren Funktionskreisen geregelt (BRADLEY u. Mitarb., 1974; BRADLEY u. Mitarb., 1975). Der eigentliche Miktionsreflex, der zur koordinierten Detrusorkontraktion führt, wird vom Stammhirn ausgelöst. Die Afferenzen, die Harndrang vermitteln, laufen über den Nervus pelvicus, hintere Wurzel der Segmente S 2 – S 4, kreuzen zum kontralateralen Tractus spinothalamicus und ziehen zum Stammhirn. Die efferenten motorischen Impulse gelangen über retikulospinale Bahnen zu den Nuclei intermediolaterales in den thorakolumbalen Segmenten $Th_{10} - L_2$ und in den sakralen Segmenten S 2 – S 4, wo sie umgeschaltet werden und mit dem Nervus hypogastricus (Nervus praesacralis) bzw. dem Nervus pelvicus das Zielorgan nach nochmaliger Umschaltung erreichen. Innerhalb der Blase breitet sich die Erregung von Muskelzelle zu Muskelzelle über sog. Nexus aus, so daß eine einseitige Stimulation ausreichend ist (DEWEY u. BARR, 1962; HABIG, 1966. Die peripheren Fasern können sich aber auch kreuzen (LANGWORTHY, 1965).

Es gibt aber auch einen direkten Reflexbogen auf segmentalem Niveau, der pathophysiologische Bedeutung hat. Bei einer Läsion der retikulospinalen Bahnen z. B. kann es zu einer unvollständigen Reflexmiktion kommen (NYBERG-HANSEN, 1966).

Diesem Funktionskreis sind zentrale Mechanismen übergeordnet. Durch Modulation und Regulation der ein- und ausgehenden Impulse koordinieren Zentren im Frontalhirn mit Bahnen zur grauen Substanz nahe dem Aquädukt der Pons und des Mittelhirns den Ablauf der Miktion (BRADLEY u. Mitarb., 1974; BRADLEY u. Mitarb., 1975). Verbindungen existieren zum Kleinhirn, zu den basalen Ganglien, Thalamus und zum limbischen System (BORS u. COMARR, 1971). Ein weiterer Funktionskreis vom Gyrus praecentralis über die Pyramidenbahn zu den motorischen Vorderhornzellen des Nucleus nervi pudendi ermöglicht die willkürliche Kontraktion und Relaxation des Beckenbodens und hemmt gleichzeitig den spinalen Reflexbogen, der durch propriozeptive Afferenzen des Nervus pudendus stimuliert wird. Außerdem gibt es ein System von Interneuronen zwischen dem Nucleus nervi pudendi und dem Nucleus nervi pelvici, die die Detrusor-Sphincter-Synergie regeln (s. Abb. 5).

Spinale Reflexe

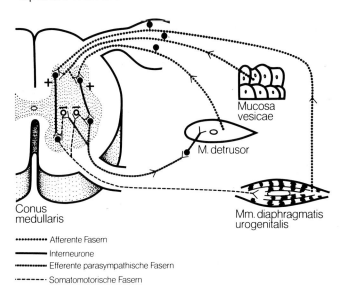

Abb. 5. Schematische Darstellung einer möglichen reziproken Innervation von Detrusor und Beckenboden über ein Interneuronen-System. Aus: BORS, E., PORTER, R. W.: Neurosurgical consideration in bladder dysfunction. Urol. int. *25*, 114 (1970)

VII. Kontinenzmechanismus

Die Harnkontinenz ist vielfältig abgesichert (LAPIDES u. Mitarb., 1960). Nach den Untersuchungen von HUTCH (1966) ist die horizontale Basisplatte von großer Bedeutung. Durch kollagene und elastische Fasern wird die Struktur der Basisplatte »in Position« gehalten. Das Trigonum legt sich unter die vordere Blasenhalslippe (BAUMANN, 1955). Die Urethra und der Blasenhals sind durch zahlreiche Ligamente und Muskeln fixiert. Die ligamentösen Schlingen des M. pubococcygeus und die Levatorfaszien suspendieren den Blasenboden und bestimmen die Urethralänge. Die Länge und der Durchmesser der hinteren Harnröhre ist gemäß dem Laplaceschen Gesetz ebenfalls für den subvesikalen Widerstand von großer Bedeutung (LAPIDES u. Mitarb., 1960). Eine Verkürzung der hinteren Harnröhre durch Erschlaffen der Bänder (Descensus) oder Muskeln, insbesondere des M. levator ani, kann zur Harninkontinenz führen (LAPIDES u. Mitarb., 1960; TANAGHO u. Mitarb., 1966).

Der Tonus der hinteren Harnröhre, wie er sich als Urethradruckprofil messen läßt, hängt ab von den reichlich vorhandenen kollagenen und elastischen Fasern, der schleifenförmig angeordneten äußeren glatten Muskelschicht, dem Gewebedruck der Prostata, von Venenplexus und Schleimhautfalten (HEISS, 1928; LAPIDES u. Mitarb., 1960; CAMERON, 1964). Die quergestreifte willkürlich innervierte Beckenbodenmuskulatur, mit ihren Ausstrahlungen zum Blasenhals, hat durch ihren Grundtonus ebenfalls eine kontinenzsichernde Funktion (TANAGHO u. Mitarb., 1966; TANAGHO u. MILLER, 1970; DONKER u. Mitarb., 1972). Bei zunehmender Blasenfüllung und aufrechter Körperhaltung nehmen die Potentiale im Beckenboden-EMG deutlich zu (s. Abb. 6) (PETERSEN u. FRANKSSON, 1955; CARDUS u. Mitarb., 1963; TANAGHO u. Mitarb., 1966). Die eigentliche Aufgabe der quergestreiften Muskulatur, bestehend aus M. sphincter urethrae, M. levator ani, Sphincter ani, M. transversus perinei und M. bulboischiocavernosus, liegt in einer Ausbalancierung von plötzlichen abdominellen Drucksteigerungen und in der willkürlichen Unterbrechung des Harnstrahls während der Miktion

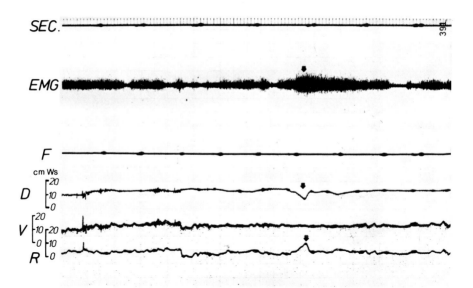

Abb. 6. Zystoflowmetrie mit Beckenboden-EMG in der Füllungsphase. Registrierung des intravesikalen Drucks *(V)*, des intrarektalen Drucks *(R)* und des Differenzdrucks *(D)* in cm Wassersäule. In sitzender Position kommt es bei stärkerer Füllung der Blase zu vermehrter Aktivität im Beckenboden-EMG. Bei aktiver Kontraktion des Beckenbodens *(s. Pfeil)* nehmen die Potentiale noch deutlich zu

(TANAGHO u. MILLER, 1970; JONAS, 1977). Dies wird durch den spinalen Hustenreflex gesichert (LAPIDES u. Mitarb., 1960; TANAGHO u. Mitarb., 1966). Eine dauerhafte starke Kontraktion der quergestreiften Muskulatur ist nicht möglich, da sie relativ rasch (nach 1–3 min) ermüdet. Die Kontraktion des Beckenbodens komprimiert und verlängert die Harnröhre. Die Spannung des Beckenbodens vermeidet bei abdominaler Druckbelastung Druckverluste nach kaudal, so daß sich der intraabdominale Druck auf die hintere Harnröhre auswirken und den gleichzeitigen vesikalen Druckanstieg ausbalancieren kann (GRABER, 1973). Bei einem schlaffen Beckenboden kommt es zu einem Druckverlust, zum Überwiegen des vesikalen Drucks und damit zur Streßinkontinenz.

Eine traumatische oder operative Durchtrennung des sog. Sphincter externus oder eine Läsion des Nervus pudendus führt jedoch nicht unbedingt zur Inkontinenz. Die überwiegend sympathisch innervierte glatte Muskulatur der hinteren Harnröhre ist für die dauerhafte Kontinenz wichtiger. Eine Alpha-Rezeptoren-Blockade kann eine Harninkontinenz zur Folge haben oder einen pathologisch erhöhten Blasenauslaßwiderstand erniedrigen (KRANE u. OLSSON, 1973; STOCKAMP u. SCHREITER, 1973). Medikation von α-Sympathomimetika oder Stimulation des Nervus praesacralis erhöht den Tonus der glatten Muskulatur und damit den urethralen Widerstand (KLEEMAN, 1970; MURDOCK u. Mitarb., 1975). Die äußeren zirkulären glatten Muskelfasern der Harnröhre, die erst bei Kontraktion der äußeren detrusoriellen Fasern eine andere Verlaufsrichtung bekommen und die Harnröhre verkürzen, sichern die Kontinenz am stärksten (DONKER u. Mitarb., 1972). Da die gesamte hintere Harnröhre die Verschlußfunktion übernimmt und auch eine Teilentfernung der Harnröhre z. B. durch die radikale Prostatektomie nicht unbedingt eine Harninkontinenz zur Folge hat, entbehrt die These eines isolierten Sphinkter internus-Muskels jeder Realität. TURNER-WARWICK (1975) spricht von Sphinktermechanismen. Diese Sphinktermechanismen unterteilt er in

1. Struktur des Blasenhalses;
2. Intrinsic-Mechanismus (glatte Muskelfasern);

3. Extrinsic-Mechanismus (quergestreifte Fasern).

Alle drei Verschlußmechanismen sollen einander voll ersetzen können. Andere Autoren unterteilen die Verschlußmechanismen in aktive, die die willkürliche Unterbrechung des Harnstrahls erlauben, und passive (CAINE u. EDWARDS, 1958).

VIII. Die Miktion

Die Harnblase speichert und entleert den Urin in regelmäßigen Intervallen. Im Unterschied zum Tier kann der Mensch seine Blase jederzeit und bei jedem Füllungszustand restharnfrei entleeren. Auch ein Haustier kann den Miktionsdrang nach einem Lernprozeß – nur für kurze Zeit – unterdrücken. Die Miktion setzt bei diesen Tieren nach Wegfall der zentralen Hemmimpulse reflektorisch und nicht willkürlich ein (BORS u. COMARR, 1971). Die Miktion auf Befehl ist an höchste Gehirnfunktionen gebunden und basiert auf Engrammen, die die Summe aller Erfahrungen darstellen, die mit der Miktion im Laufe der Entwicklung gesammelt wurden. Durch den Reifungsprozeß des Gehirns wird aus einem primär spinalen Reflex ein kompliziertes polysynaptisches viszerosomatisches Geschehen mit einem peripheren Zielorgan und einem zentralen Koordinationsapparat. Deutliche Beziehungen bestehen auch zur Psyche, wie das Verhalten der Enuretiker zeigt.

Bei beginnender Blasenfüllung nimmt der Druck nicht proportional des Volumens zu, sondern bleibt bei langsamer Füllung wegen der viskoelastischen Eigenschaften der glatten Muskulatur relativ gleich (COOLSAET u. Mitarb., 1975). Nach dem Laplaceschen Gesetz $p = \dfrac{2\,T}{r}$ nimmt der Tonus proportional dem Radius zu (VON GARRELTS, 1957). Nach dieser Phase der Adaptation wird der Druck durch Beanspruchung von kollagenen Fasern stärker ansteigen. Es kann aber auch Harndrang auftreten und den Tonus und damit den Druck verstärken. Die normale Miktion wird eingeleitet durch sensorische Impulse des Nervus pelvicus, die sich bei Häufung summieren und den Miktionswunsch auslösen. Durch Hemmung des Nervus pudendus über die Pyramidenbahn relaxiert

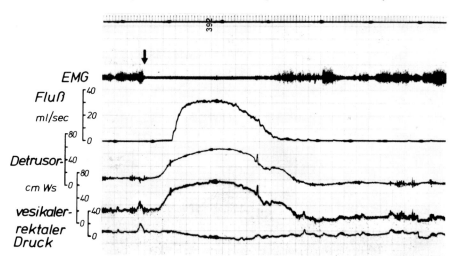

Abb. 7. Zystoflowmetrie mit Beckenboden-EMG. Registrierung des Detrusors- des intravesikalen und intrarektalen Drucks in cm Wassersäule, des Harnflusses in ml/sec. Vor Auslösung des Detrusorreflexes kommt es zum Sistieren der Potentiale im EMG *(s. Pfeil)*. Die Relaxation des Beckenbodens führt zu einer Drucksenkung im Rektum. 5 sec später steigt die Detrusordruckkurve an, nach einer Blasenhalseröffnungszeit von 5 sec kommt es zum Harnfluß. Die Miktion wird beendet durch erneute Aktivitäten des Beckenbodens

willkürlich der Beckenboden (TANAGHO u. Mitarb., 1966; JONAS, 1977). Es kommt dabei zu einer meßbaren Drucksenkung in der Urethra. Diese Phase geht dem Detrusorreflex voraus (s. Abb. 7). Es gibt Probanden, bei denen der Detrusorreflex durch psychische Alteration nicht ausgelöst, der Beckenboden jedoch eindeutig relaxiert wird. Dies läßt sich im EMG gut erkennen. Diese Beobachtung beweist, daß beide Reflexe zwar meist koordiniert ablaufen, jedoch nicht durch die gleichen auslösenden Mechanismen automatisch gekoppelt sind, wie es MUELLNER (1951) annimmt. Weniger häufig setzt der Detrusorreflex bei verstärkter Beckenbodenaktivität zeitlich früher ein, wie LAPIDES und HUTCH beobachteten (LAPIDES u. Mitarb., 1960; HUTCH, 1966). Zum Harnfluß kommt es allerdings erst, wenn der Beckenboden relaxiert wird (Detrusor-Sphinkter-Synergie). Die Zeit zwischen Beginn des Miktionsreflexes, kenntlich an der Detrusordruckkurve, und dem Harnfluß wird Blasenhalseröffnungszeit genannt. In dieser Phase entsteht durch Kontraktion der Detrusorfasern aus der querovalen Blase ein sphärischer Körper. Die inneren Längsfasern des Detrusors und des Trigonums öffnen den Blasenhals. Die Harnleiterostien kontrahieren sich und der Colliculus seminalis-Ostienabstand wird kürzer. An der trichterförmigen Umbildung mit Verstreichen des hinteren urethrovesikalen Winkels sind die äußeren Detrusorfasern beteiligt, in dem sie sowohl an der Harnröhre wie am tiefen Trigonum und der zirkulären Faserschicht des Blasenhalses inserieren (SHOPFNER u. HUTCH, 1967). Durch Kontraktion wird die Harnröhre verkürzt, geweitet und der Urin in die Urethra ausgetrieben, da zwar die Harnröhre aber nicht das Blasendach bzw. die Hinterwand fixiert ist. Während der Miktion verwandelt sich der statische Druck der Blase in kinetische Energie, in Flußgeschwindigkeit und Widerstandsarbeit (CORRADO u. GAROFALO, 1972). Durch die Trichterbildung des Blasenhalses wird der infravesikale Widerstand wesentlich geringer. Der Restwiderstand der Harnröhre kann an dem sog. Blasenhalseröffnungsdruck abgeschätzt werden. Liegt eine Detrusor-Sphinkter-Dyssynergie (wie bei den supranukleären Läsionen) vor, bleibt der Widerstand hoch und der Fluß gering. Eine fehlende Öffnung des Blasenhalses (sog. Sphinktersklerose) kann auch als Dyssynergie aufgefaßt werden. Die Fluß- und Druckkurven erreichen nach einem schnellen Anstieg ein Maximum, um dann langsam abzufallen. Die Miktion wird beendet durch erneute Kontraktion des Beckenbodens. 5–7 sec später schließt sich auch der Blasenhals

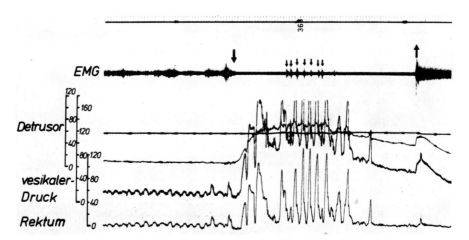

Abb. 8. Zystometrie mit Beckenboden-EMG. Normale Auslösung des Miktionsreflexes mit Detrusor-Beckenboden-Synergie (s. stumme Phase im EMG). Durch Einsetzen der Bauchpresse kommt es intermittierend zu Aktivitäten des Beckenbodens *(s. kleine Pfeile).* Gleiche Bezeichnungen wie in Abb. 7

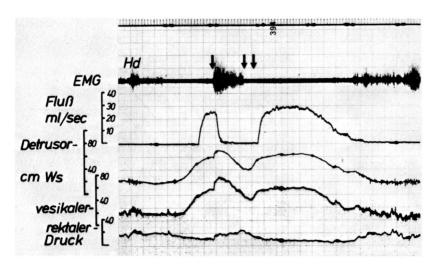

Abb. 9. Zystoflowmetrie mit Beckenboden-EMG. Gleiche Bezeichnungen wie in Abb. 7. Bei Auftreten von starkem Harndrang *(Hd)* willkürliches Einsetzen des Miktionsreflexes mit Relaxation des Beckenbodens *(s. EMG)*. Nach Miktionsbeginn Aufforderung zur Unterbrechung *(s. Pfeil)*. Durch Kontraktion des externen Sphinkters wird der Harnfluß abrupt unterbrochen. Danach wieder willkürliche Miktionseinleitung *(s. Doppelpfeil)*

und die Basisplatte kehrt in ihre horizontale Lage zurück. Durch frühzeitige Kontraktion des Beckenbodens kann es zu einer Nachkontraktion des Detrusors kommen, die den maximalen Miktionsdruck um das Doppelte übertrifft (ZINNER u. PAQUIN, 1963; SCOTT u. Mitarb., 1965). Nicht immer wird ein Miktionsreflex auslösbar sein. Vor allem ältere Frauen entleeren die Blase häufig nur durch die Bauchpresse, ohne daß eine Blaseninnervationsstörung vorliegen muß. Im EMG des Beckenbodens sieht man dann nicht die übliche stumme Phase, sondern zwischenzeitliche Aktivitäten, so daß der Harnfluß einen spritzerartigen Charakter bekommt (PETERSEN u. Mitarb., 1962) (s. Abb. 8).

Literaturverzeichnis

BAUMANN, W.: Prüfung der Blasenphysiologie mit Cystometrie und Sphincterometrie. Urol. int. *1*, 427 (1955).
BORS, E., MA, K. T., PARKER, R. B.: Observation on some modalities of bladder sensation. J. Urol. (Balt.) *76*, 566 (1956).
BORS, E., PORTER, R. W.: Neurosurgical consideration in bladder dysfunction. Urol. int. *25*, 114 (1970).
BORS, E., COMARR, A. E.: Neurological urology. Basel-München-Paris-New York: Karger 1971.
BRADLEY, W. E., TIMM, G. W., SCOTT, F. B.: Innervation of the detrusor muscle and urethra. Urol. Clin. N. Amer. *1*, 3 (1974).
BRADLEY, W. E., TIMM, G. W., ROCKSWOLD, G. L., SCOTT, F. B.: Detrusor and urethral electromyelography. J. Urol. (Balt.) *114*, 891 (1975).
CAINE, M., EDWARDS, D.: The peripheral control of micturition. A cineradiographic Study. Brit. J. Urol. *30*, 34 (1958).
CAINE, M., RAZ, S.: Some clinical implications of adrenergic receptors in the urinary tract. Arch. Surg. *110*, 247 (1975).
CAMERON, M.: The urethrovesical closing mechanism. Brit. J. Urol. *36*, 526 (1964).
CARDUS, D., QUESADA, E. M., SCOTT, F. B.: Studies on the dynamics of the bladder. J. Urol. (Balt.) *90*, 425 (1963).
COOLSAET, B. L. R. A., VAN DUYL, W. A., VAN MASTRIGT, R., VAN DER ZWART, A.: Visco-elastic properties of the bladder wall. Urol. int. *30*, 16 (1975).
CORRADO, F., GAROFALO, F. A.: Urodynamic principles in the vesicourethral function. Urol. int. *27*, 265 (1972).
DEBLED, G.: Die Ätiologie des primären vesiko-ure-

teralen Refluxes. In: Der vesiko-ureterale Reflux. Stuttgart: Thieme 1974.

DENNY-BROWN, D. E.: Nervous disturbance of the vesical sphincter. New Engl. J. Med. *215*, 647 (1936).

DEWEY, M. M., BARR, L.: Intercellular connection between smooth muscle cells: the nexus. Science *137*, 670 (1962).

DONKER, P. J., IVANOVICI, F., NOACH, E. L.: Analyses of the urethral pressure profile by means of electromyography and the administration of drugs. Brit. J. Urol. *44*, 180 (1972).

EL-BADAWI, A., SCHENK, E. A.: Dual innervation of the mammalian urinary bladder. A histochemical study of the distribution of cholinerg and adrenerg nerves. Amer. J. Anat. *119*, 405 (1966).

EL-BADAWI, A., SCHENK, E. A.: A new theory of the innervation of bladder musculature. Part 1. Morphology of the intravesical innervation apparatus. J. Urol. (Balt.) *99*, 585 (1968).

EL-BADAWI, A.: Anatomy and function of the ureteral sheath. J. Urol. (Balt.) *102*, 224 (1972).

GRABER, P.: Static and dynamic pressure parameters in the closure of the bladder. In: Urodynamics (W. Lutzeyer, H. Melchior, eds.). Berlin-Heidelberg-New York: Springer 1973.

HABIB, H.: Pacemaker for neurogenic bladder works in humans. Urol. Soundings *2*, (1964).

HAMBERGER, B., NORBERG, K. A.: Adrenergic synaptic terminals and nerve cells in bladder ganglia of the cat. Int. J. Neuropharmacol. *4*, 41 (1965).

HEISS, R.: Über den Sphincter vesical. internus. Arch. Anat., Anat. Abtlg. d. Arch. Anat. Physiol. *1915*, 367.

HEISS, R.: Die mechanischen Faktoren des Verschlusses und der Eröffnung der Harnblase. Schr. d. König. Gel. Gesell. *5*, 133 (1928).

HUNTER, D. W.: A new concept of urinary bladder musculature. J. Urol. (Balt.) *71*, 695 (1954).

HUTCH, J. A.: A new theory of the anatomy of the internal urinary sphincter and the physiology of micturition. Invest. Urol. *3*, 36 (1965).

HUTCH, J. A.: A new theory of the anatomy of the internal urinary sphincter and the physiology of micturition. II. The base plate. J. Urol. (Balt.) *96*, 182 (1966).

HUTCH, J. A., RAMBO jr., O. N.: A study of the anatomy of the prostate, prostatic urehtra and the urinary sphincter system. J. Urol. (Balt.) *104*, 443 (1970).

JONAS, U.: Pahtophysiologie von Blase und Urethra. Urologe B *17*, 80 (1977).

KALISCHER, O.: Die Urogenitalmuskulatur des Dammes mit besonderer Berücksichtigung des Harnblasenverschlusses. Berlin: Karger 1900.

KLEEMAN, F. J.: The physiology of the internal urinary sphincter. J. Urol. (Balt.) *104*, 549 (1970).

KOHLRAUSCH, O.: Zur Anatomie und Physiologie der Beckenorgane. Leipzig: Hirzel 1854.

KRANE, R. J., OLSSON, L. A.: Phenoxybenzamine in neurogenic bladder dysfunction. I. A theory of micturition. J. Urol. (Balt.) *110*, 650 (1973).

KURU, M.: Nervous control of micturition. Physiol. Rev. *45*, 425 (1965).

LANGWORTHY, O. R.: Innervation of the pelvic organs of the rat. Invest. Urol. *2*, 481 (1965).

LAPIDES, J., HODGSON, N. B., BOYD, R. E., SHOOK, E. L., LICHTWARDT, J. R.: Further observations on pharmacologic reactions of the bladder. J. Urol. (Balt.) *79*, 707 (1958).

LAPIDES, J.: The structure and function of the internal vesical sphincter. J. Urol. (Balt.) *80*, 341 (1958).

LAPIDES, J., AJEMIAN, E. P., STEWART, B. H., BREAKEY, B. A., LICHTWARDT, J. R.: Further observations on the kinetics of the urethrovesical sphincter. J. Urol. (Balt.) *84*, 86 (1960).

MADERSBACHER, H.: Die neurogen gestörte Harnröhre: Urethrogramm und pathophysiologische Aspekte. Urologe A *15*, 1 (1976).

McMREA, E. D'A.: The musculature of the bladder. Proc. roy. Soc. Med. *19*, 35 (1926).

MUELLNER, S. R.: The physiology of micturition. J. Urol. (Balt.) *65*, 805 (1951).

MURDOCK, M. I., OLSSON, C. A., SAX, D. S., KRANE, R. J.: Effects of levodopa on the bladder outlet. J. Urol. (Balt.) *113*, 803 (1975).

NYBERG-HANSEN, R.: Innervation and nervous control of the urinary bladder. Acta neurol. Scand., Suppl. 20, 42:7, 175 (1966).

PETERSEN, I., FRANKSSON, C.: Electromyographic study of the striated muscles of the male urethra. Brit. J. Urol. *27*, 148 (1955).

PETERSEN, I., STENER, I., SELLDEN, U., KOLLBERG, S.: Investigation of urethral sphincter in women with simultaneous electromyography and micturition urethrocystography. Acta neurol., Suppl. *3*, 38:145 (1962).

SCOTT, F. B., QUESEDA, E. M., CARDUS, D., LASKOWSKI, T.: Electronic bladder stimulation: dog and human experiments. Invest. Urol. *3*, 231 (1965).

SHOPFNER, C. E., HUTCH, J. A.: The trigonal canal. Radiology *88*, 209 (1967).

STOCKAMP, K., SCHREITER, F.: Beeinflussung von Harnkontinez und neurogener Hanrentleerungsstörung über das sympathische Nervensystem. Act. Urol. *4*, 75 (1973).

TANAGHO, E. A., PUGH, R. C. B.: The anatomy and function of the ureterovesical junction. Brit. J. Urol. *35*, 151 (1963).

TANAGHO, E. A., MILLER, E. R., MEYERS, F. H., CORBETT, R. K.: Observations on the dynamics of the bladder neck. Brit. J. Urol. *38*, 72 (1966).

TANAGHO, E. A., SMITH, D. R.: The anatomy and function of the bladder neck. Brit. J. Urol. *38*, 54 (1966).

TANAGHO, E. A., MILLER, E. R.: Initiation of voiding. Brit. J. Urol. *42*, 175 (1970).

Turner-Warwick, R.: Some clinical aspects of detrusor dysfunction. J. Urol. (Balt.) *113*, 539 (1975).

Uhlenhuth, E., Hunter, D. W., Loechel, W.: Problems in the anatomy of the pelvis. Philadelphia: Lippincott 1953.

Von Garrelts, B.: Micturition in normal male. Acta chir. scand. *114*, 197 (1957).

Waldeyer, W.: Über die sogenannte Ureterscheide. Anat. Anz. *7*, 259 (1892).

Wesson, M. B.: Anatomical embryological and physiological studies of the trigone and neck of the bladder. J. Urol. (Balt.) *4*, 279 (1926).

Woodburne, R. T.: Structure and function of the urinary bladder. J. Urol. (Balt.) *84*, 79 (1960).

Zinner, N., Paquin jr., A.: Clinical urodynamics: I. Studies of intravesical pressure in normal human female subjects. J. Urol. (Balt.) *90*, 719 (1963).

Pathophysiologie der neurogenen Blasendysfunktion

K. Stockamp

Die Querschnittlähmung als Ursache einer neurogenen Blasenstörung tritt in ihrer Häufigkeit weit hinter andere neurologische Leiden wie Multiple Sklerose, M. Parkinson oder diabetische Neuropathie zurück. Trotzdem haben die pathologischen Funktionsänderungen des unteren Harntraktes als Folge eines Querschnitttraumas von jeher Modellcharakter für die neurogene Blase gehabt. Bei keiner anderen Grunderkrankung läßt sich der Typ der Blasenstörung so exakt dem Ort der Nervenläsion zuordnen, so daß die pathologischen Mechanismen der Querschnittblase experimentell und klinisch am eingehendsten untersucht und in ihrer Evolution am gründlichsten verfolgt wurden.

Die modernen Auffassungen von der Neurophysiologie des unteren Harntraktes sind in mancherlei Hinsicht noch nicht endgültig als gesichert anzusehen, für das Verständnis einiger bisher unklarer pathophysiologischer Phänomene wurden jedoch im letzten Jahrzehnt wesentliche Erkenntnisse aus der experimentellen Neuro-Urologie gewonnen.

Hierbei sind von besonderem Interesse die Untersuchungen von Bradley und Teague (1969), nach denen die klassische Vorstellung von einem spinalen Miktionszentrum nicht mehr aufrecht erhalten werden kann und die Theorie von El-Badawi und Schenk (1971) über die Existenz eines peripheren Innervationsapparates der Harnblase.

I. Klassifikation

Eine neurogene Blasenstörung entsteht aus einer Innervationsschädigung irgendwo in einem Bereich, der sich von den peripheren Nervenendigungen am unteren Harntrakt bis zum Frontalhirn erstreckt; die Schädigung kann afferente oder efferente Bahnen isoliert oder gemeinsam betreffen und sie kann diese Bahnen komplett oder inkomplett unterbrechen. In jedem Fall resultiert eine unterschiedliche Blasenstörung.

Auf der Lokalisation der Läsion beruht das klassische Einteilungsschema von Bors und Comarr (1971). Hiernach ergeben sich folgende Läsionstypen:

1. Motorische Läsion;
2. Sensorische Läsion;
3. Sensorische-motorische Läsion
   a) des oberen Neurons;
   b) des unteren Neurons;
   c) gemischte Läsion.

Diese Klassifikation wird nicht mehr allen Bereichen der Neuro-Urologie gerecht, ist prinzipiell aber für die Situation bei der Querschnittlähmung anwendbar und bislang durch keine bessere Einteilung ersetzt worden. Da die Querschnittläsion auf die spinale Ebene beschränkt ist, betrifft sie nach der Borsschen Klassifikation die 3. Gruppe der sensorischmotorischen Läsion, mit der Unterscheidung zwischen einer Schädigung des oberen und des unteren Neurons bzw. beider Anteile. Eine Schädigung des oberen Neurons liegt vor, wenn das Rückenmark oberhalb der motorischen Kerne im Sakralmark (S 2 – S 4) betroffen ist; eine Schädigung des unteren Neurons erfolgt bei der Unterbrechung im Sakralmark bzw. peripher davon. Epikonale Schädigungen können Teilausfälle des zentralen und peripheren Neurons auslösen und damit zum Typ der gemischten Läsion führen.

Synonym für oberes und unteres Neuron werden die Bezeichnungen supra- und infranukleär gebraucht.

II. Läsion des oberen sensorisch-motorischen Neurons

Die *komplette supranukleäre Unterbrechung* der Innervation enthebt die Harnblase und ihren Verschlußapparat der zentralen Kontrolle (Abb. 1). Die akute Läsion bewirkt hinsichtlich des Detrusors zunächst einen Zustand der totalen Inaktivität, die als Phase des *spinalen Schocks* bezeichnet wird. Der spinale Schock betrifft nur die *viszeromotorische* Innervation und wirkt sich damit nur an der glatten Muskulatur von Harnblase und Blasenhals aus.

Im Gegensatz zur Detrusorinaktivität kommt es kurz nach Eintreten der Läsion wieder zu einer Funktionsaufnahme der *somatomotorischen* Versorgung der quergestreiften Muskulatur von Beckenboden und Sphincter externus, erkennbar an der Wiederkehr des Anal- und Bulbocavernosus-Reflexes. Durch die Inaktivität des Detrusors bei gleichzeitiger Widerstandserhöhung im Bereich des Verschlußapparates entsteht eine totale, auch durch externe Druckanwendung nicht überwindbare Entleerungsunfähigkeit der Harnblase. Nach einer Dauer von Wochen bis Monaten bilden sich unterhalb der Läsionsebene neue Synapsen zwischen afferenten und efferenten vesikalen Bahnen mit einer allerdings pathologischen *Reorganisation des Detrusorreflexes* aus (GRABER, 1977). Abhängig vom Füllungsgrad der Blase – durch Wegfall der zentralen Hemmung meist bei verringerter Kapazität – treten Detrusorkontraktionen auf, die auch durch andere Mechanismen, wie eine suprapubische Perkussion, ausgelöst werden können. Mißt man solche Reflexkontraktionen – bei der Zystometrie spricht man von *ungehemmten Wellen* – so zeigt sich, daß sie in ihrer Stärke die normale Miktionskontraktion einer intakten Blase ohne weiteres erreichen oder sogar weit übertreffen, wenn es nicht vorher in der Phase des spinalen Schocks durch Überdehnung zu einer Zerstörung der kontraktilen Elemente gekommen ist. Während BORS (1971) noch für die Festlegung des Blasenstörungstyps neben klinischen Parametern allein die Zystometrie gebrauchte, läßt sich heute das charakteristische Bild wesentlich besser durch die urodynamische Untersuchung – synchrone Aufzeichnung von Blasendruck, Harnfluß, Beckenbodenelektromyogramm und röntgenologischer Morphologie – wesentlich exakter feststellen:

Die Zystometrie, kombiniert mit dem EMG, zeigt typischerweise mit dem Auftreten von Reflexkontraktionen eine zunehmende Spastizität des Sphincter externus, die erst jenseits des Gipfels der Kontraktionswelle nachläßt und

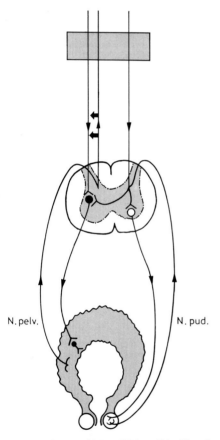

Abb. 1. Supranukleäre Läsion. Die Unterbrechung des oberen sensorisch-motorischen Neurons führt zur Ausbildung von Synapsen unterhalb der Läsionsebene (←) und damit zum klinischen Bild der Reflexblase

Harnabgang erlaubt. Die gleichzeitige Flußmessung ergibt Werte, die weit unter der Norm liegen. Das röntgenologische Bild läßt zu einem solchen Zeitpunkt eine Aufweitung der proximalen Harnröhre und eine spastische Engstellung im Bereich des Sphincter externus erkennen (Abb. 2). Dieses für die Klinik wichtigste pathophysiologische Phänomen der Reflexblase wird als *Detrusor-Sphinkter-dyssynergie* bezeichnet. Diese Störung der Koordination zwischen Detrusor und Sphinkter, die über einen Massenreflex zu erklären ist, bewirkt eine funktionelle Obstruktion im Bereich des Sphincter externus und damit eine insuffiziente Miktionsleistung, charakterisiert durch ein Mißverhältnis zwischen Kontraktionsleistung des Detrusors und resultierendem Harnfluß. Mehr oder weniger ausgeprägte Restharnbildung ist die Regel, des weiteren unterhält die Widerstandserhöhung eine Detrusorhyperaktivität.

Bei Läsionen oberhalb Th 5 können neben anderen Reizen Manipulationen am unteren Harntrakt und vor allem die überfüllte Blase zu schweren vegetativen Erscheinungen mit hypertonen Blutdruckkrisen führen. Dieses unter Umständen lebensbedrohliche Erscheinungsbild der *autonomen Hyperreflexie* beruht auf einer Unterbrechung des Sympathikus oberhalb des Splanchnikusaustrittes. Ursächlich liegt eine unterhalb der Läsionsebene auftretende überschießende Sympathikusreaktion mit Vasokonstriktion und reaktiver Blutdruckerhöhung vor. Die Gegenregulation über den Sinus caroticus bewirkt über den N. vagus nur eine Bradykardie, aber keine Aufhebung der vasomotorischen peripheren Reaktion (ROSSIER, 1964). Die autonome Hyperreflexie tritt vor allem in der Anfangsphase bei Tetraplegikern auf, bleibende vegetative Restsymptome (Gänsehaut, Schwitzen) sind für die Betroffenen ersatzweise für die fehlende Blasensensibilität nutzbar. *Inkomplette supranukleäre Läsionen* führen zu Störungsbildern, die abhängig vom Ausmaß der Schädigung sind.

Auftretender Harndrang wird meistens verspürt, Reflexkontraktionen sind aber nicht oder nur kurzzeitig unterdrückbar. Die Einleitung der Miktion ist nicht regelmäßig möglich, und die einmal einsetzende Miktion kann nicht unterbrochen werden. Harnfluß und Blasenentleerung sind im allgemeinen besser als bei kompletten Läsionen, eine funktionelle Obstruktion mit einem Mißverhältnis zwischen Detrusorkontraktionsstärke und erreichtem Flow ist aber meistens vorhanden. Der Ort der Obstruktion ist nicht regelmäßig der Sphincter externus, sondern häufig auch der hypertrophierte Blasenhals.

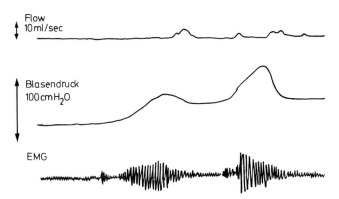

Abb. 2. Detrusor-Sphinkter-Dyssynergie. Synchron zu dem Auftreten von ungehemmten Detrusorkontraktionen tritt eine Aktivitätszunahme des Sphincter externus auf. Ein Flow erfolgt erst bei bereits nachlassender Detrusorkontraktion mit gleichzeitiger Abschwächung der Sphincter externus-Spastik (nach MADERSBACHER, 1976)

III. Läsion des unteren sensorisch-motorischen Neurons

Bei diesem Läsionstyp handelt es sich um die Zerstörung der motorischen Kerne und gleichzeitig der sensorischen Bahnen im Sakralmark (S 2 – 24) bzw. um noch weiter peripher gelegene Schädigungen (Abb. 3). Die Auswirkungen auf die Blasenfunktion sind ähnlich wie in der Phase des spinalen Schocks bei der supranukleären Läsion, mit dem Unterschied, daß die Harnblase exprimierbar ist.

Es besteht nunmehr eine Parese der Beckenbodenmuskulatur mit Verlust des Sphinktertonus und fehlender Auslösbarkeit der Reflexe. Der Sphincter externus stellt somit zunächst kein obstruktives Element dar. Eine funktionelle Obstruktion ergibt sich jedoch jetzt auf der Ebene des Blasenhalses, dessen Tonus durch die intakte sympathische Innervierung aus den unteren Thorakalsegmenten aufrecht erhalten und sogar verstärkt wird. Durch die Detrusorinaktivität fehlt auch die Möglichkeit der aktiven Blasenhalsöffnung. Die Neigung zur Restharnbildung ist ausgeprägt, da der einzige mögliche Entleerungsmechanismus – intraabdominelle Druckerhöhung durch Bauchpresse oder manuelle Mithilfe – wesentlich ineffektiver ist als die Detrusorkontraktion.

Auch bei der infranukleären Blasenlähmung kommt es im weiteren Verlauf zu einer gewissen Wiederaufnahme einer detrusoreigenen Aktivität. Diese wird wahrscheinlich unterhalten durch das intramurale System der »kurzen Neuronen« (EL-BADAWI, 1971), in dem sympathische und parasympathische Nervenelemente eng miteinander kommunizieren.

Die urodynamische Analyse ergibt bei zunehmendem Füllungsgrad der Blase den Nachweis schwacher rhythmischer Kontraktionen, die für eine Blasenentleerung allerdings völlig unzureichend sind und erst an der Blasenkapazitätsgrenze zu Harnabgang führen. Da diese Kontraktionen detrusoreigen sind und nicht über einen spinalen Reflex erfolgen, werden sie als *autonom* und die peripher denervierte Blase als *autonome Blase* bezeichnet. Bei inkompletten *infranukleären Läsionen* ist eine Teilsensibilität erhalten, weiterhin kann das viszero- und das somatomotorische Neuron in unterschiedlichem Ausmaße betroffen sein, was sowohl die Entleerungsfähigkeit wie auch die Inkontinenzsituation wesentlich beeinflußt.

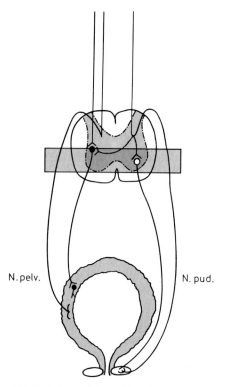

Abb. 3. Infranukleäre Läsion. Zerstörung der motorischen Kerne im Sakralmark bzw. Unterbrechung weiter peripher. Detrusorareflexie und schlaffe Sphincter externus-Parese

IV. Gemischte Läsion

Die sog. gemischten bzw. kombinierten Läsionen sind seltener und betreffen den *epikonalen* Bereich. Die Schädigung kann hierbei das obere viszeromotorische und das untere somatomotorische Neuron oder umgekehrt ausfallen lassen.

Die erste Möglichkeit bewirkt die Kombination einer Reflexblase mit einer schlaffen Beckenbodenparese, im anderen Falle trifft ein spastischer Beckenboden mit einer Detrusorareflexie zusammen. Diese Störungsbilder können aus therapeutischer Sicht besonders undankbar sein.

V. Neurogene Harninkontinenz

In Abhängigkeit von dem Läsionstyp bestehen bei der neurogenen Blasendysfunktion unterschiedliche Inkontinenzformen. Es ist das große Verdienst der International Continence Society, durch eine 1976 veröffentlichte *Klassifikation der Harninkontinenz* eine pathopysiologische, korrekte und gleichzeitig klinikgerechte Unterteilung gefunden zu haben, die mittlerweile allgemein akzeptiert ist. Man unterscheidet hiernach drei Hauptformen:
– Streßinkontinenz;
– Urge- bzw. Reflexinkontinenz;
– Überlaufinkontinenz.

Die *Streßinkontinenz* beruht auf einer Insuffizienz des Harnröhrenverschlußapparates; der unwillkürliche Harnabgang erfolgt durch externe, nicht detrusorbedingte Druckerhöhungen, wenn der Blaseninnendruck den Harnröhrenwiderstand übersteigt. Diese Inkontinenzform ist typisch für die Läsion des unteren Neurons. Im Unterschied zur nicht neurogen bedingten Streßinkontinenz ist sie aber immer mit einer Entleerungsstörung kombiniert, so daß die Übergänge zur Überlaufinkontinenz fließend sind.

Eine *Reflexinkontinenz* ist die Folge ungehemmter Detrusorkontraktionen bei gleichzeitig fehlender Sensibilität. Hier liegt im allgemeinen keine Insuffizienz des Verschlußapparates vor, vielmehr besteht überwiegend ein erhöhter Widerstand, der die Reflexaktivität fördert (Detrusor-Sphinkter-Dyssynergie). Die Reflexinkontinenz gehört somit zum Vollbild der kompletten Läsion des oberen Neurons. Von einer *Urge-Inkontinenz* sprechen wir bei inkompletten supranukleären Läsionen, wenn der unwillkürliche Urinabgang von imperativem Harndrang begleitet ist.

Bei der *Überlaufinkontinenz* steht die Unfähigkeit im Vordergrund, durch aktive oder passive Druckanwendung eine Blasenentleerung zu erreichen. Es liegt somit immer eine relative oder absolute Widerstanderhöhung des Blasenverschlußapparates vor, die erst nach Überschreiten der Blasenkapazität einen tröpfelnden Harnabgang zuläßt. In der Mehrzahl der Fälle handelt es sich zumindest viszeromotorisch um eine Läsion des peripheren Neurons. Im Grunde ist die Überlaufinkontinenz nichts anderes als die obstruktive Form der Streßinkontinenz.

Subjektiv ist die Harninkontinenz für die Mehrzahl der querschnittgelähmten Patienten das urologische Hauptproblem. Ihr Ausmaß hängt wesentlich von der Qualität der Rehabilitationsmaßnahmen ab und ist individuell sehr unterschiedlich ausgeprägt. Werden nach einer Blasenentleerung trockene Intervalle von mehr als 3 Std. erreicht, sprechen wir von einer »sozialen Kontinenz.« Therapeutisch ist dieses Ziel am ehesten bei der Überlaufinkontinenz zu erreichen. Die Reflexkontinenz ist in dieser Hinsicht die ungünstigste Form. Bei Männern ist die Harninkontinenz aus anatomischen Gründen wesentlich leichter zu versorgen als bei Frauen. Glücklicherweise tritt die Reflexinkontinenz bei weiblichen Individuen weniger schwerwiegend auf, wahrscheinlich deswegen, weil aufgrund der schwächer ausgebildeten Beckenbodenmuskulatur die Neigung zur Detrusor-Sphinkter-Dyssynergie geringer ist.

VI. Evolution der neurogenen Blasenstörung

Die nicht-definitive Querschnittsläsion beinhaltet die Möglichkeit zur Wiederkehr von Partialfunktionen des unteren Harntraktes, die allerdings wesentlich langsamer erfolgen als bei motorischen Ausfällen an der Skelettmuskulatur. Trotzdem sind spontane Verbesserungen der Blasenfunktion jenseits des ersten Jahres nach Eintritt der Querschnittschädigung in der Regel nicht mehr zu erwarten. Die Entwicklung der neurogenen Blasendysfunktion folgt spätestens

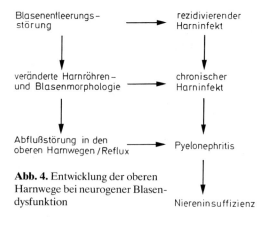

Abb. 4. Entwicklung der oberen Harnwege bei neurogener Blasendysfunktion

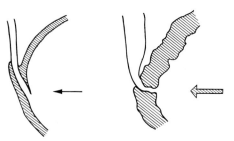

Abb. 5. Effekt von Detrusorhypertrophie und intravesikaler Druckerhöhung auf den intramuralen Harnleiter. Verkürzung und horizontaler Verlauf des intramuralen Abschnittes mit Verlust des physiologischen Antirefluxmechanismus bei gleichzeitig erhöhtem Binnendruck (nach ZINNER, 1963)

ab diesem Zeitpunkt ihren eigenen Gesetzen, ihre Auswirkungen sind überwiegend negativer Art. Bestimmende Faktoren für im Laufe von Jahren bis Jahrzehnten sich einstellende urologische Probleme sind der *Harninfekt* und die *Harntransportstörung* mit ihren langfristig deletären Einwirkungen auf die Nierenfunktion.
Die Restharnbildung ist die wichtigste Voraussetzung für das Angehen und die Unterhaltung einer Harninfektion. Wahrscheinlich spielt auch eine Resistenzminderung der Blasenschleimhaut durch metabolische Störungen ebenfalls eine Rolle. Ohne Beeinflussung der Blasenfunktion ist mit einem intermittierenden Auftreten von unteren Harnwegsinfekten zu rechnen, die mit der Dauer der Erkrankung und durch morphologische Veränderungen an Blase und Harnröhre chronisch und therapieresistent werden. Bei Hinzutreten einer Transportstörung in den oberen Harnwegen ist ohne therapeutische Einflußnahme der weitere Verlauf nahezu gesetzmäßig (Abb. 4):
Vesikorenaler Reflux und *ureterale Stauung* führen zusammen mit der Harninfektion zu einer progredienten Pyelonephritis mit Niereninsuffizienz als Endstadium. Nach noch nicht lange zurückliegenden Statistiken erliegt jeder zweite Querschnittgelähmte letzten Endes einer renalen Komplikation. Die Folgeentwicklungen der neurogenen Blasenstörung am oberen Harntrakt sind unabhängig vom Läsionstyp, jedoch sind die dazu führenden Mechansimen am unteren Harntrakt unterschiedlich.
Bei der *Reflexblase* mit *Beckenbodenspastik* führt die Widerstandserhöhung im Bereich des Sphincter externus dazu, daß sich der Detrusor zu häufig und mit erhöhter Stärke kontrahiert. Die *Detrusorhyperaktivität* ist nach klinischer Erfahrung somit weniger primär neurogen als vielmehr mechanisch bedingt. Die Folge ist eine Blasenwandhypertrophie mit Ausbildung von Pseudodivertikeln und eine suprasphinktäre Aufweitung der hinteren Harnröhre durch den chronischen Überdruck. Die Detrusorwandveränderung führte im Uretermündungsgebiet zu einer funktionellen Stenose mit Rückstauung in die oberen Harnwege oder durch eine Veränderung des intramuralen Ureterverlaufes zu einer Ostiuminsuffizienz mit Reflux (Abb. 5). Dieser sekundäre Reflux variiert in seinem Ausmaß wesentlich mit den Druckveränderungen in den einzelnen Aktivitätsphasen (Abb. 6).
Die morphologischen Veränderungen der Harnröhre wurden erst in letzter Zeit gründlich untersucht (MADERSBACHER, 1976). Amphorenartige Aufweitungen der proximalen männlichen und weiblichen Urethra finden sich in der Frühphase der Störung. Im Verlauf von Jahren kommt es zu einer zunehmenden Starre bis zur sekundären Blasenhalsenge. Von besonderer Bedeutung für das Infektproblem ist das häufige Auftreten eines Refluxes in die männlichen Adnexe mit Konkrementbildung, die dann ein therapeutisch kaum erreichbares Keimreservoir bilden (Abb. 7).

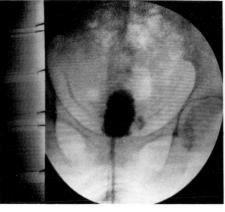 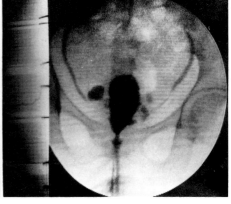

Abb. 6. Zystogramme einer weiblichen Paraplegikerin mit Reflexblase und vesikoureteralem Reflux (Videographie mit synchroner Zystometrie). Bei niedrigem Blaseninnendruck schwacher bilateraler Reflux *(links)*, bei Auftreten der Reflexkontraktion mit gleichzeitigem Beckenbodenspasmus massive Zunahme des Refluxes *(rechts)*

Auch bei *Läsionen* des *unteren motorischen Neurons* tendiert der Detrusor zur Hypertrophie, wobei allerdings das mechanische Moment ursächlich in den Hintergrund tritt. Zwar besteht ebenfalls eine funktionelle infravesikale Obstruktion, zu deren Überwindung durch externe Druckeinwirkung unphysiologisch hohe Druckwerte erforderlich sind. Trotz fehlender Beckenbodenspastik bewirkt das Tiefertreten der Harnblase und des Blasenhalses eine Abknickung der Harnröhre mit obstruktiver Wirkung (MADERSBACHER, 1976), so daß die Druckentfaltung bei Männern hauptsächlich die prostatische Harnröhre betrifft. Auch hier kommt es zeitabhängig zum Auftreten von Refluxen in die Adnexe. Die Detrusorveränderungen sind jedoch wahrscheinlich primär neurogenen Ursprungs, durch Vermittlung des »kurzen Neuronen«-Systems (STOCKAMP, 1976). Experimentell führt die infranukleäre Läsion nach einer Phase der Detrusorhypotonie zu einer Hypertonie mit Blasenwandhypertrophie und Kontraktur. Histochemisch läßt sich parallel zur morphologischen Detrusorveränderung eine Vermehrung adrenerger Nervenelemente intramural nachweisen, über die wahrscheinlich durch Vermittlung der α-Rezeptoren die Tonuserhöhung und das Auftreten autonomer Kontraktionen verursacht werden (SUNDIN u. DAHLSTRÖM, 1973). Die in ihren Endauswir-

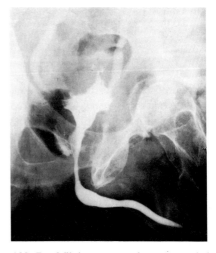

Abb. 7. Miktionszystourethrogramm bei einem 40jährigen Patienten mit Reflexblase (Querschnittsläsion Th 9 vor 5 Jahren). Starre, nur noch mäßig dilatierte prostatische Harnröhre mit ausgedehntem Reflux in die Adnexe

kungen unterschiedslose Entwicklung des oberen Harntraktes beruht somit auf Blasenwandveränderungen, deren Ursache bei der Reflexblase die Hyperaktivität und bei der Detrusorareflexie die Hypertonie ist. Unter diesem Aspekt lassen sich urodynamisch prognostische Hinweise für die Entwicklungstendenzen des oberen Harntraktes finden. Die Latenzzeiten

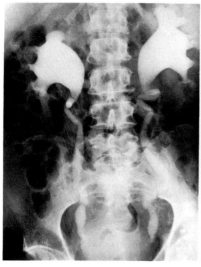 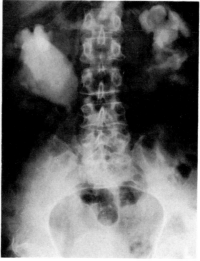

Abb. 8. Entwicklung der oberen Harnwege bei einem 55jährigen Paraplegiker. 6 Monate nach Querschnittsläsion ausgeprägte Dilatation der oberen Harnwege bei noch normaler Nierenfunktion *(links)*. 3 Jahre später *(rechts)* extreme Hydronephrosen beidseitig mit irreversiblem renalem Funktionsverlust (Kreatinin 3,5 mg%)

bis zum Manifestwerden von Funktionsstörungen auf ureterorenaler Ebene sind jedoch kaum vorhersehbar und liegen zwischen Monaten und Jahrzehnten nach Eintritt eines Querschnittsyndroms.

Literaturverzeichnis

BATES, P., BRADLEY, W. E., GLEN, E., MELCHIOR, H., ROWAN, D., STERLING, A., HALD, T.: The standartization of terminology of lower urinary tract function. Eur. Urol. *2*, 274 (1976).
BORS, E., COMARR, E. A.: Neurological urology. Basel: Karger 1971.
BRADLEY, W. E., TEAGUE, C. T.: Spinal cord representation of the peripheral neural pathways of the micturition reflex. J. Urol. *101*, 220 (1969).
EL-BADAWI, A., SCHENK, E. A.: A new theory of the innervation of bladder musculature. Part 3: Postganglionic synapses in uretero-vesico-urethral autonomic pathways. J. Urol. *105*, 372 (1971).
GRABER, P.: Pathophysiologie der neurogen gestörten Blase. Verh. Dtsch. Ges. Urol. 28. Tag. Berlin-Heidelberg-New York: Springer 1977.
MADERSBACHER, H.: Die neurogen gestörte Harnröhre: Urethrogramm und pathophysiologische Aspekte. Urologe *15*, 1 (1976).
ROSSIER, A. B.: Über die Rehabilitation der Paraplegiker. Documenta Geigy, Acta clinica *3*, 37 (1964).
STOCKAMP, K.: Alpha-Rezeptorenblocker und Harnblasendysfunktion. Stuttgart-New York: Schattauer 1976.
SUNDIN, T., DAHLSTRÖM, A.: The sympathetic innervation of the urinary bladder and urethra in the normal state and after parasympathetic denervation at the spinal root level. Scand. J. Urol. Nephrol. *7*, 131 (1973).
ZINNER, N. R., FOSTER, E. A., SPALDING, B. H., PAQUIN jr., A. J.: Comparison of three cystographic techniques: I. Experimental vesicoureteral reflux. J. Urol. *105*, 405 (1963).

Spezielle Diagnostik der neurogenen Blasenentleerungsstörung

Urologische Funktionsdiagnostik zur Klassifikation neurogener Blasenentleerungsstörungen

H. PALMTAG

Die Erhaltung der Nierenfunktion ist und bleibt oberstes Prinzip jeder urologischen Diagnostik und Therapie. Dies gilt auch und besonders für Patienten mit einer neurogenen Störung im Bereich des unteren Harntraktes. Die Behandlung dieser Patienten verlangt deshalb nicht nur eine präzise Klassifikation der vorliegenden Störung mit Feststellung des Krankheitsstadiums (HALD, 1972), sondern sollte als eine wesentliche Aufgabe die Prävention, d. h. im konkreten Fall die frühzeitige Feststellung von Risikofaktoren für den gesamten Harntrakt mitbeinhalten. Leider sind nach wie vor bei rückenmarkverletzten Patienten die urologischen Komplikationen mit an erster Stelle zu nennen, sowohl bei der Mortalität als auch der Morbidität dieser Patienten (BORS u. COMARR, 1971).

Für den Urologen stellt sich die Problematik der Diagnostik neurogener Blasenstörungen dahingehend, daß er es mit einem Symptom zu tun hat und durch keine urologische Behandlung die Grundkrankheit, nämlich die neurogene Störung selbst, beseitigt werden kann. Andererseits erlaubt auch der neurologische Status nur eine ganz bedingte Aussage über den Status der neurogenen Störung im Bereich des Harntraktes (BOGASH u. Mitarb., 1974; HEERING u. Mitarb., 1977; PALMTAG, 1977). Der Urologe muß also primär eine eigene Klassifikation erstellen, die möglichst auf einem zahlenmäßig meßbaren und reproduzierbaren Untersuchungsbefund basieren sollte. Hier stellen sich aber im wesentlichen noch Probleme einer international nicht einheitlichen Nomenklatur entgegen. Obwohl sich in letzter Zeit bestimmte Klassifikationsschemata durchzusetzen scheinen (VORIS u. LANDES, 1940; BORS u. COMARR, 1971), gibt es derzeit noch keine international vereinheitlichte Nomenklatur, weder für die Klassifikation der Störung selbst noch für die Untersuchungstechniken, die diese Klassifikation erstellen sollen. Dies beruht hauptsächlich darauf, daß erst in letzter Zeit zunehmende Erkenntnisse über den komplizierten anatomischen als auch physiologischen Aufbau des unteren Harntraktes gewonnen wurden (RAEZER u. Mitarb., 1973; EL BADAWI u. SCHENK, 1974; MADERSBACHER, 1976; STOCKAMP, 1976; ZINNER u. Mitarb., 1976), andererseits die stetige Weiterentwicklung der technisch-diagnostischen Möglichkeiten zusätzliche Probleme der Standardisierung dieser Untersuchungsverfahren aufwarf. Trotzdem sind in den letzten Jahren erhebliche Fortschritte zur Vereinheitlichung der Nomenklatur und Standardisierung, vor allem durch die Arbeit der International Continence Society (1976/77) gemacht worden. Diese Gesellschaft hat sich u. a. zum Ziel gesetzt, urodynamische Störungen im Bereich des unteren Harntraktes zu definieren und die in der Diagnostik angewandten Untersuchungsmethoden zu standardisieren. Diese Standardisierung ist noch nicht abgeschlossen, so daß hier kein definitives Konzept angeboten werden kann. Ohne eine solche Standardisierung der Nomenklatur und der Untersuchungstechniken ist aber eine Verständigung innerhalb eines Sprachgebietes und erst recht auf internationaler Ebene kaum möglich und damit ein Vergleich der Aussagekraft einzelner Untersuchungstechniken und der Erfolgsquote verschiedener Behandlungsmethoden sehr erschwert.

Das *diagnostische Ziel* bei einer neurogenen Störung des Harntraktes wäre jedoch nur halb erreicht, wenn man sich ausschließlich auf den unteren Harntrakt fixiert. Die Miteinbeziehung einer präzisen Funktionseinschätzung des oberen Harntraktes, wobei auch dort die quantitative Funktionsdiagnostik vorrangig ist, läßt erst ein abgerundetes Bild unter Einschluß des gesamt-klinischen Befundes erstellen (vgl. Kap. 7/Möhring, Funktionsdiagnostik des oberen Harntraktes). Dieser Gesamtbefund schließt bereits in der Diagnostik Aspekte für die Therapie mit ein, so daß bei einem rückenmarkverletzten Patienten der Status der Rehabilitation, die soziale Situation und evtl. auch psychische und physische Komponenten den meßbaren Befund ergänzen müssen.

In diesem Zusammenhang erscheint es wichtig, darauf hinzuweisen, daß der Begriff »*neurogene Blasenstörung*« den falschen Eindruck vermitteln könnte, daß nur die Blase neurogen geschädigt sei, gleichzeitig und gleichbedeutend handelt es sich jedoch in den meisten Fällen um eine neurogene Störung mit Gesamtwirkung auf den unteren und oberen Harntrakt als eine *neurogen geschädigte Einheit*. Da aber der untere Harntrakt im Gegensatz zum oberen Harntrakt sehr stark innerviert ist (RAEZER u. Mitarb., 1973; EL BADAWI u. SCHENK, 1974), macht sich eine Störung der Innervation im unteren Anteil gravierender bemerkbar.

Das *Ergebnis der Diagnostik* mündet in den Kompromiß, daß geklärt wird:
1. Wie kann der Patient seine Blase entleeren?
2. Kann überhaupt eine Urinkontinenz erhalten oder wiederhergestellt werden und wie?
3. Welche prognostisch ungünstigen Risikofaktoren sind feststellbar, und wie lassen sich diese ganz oder teilweise in ihrer negativen Wirksamkeit beeinflussen?

I. Funktionsdiagnostische Möglichkeiten im Bereich des unteren Harntraktes

Entsprechend der Topographie läßt sich eine Diagnostik der Blase von der Diagnostik des Blasenhalses und der inneren oder äußeren Sphinkterzone voneinander abgrenzen (Abb. 1). So hat der *Detrusormuskel* funktionell gesehen lediglich die Möglichkeit, eine Änderung in seinem Kontraktions- oder Akkomodationsverhalten zu entwickeln. Dies bedeutet: unkontrollierte Detrusorkontraktionen mit übermäßig hohen Drucksteigerungen in einer hohen Spontanfrequenz und mit langanhaltender Druckdauer stehen einer absoluten 0-Aktivität des Detrusors gegenüber. Diagnostisch kann diese Viszeromotorik des Detrusors sehr genau durch eine Druckmessung in der Blase analysiert werden. Eine grobe Einschätzung dieses Faktors ermöglicht die Röntgenuntersuchung, indirekte Hinweise ergeben sich aus der Endoskopie, manchmal aus der Biopsie oder auch aus der elektromyographischen Untersuchung.

Ähnlich ist es bei der *Somatomotorik*, die als

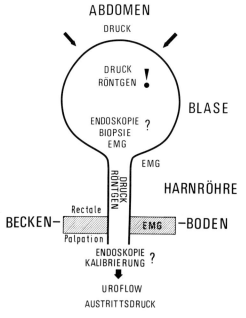

Abb. 1. Parameter zur Funktionsdiagnostik des unteren Harntraktes

Sphinkterzone im sog. Beckenbodenbereich wirksam ist und zur Hälfte für die Schließfunktion der Blase verantwortlich ist. Auch hier hat die Muskulatur lediglich die Möglichkeit mit Aktivitätsänderungen zu reagieren. Das bedeutet im einen Fall eine Steigerung der Aktivität im Sinne einer Spastik, im anderen Extrem den völligen Aktivitätsverlust, der Beckenboden wird schlaff. Die Kontraktionsfrequenz, ebenso der Kompressionseffekt auf die Harnröhre, lassen sich durch eine Druckmessung im Harnröhrenlumen quantitativ bestimmen, qualitativ im Durchleuchtungsbild verfolgen (Abb. 1). Von untergeordneter Bedeutung ist die funktionelle Aussagekraft der endoskopischen Untersuchung, ebenso der durch Kalibrierung erhobene Befund. Diese beiden Untersuchungen dienen vornehmlich zur Lokalisation einer morphologischen Veränderung und weniger zur funktionellen Beurteilung. Die elektromyographische Aktivität kann durch die sog. Beckenbodenelektromyographie aufgezeichnet werden. Erhebliche Probleme bestehen in der Beurteilung der *viszeromotorischen Sphinkterkomponente* der Harnröhre, die besonders stark im Bereich des Blasenhalses ausgeprägt ist. Beim Gesunden soll dieser Lissosphinkter zu etwa 50% am Verschlußmechanismus beteiligt sein (JONAS u. TANAGHO, 1975). Diagnostisch können auch hier indirekte Hinweise vom Harnröhrendruckprofil abgeleitet und bedingt Informationen aus dem Durchleuchtungsbild des unteren Harntraktes entnommen werden. EMG-Messungen in dieser Zone sind wegen der schwierigen Elektrodenplazierung derzeit noch mehr von wissenschaftlichem Interesse als bereits im klinischen Einsatz.

Eine weitere Sphinkterkomponente existiert im sog. *intrinsischen Sphinkter* (intrinsic sphincter), der funktionell gesehen extra- und intraurethrale sowie intramurale Kontinenzmechanismen zusammenfaßt und sich auf den Verschluß der Harnröhre bezieht, unabhängig von Blasenhals oder äußerer Sphinkterzone. Für diese Komponente spielt die Tension der kollagenen muskulären Fasern eine wesentliche Rolle (ZINNER u. Mitarb., 1976). Diagnostisch kann dieser Kontinenz- bzw. Sphinkterfaktor kaum isoliert erfaßt werden, sondern geht in die Gesamtaussage der Harnröhrendruckprofilmessung bzw. indirekten Röntgeninformation mit ein.

Die interessanteste, gleichzeitig aber auch mit am schwierigsten zu erfassende Komponente ist jedoch eine Störung der Koordination zwischen dem Detrusor und seinem Verschlußapparat. Diese neurogen, manchmal auch psychogen gestörte *rhythmische Koordination* zwischen austreibender Kraft und Reduzierung des Abflußwiderstandes im Falle der Miktion, andererseits Verschluß der Blase und Anpassung des Detrusors an das steigende Volumen in der Füllungsphase, ist bisher therapeutisch nur indirekt angehbar, meist auf dem Umweg durch Korrekturen an der Detrusormuskulatur oder am Verschlußapparat. Sie ist auch eines der bisher noch ungelösten Probleme der künstlichen Entleerung der Blase mittels Elektrostimulation. Fälschlicherweise wird oft in Mißachtung dieser wichtigen Komponente, nämlich der neurogen gestörten Koordination, vom subvesikalen Hindernis bei neurogenen Blasenstörungen gesprochen (HEIDLER, 1977) und verkannt, daß selbst eine ungestörte Funktion des Verschlußapparates bei einer neurogenen Schädigung der Koordination zwischen Detrusor und Sphinkterzone als subvesikales Hindernis imponieren kann. Diagnostisch können nur urodynamische Kombinationsverfahren den Faktor einer gestörten Koordination beurteilen.

Zusammenfassend und vereinfacht dargestellt ergibt sich in der Diagnostik der neurogenen Störung des unteren Harntraktes eine Notwendigkeit zur Beurteilung

a) des Detrusors;
b) des Sphinktermechanismus (intern, intrinsisch, extern);
c) der Koordination von Detrusor und Sphinktermechanismus.

Ein weiteres und wichtiges diagnostisches Kriterium steht aber noch aus, nämlich die Beurteilung der *Sensorik*. Diese Qualität ist schwer quantitativ zu erfassen, entsprechende Versuche wurden unternommen, z. B. durch elektrische Reizung der Blase mit varianten Strömen (FRIMODT-MØLLER, 1972). Indirekte Hinweise können jedoch im Rahmen jeder zystometrischen Untersuchung durch Fragen nach dem ersten oder starken Harndrang gewonnen werden.

II. Untersuchungstechniken zur Beurteilung der Funktion des unteren Harntraktes

Die Funktionsdiagnostik des unteren Harntraktes wendet heute im wesentlichen folgende Untersuchungsmethoden an:
a) Uroflowmetrie;
b) Zystometrie;
c) Urethrometrie;
d) Elektromyographie;
e) Miktions-Zysto-Urethrographie;
f) Urodynamische Kombinationsverfahren.

Die Aussagekraft dieser Untersuchungstechniken im Rahmen der Diagnostik neurogener Störungen des unteren Harntraktes ist sehr unterschiedlich, gleichzeitig aber auch ihre Aufwendigkeit (Apparatur, Untersuchungsdauer, Personal).

1. Uroflowmetrie

Diese Untersuchungsmethode erfaßt die pro Zeiteinheit (s) durch die Harnröhre ausgeschiedene Urinmengen (ml). Sie mißt den Effekt, der während eines Miktionsablaufes durch den unteren Harntrakt erzielt wird. Wichtige ergänzende Daten sind das Blasenvolumen zu Beginn der Miktion, das entleerte Volumen und daraus resultierend die verbleibende Restharnmenge. Klinisch sind die maximale Flußrate sowie das Flußmuster, also der Kurvenverlauf der Harnflußwerte über die Zeiteinheit, von Interesse. Bei neurogenen Störungen wird die Miktion meist in mehreren Phasen durchgeführt (Abb. 2). Die Uroflowmetrie stellt die am wenigsten belastende urodynamische Untersuchungsmethode dar, da sie nicht invasiv ist und nur wenig Standardisierung verlangt (Tabelle 1).

2. Zystometrie (Blasendruckmessung, Zysto-Manometrie)

Die Druckmessung in der Blase kann als sog. Füllungszystometrie durch Dehnung des Detrusors mittels eines Mediums vorgenommen werden, das über einen suprapubisch oder transurethral eingelegten Katheter eingegeben wird. Diese Untersuchung läßt sich mit Flüssigkeit (Wasser, Kontrastmittel, Elektrolytlösungen) oder auch mit Gas (Luft, CO_2) vornehmen. Bei rückenmarkverletzten Patienten erscheint die Zystometrie, die als Füllungsmedium Kontrastmittel anwendet, vorteilhaft, da sie die Röntgenuntersuchung des unteren Harntraktes und die Druckmessung in einem Arbeitsgang erfaßt (Murphy u. Mitarb., 1961). Die Zystometrie der Entleerungsphase der Blase verlangt, wenn

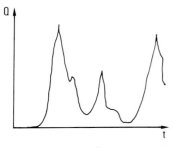
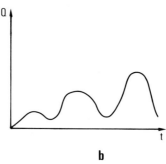
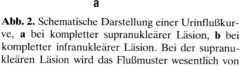

Abb. 2. Schematische Darstellung einer Urinflußkurve, **a** bei kompletter supranukleärer Läsion, **b** bei kompletter infranukleärer Läsion. Bei der supranukleären Läsion wird das Flußmuster wesentlich von der Detrusor-Sphinkter-Dyssynergie beherrscht, bei der infranukleären Läsion von der Effektivität der passiven Entleerung der Blase mittels Credé oder Bauchpresse

Tabelle 1. Standardisierung der urodynamischen Basisuntersuchungen (Uroflowmetrie, Zystometrie, Urethrometrie)

Uroflowmetrie	Zystometrie	Urethrometrie
Füllungsvolumen	Untersuchungsposition	Untersuchungsposition
Untersuchungsposition	Absoluteichung	Katheterform
Freier Fall (Strecke Meatus externus zu Meßgerät)	Katheterzugang (transurethral/suprapubisch)	Kathetergröße
		Katheteröffnungen (Lage/Anzahl)
Abgeschlossener Untersuchungsraum	Füllungsmedium (Kontrastmittel, Gas, Wasser)	Meßtechnik (Perfusion, Ballon, elektronisch)
Spezifisches Gewicht (Kontrastmittel/Urin)	Kathetergröße	Perfusionsgeschwindigkeit
	Katheterform	Perfusionsmedium
	Füllungsgeschwindigkeit	Temperatur des Mediums
	Temperatur des Füllungsmediums	Katheterzuggeschwindigkeit
		Katheterzugtechnik (manuell/maschinell)
		Füllungsvolumen (Blase)
		Streß-/Ruheprofil

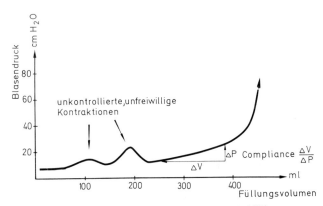

Abb. 3. Schematische Darstellung einer Zystometriekurve zur Definition der Compliance $\left(\frac{\Delta V}{\Delta P}\right)$, ergänzend finden sich unkontrollierte, unfreiwillige Kontraktionen in der Füllungsphase

sie quantitativ ausgewertet werden soll, daß sie simultan mit einer Abdominaldruckmessung kombiniert wird als sog. urodynamisches Kombinationsverfahren. Nur so gelingt es, zwischen aktiver Detrusorkontraktion und passiver intravesikaler Druckerhöhung durch die Bauchpresse zu unterscheiden.

Die Aussage der Zystometrie beruht einmal auf der Feststellung, wie der Detrusormuskel auf eine Volumenzunahme reagiert, ausgedrückt als *Compliance* oder Detrusor-Koeffizient (Compliance = Volumenzunahme durch Druckzunahme), zum anderen auf der Feststellung des Kontraktionsverhaltens (Abb. 3, 4), gemessen als intravesikale Drucksteigerung von minimal 15 cm H_2O. Dabei ist zu unterscheiden, ob diese Kontraktion willentlich eingeleitet und unterdrückt werden kann oder ob es sich um eine unkontrollierte, unfreiwillige Kontraktion handelt. Kann der Patinet den spinalen

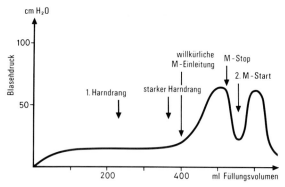

Abb. 4. Schematische Darstellung der Zystometriekurve wie sie bei einer ungestörten Blasenentleerung zu erwarten wäre. Ergänzend sind die sensiblen Empfindungen im Bereich der Blase festzuhalten, ebenso wenn möglich, die Fähigkeit einer aktiven willkürlichen Miktionseinleitung und Miktionsunterbrechung zu prüfen

Miktionsreflex nicht willkürlich unterdrücken, so muß eine neurale Störung zwischen Gehirn und sakralem Miktionszentrum angenommen werden. Dieser Befund findet sich demnach, wenn das Rückenmark oberhalb von S_2 zerstört ist. Obwohl die Prüfung der sensiblen Empfindung eines Harndranggefühls unsicher ist, da auch von Strukturen, die direkt der Blase anliegen, sensorische Impulse ausgehen können, sollte trotzdem festgehalten werden, wann ein erster und wann ein starker Harndrang angegeben wird und ob es sich dabei um eine Angabe handelt, die stets mit einer Drucksteigerung in der Blase einhergeht (Harndrang auf Detrusorkontraktion oder auf Füllungsvolumen?). Die standardisierte zystometrische Untersuchung ist als Gaszystometrie weniger aufwendig als bei Verwendung einer Flüssigkeit (Tabelle 1) (PALMTAG, 1977).

3. Urethrometrie (Urethra-Druckprofilmessung, Zysto-Sphinkterometrie)

Bei der Urethrometrie wird die intraluminale Druckverteilung über die Länge der Harnröhre gemessen. Diagnostisches Ziel ist die Lokalisation einer Widerstandszone (Druckzone) im Bereich der Harnröhre, zum anderen soll der Kompressionsdruck auf das Harnröhrenlumen als Unterschied zum gleichzeitig gemessenen Blasendruck erfaßt werden. Verschiedene Meßmethoden ergeben unterschiedliche Druckwerte, so daß bei dieser Untersuchungstechnik besonders genau anzugeben ist, mit welcher Methode und auf welche Art die Untersuchung durchgeführt wurde. Die Meßtechnik ist u. a. bei spastisch gelähmten Patienten eingesetzt worden, um das Ausmaß der Beckenbodenspastik zu bestimmen, außerdem um die Wirkung einer medikamentösen oder operativen Behandlung zur Herabsetzung dieser Spastik zu überprüfen (JONAS u. TANAGHO, 1975; ROSSIER u. Mitarb., 1975; ROSSIER u. OTT, 1976; TULLOCH u. ROSSIER, 1976; HACHEN u. KRUCKER, 1977). Andere Autoren haben damit auch die Wirkung von Medikamenten im Blasenhalsbereich überprüft, so z. B. von α-Rezeptoren-Blockern (STOCKAMP, 1976). Während die Uroflowmetrie und die Zystometrie heute bereits international standardisiert durchgeführt werden können und damit reproduzierbar sind, erscheint dies bei der Urethrometrie noch problematisch, obwohl auch hier bei genauer Spezifikation eine Reproduktion der Meßergebnisse möglich sein sollte (Tabelle 1).

4. Elektromyographie

Die Registrierung der elektromyographischen Aktivität kann sowohl in der Blase (COREY u. Mitarb., 1951; FRANKSSON u. PETERSEN, 1953), der Harnröhre, als auch im Beckenboden- oder Analschließmuskelbereich (CARDUS u. Mitarb., 1963; MILLER, 1973; ALLERT u. JELASIC, 1974; DIOKNO u. Mitarb., 1974; THOMAS, 1976) vorgenommen werden. Das EMG kann dabei prinzipiell auf 2 unterschiedliche Arten abgeleitet werden. Einmal mit einer Meßtechnik, bei der durch elektronische Integration sozusagen ein »Alles-oder-Nichts-EMG« registriert wird (Abb. 5a) und die Aussage dieser elektromyographischen Untersuchung sich lediglich auf die Feststellung einer Aktivitäts- oder Ruhephase im EMG beschränkt. Diese Technik wird meist bei kombinierten urodynamischen Untersuchungsverfahren angewendet, zum Nachweis eines koordinierten Miktionsablaufes (CARDUS u. Mitarb., 1963; ABRAMSON u. Mitarb., 1966; MILLER, 1973; BRADLEY u. Mitarb., 1976).

Anders bei der zweiten und differenzierten elektromyographischen Ableitung. Hiermit sollen einzelne Aktionspotentiale nach Amplitude, Form und Frequenz analysiert werden (Abb. 5b) (ALLERT u. JELASIC, 1974; BRADLEY u. Mitarb., 1976). Diese Untersuchungstechnik stellt fest, ob sich elektromyographische Zeichen einer akuten oder chronischen Denervierung, z. B. im Bereich der quergestreiften Beckenbodenmuskulatur, finden. Die Fragestellung zu diesem Untersuchungsverfahren lautet also, ob in einem Muskel Anzeichen für eine Nervenläsion feststellbar sind. Nach BRADLEY (1976) sind Fibrillationspotentiale als ein Zeichen der akuten Muskeldenervierung und die Registrierung von polyphasischen Reinnervationspotentialen als Hinweis auf eine chronische Denervierung anzusehen.

5. Miktions-Zysto-Urethrographie (MZU)

Die antegrade Darstellung des unteren Harntraktes während der Miktion mit einem positivem Röntgenkontrastmittel ist derzeit die einzige röntgentechnische Untersuchung mit einer

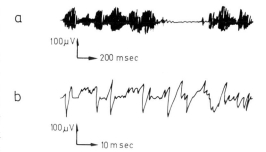

Abb. 5. EMG-Ableitung im Beckenbodenbereich, **a** als sogenannte »Alles oder Nichts«-Ableitung mit Registrierung einer Aktivitäts- und einer Ruhephase, **b** als differenzierte Ableitung zur Beurteilung der einzelnen Aktionspotentiale nach Frequenz, Form und Amplitude

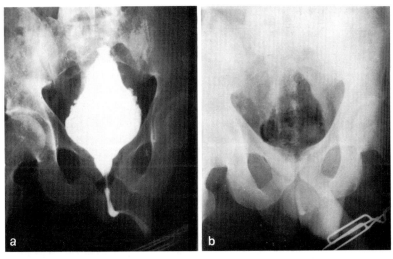

Abb. 6. Vergleichende Darstellung der Zystographie unter Verwendung, **a** eines positiven Kontrastmittels, **b** eines negativen Kontrastmittels (CO_2-Gas)

Funktionsaussage über dieses System (DAVIDSON u. Mitarb., 1966). Die Verwendung von negativem Kontrastmittel (Gas) ergibt bei weitem keine so scharfe Konturierung wie sie mit einem positiven Kontrastmittel zu erhalten ist (Abb. 6), so daß Blasenhals und Harnröhre nur schlecht zu beurteilen sind, ebenso ein Reflux in einen nicht-dilatierten oberen Harntrakt leicht übersehen werden kann. Die Aufzeichnung der Miktions-Zysto-Urethrographie kann einmal mit der Kameratechnik, zum anderen über eine Bildverstärker-Fernsehkette mit Registrierung auf einem Videorecorder vorgenommen werden. Für die Funktionsdiagnostik

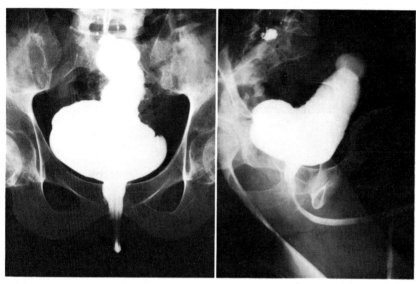

Abb. 7a–c. Verschiedene Beispiele für röntgenologisch darstellbare Veränderungen im Bereich des unteren Harntraktes, die oft ursächlich für die Entstehung sekundärer Komplikationen verantwortlich sind. **a** Miktionszystographie im a. p.- und direkt-seitlichen Strahlengang. Es findet sich eine divertikelartige Ausziehung der Blasenvorderwand, die spontan entstanden ist durch sehr hohe intravesikale Drucke bei kompletter supranukleärer Läsion und gleichzeitiger ausgeprägter Detrusor-Sphinkter-Dyssynergie. Diese ist beim Vergleich der a. p.-Aufnahme mit der seitlichen Aufnahme gut zu erkennen

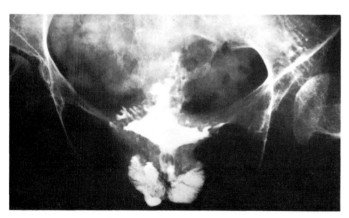

Abb. 7.b Miktions-Zysto-Urethrographie im a. p.-Strahlengang bei nahezu vollständiger Entleerung der Blase. Es handelt sich um eine komplette supranukleäre Läsion. Ausgeprägte Detrusor-Sphinkter-Dyssynergie. Die erhebliche Pseudodivertikelbildung und der Reflux in die Samenblasen sind als begünstigende Risikofaktoren für die Entstehung sekundärer Komplikationen (Harnwegsinfektionen, Infektionen der Adnexe) anzusehen

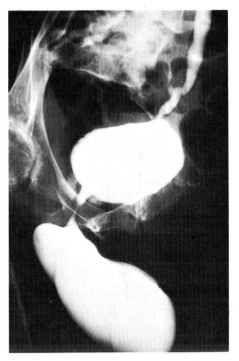

Abb. 7.c Miktions-Zysto-Urethrographie bei kompletter supranukleärer Läsion. Nach längerer Dauerkatheterversorgung findet sich ein riesiges Harnröhrendivertikel, gleichzeitig als weitere Komplikation ein vesiko-renaler linksseitiger Reflux. Begünstigend für die Entstehung des riesigen Harnröhrendivertikels sind funktionell die sehr hohen intravesikalen Drucke anzusehen, bei einer Harnröhrenenge distal am Ende des Harnröhrendivertikels, so daß es zu dieser enormen Auftreibung und Aussackung der Harnröhre gekommen ist (Divertikelinhalt 1 l)

hat sich der direkte seitliche Strahlengang in Ergänzung zum a. p.-Strahlengang bewährt, da ausschließlich auf diese Weise eine befriedigende Einschätzung von Harnröhre und Blasenhals möglich wird (Abb. 7).

Das Ziel der Röntgenuntersuchung des unteren Harntraktes und besonders des neurogen gestörten unteren Harntraktes ist demnach

1. die Feststellung der morphologischen und funktionellen Verhältnisse und daraus resultierend die Lokalisation und den Angriffspunkt einer evtl. notwendigen Therapie festzulegen (z. B. Detrusor-Sphinkter-Dyssynergie, Blasenhalssklerose);
2. die frühzeitige Erkennung von Risikofaktoren (Abb. 7). Röntgenologisch feststellbare Risikofaktoren wären solche Veränderungen, die sich auf den dynamischen Ablauf (z. B. Harnblasendivertikel, Divertikel in der Harnröhre, Harnröhrenstriktur), direkt auf die Nierenfunktion (aggressiver vesikorenaler Reflux) oder aber auf die Entstehung sekundärer Komplikationen ganz allgemein auswirken (Reflux in männliche Adnexe mit Keimeinschleppung, Pseudodivertikel der Harnblase als infektionsbegünstigendes Substrat).

Die Miktions-Zysto-Urethrographie sollte deshalb fester Bestandteil einer urologischen Erst- und Verlaufsdiagnostik bei neurogenen Störungen des unteren Harntraktes sein.

6. Kombinierte urodynamische Untersuchungsverfahren

Die Notwendigkeit zu einer gleichzeitigen Erfassung mehrerer urodynamischer Parameter ergab sich aus der Schwierigkeit, Untersuchungsergebnisse zu interpretieren, die mit einem einzelnen Meßparameter erhalten wurden. Besonders komplizierte neurogene Störungen, so z. B. jede inkomplette Schädigung, stellen eine Indikation für diese kombinierten Meßtechniken dar. Kombiniert werden minimal 2 (Tabelle 2), maximal über 20 Parameter (CARDUS

Tabelle 2. Einfache urodynamische Kombinationen

Druck + Druck	EMG + EMG
Blase – Harnröhre	Blase – Sphinkter ani
Blase – Abdomen	Blase – Beckenboden
Blase – Austrittsdruck	Blase – Harnröhre
Flow + Druck	EMG + Druck
Flow ⟵ Abdomen / Blase / Harnröhre	Beckenboden – Harnröhre / Beckenboden – Blase
Röntgen + Druck (Kontrastmittel-Zystometrie)	*Röntgen + Flow* (Kontrastmittel-Flowmetrie)
	(Röntgen + Druck)

u. Mitarb., 1963; ABRAMSON u. Mitarb., 1966; MILLER, 1973; BOGASH, u. Mitarb., 1974; MADERSBACHER, 1976; PALMTAG, 1977). Grundparameter sind Druck- und Flußmessung, die durch das optische Röntgenbild des unteren Harntraktes ergänzt werden. Ein weiterer Grundparameter ist die gleichzeitige Registrierung der elektromyographischen Aktivität, z. B. des Beckenbodens. Zu unterscheiden sind Untersuchungsverfahren, die die Füllungs- oder die Entleerungsphase oder beides beurteilen lassen. Die Auswahl eines bestimmten kombinierten Untersuchungsverfahrens wird von der klinischen Fragestellung vorgegeben. Besonders häufig durchgeführte einfache Kombinationen sind die gleichzeitige Erfassung des Röntgenbildes in Ergänzung zu einem quantitativen Meßparameter. Andererseits können aus bestimmten Kombinationen von 2 oder mehreren Meßparametern rechnerisch ganz neue urodynamische Qualitäten bestimmt werden. So lassen sich z. B. aus der Relation von Blasendruck und Urinfluß Hinweise über den subvesikalen Abflußwiderstand gewinnen (Blasendruck oder Harnfluß). Die simultane Messung von Abdominal- und Blaseninnendruck erlaubt durch Differenzbildung eine Beurteilung darüber, ob der intravesikal gemessene Druck durch den Detrusormuskel selbst oder aber passiv durch den Druck im Bauchraum aufgebaut wurde. Findet sich parallel zu einer Druckerhöhung in der Blase unter der Miktion eine gesteigerte elektromyographische Aktivität im Beckenbodenbereich, so ist dies Ausdruck einer sog. *Detrusor-Sphinkter-Dyssynergie* und kann bei Patienten mit einer kompletten supranukleären Läsion gefunden werden, also bei einer Lähmung, die oberhalb des sog. sakralen Miktionszentrums lokalisiert ist. Man kann diese gestörte Koordination (Blasendruckerhöhung bei gleichzeitiger Kontraktion des Beckenbodens) aber auch im Röntgenbild in Ergänzung zur simultanen Druckmessung sehen. Deshalb bietet sich bei einer bekannten supranukleären Läsion als urodynamische Untersuchung entweder die kombinierte Messung von Zystometrie und videographischer Miktions-Zysto-Urethrographie an, oder aber die Kombination von Zystometrie und Beckenboden-Elektromyographie (ABRAMSON u. Mitarb., 1966; BRADLEY u. Mitarb., 1976).

III. Untersuchungsablauf

Das diagnostische Vorgehen und der Untersuchungsablauf richten sich im wesentlichen danach, ob bereits bekannt ist oder zumindest mit großer Wahrscheinlichkeit angenommen werden kann, daß eine neurogene Störung vorliegt oder ob die Diagnose erst eine solche ausschließen bzw. nachweisen soll (Tabelle 3) (MADERSBACHER, 1977; PALMTAG, 1977). Da bei rückenmarkverletzten Patienten doch mit großer Wahrscheinlichkeit davon ausgegangen werden kann, daß eine neurogene Störung im Bereich des unteren Harntraktes vorliegt, unterscheidet sich der Untersuchungsablauf wesentlich von allen anderen Lähmungserscheinungen, die meist inkomplette neurogene Schädigungen aufweisen und aus diesem Grunde einen we-

Tabelle 3. Urologische Funktionsdiagnostik (neurogene Störungen des unteren Harntraktes)

Minimalprogramm (bei Erstuntersuchung)
Anamnese
Klinische Untersuchung – neuro-urologischer Status
Urinstatus
Röntgenuntersuchung: Ausscheidungsurographie
 – Miktions-Zysto-Urethrographie
Uroflowmetrie/Restharn
Zystometrie

Bei anhaltendem Verdacht bzw. Bestätigung einer neurogenen Störung
→ Klassifikation
→ Stadieneinteilung
Kombinierte urodynamische Untersuchungsverfahren
(Druck-, Fluß-, Röntgen- evtl. EMG)
Provokationsteste, Pharmako- urodynamische Untersuchungen

Ergänzend
Neurologischer Status
Klärung der Ätiologie (Grundleiden)

sentlich größeren diagnostischen Aufwand erforderlich machen, sowohl hinsichtlich der Klassifikation als auch der klinischen Stadieneinteilung.

IV. Urologische Untersuchung

1. Anamnese

Eine spezifische Anamnese (Tabelle 4) muß jeder Untersuchung vorausgehen, denn die urodynamische Untersuchung ergänzt nur den gesamt-klinischen Befund. Eine gezielte Anamnese kann sowohl dem Untersucher die Interpretation der gemessenen Befunde wesentlich erleichtern, andererseits dem Patienten unnötige Untersuchungen ersparen. Ganz allgemein kann eine neurogene Störung im Bereich des unteren Harntraktes symptomatisch eine Störung der Urinspeicherung oder der Urinentleerung hervorrufen. Diese Symptomatik haben aber alle Formen einer Blasenfunktionsstörung gleichsam an sich und ist keinesfalls eine spezifische Komponente neurogener Schädigungen des unteren Harntraktes (BORS u. COMARR, 1971; PALMTAG, 1976 u. 1977; MADERSBACHER, 1977). Die Erhebung der Krankengeschichte sollte stets Fragen nach der Sexual- und Darmfunktion, nach anderen Begleitstörungen (vegetative, motorische) und nach sozialen Umständen beinhalten. Bei einem Rückenmarkverletzten ist zusätzlich die Art und Dauer der Lähmung und die bisherige Vorbehandlung einschließlich der durchgemachten Komplikationen festzuhalten. Ergänzend sollten Fragen nach sensiblen Empfindungen in der Peripherie und speziell bei der Blasenfüllung und Miktion, bei der Defäkation und auf sexuellem Gebiet das anamnestische Gesamtbild abrunden. Erst nach diesem umfassenden Fragenkatalog setzt die eigentliche Untersuchung ein.

Tabelle 4. Anamnese bei neurogenen Störungen des unteren Harntraktes

1. Genese der Störung:	Vorerkrankungen, Voroperationen, Vorbehandlung. Medikamente besonders neuro- oder psychotrope, neurotoxische.
2. Urinentleerung:	Modus, Volumen, Frequenz, sensible Empfindungen.
3. Urinspeicherung:	Kontinenz – Inkontinenz, Urinal, Einlagen, Dekubitus.
4. Sexualfunktion:	Erektion, Ejakulation, Orgasmus, Vita sexualis.
5. Darmfunktion:	Obstipation, Diarrhoe, Kontinenz.
6. Vegetative Begleitstörungen:	Kreislauf, Blutdruck, Schwitzen, autonome Dysreflexie.
7. Motorik:	Ungestörter Gang, Gehen mit Stütze, Rollstuhl, periphere Spastik.
8. Soziales:	Beruf, Privat.

V. Klinische Untersuchung

Eine neurologische Befunderhebung kann dem Urologen nicht abverlangt werden, trotzdem sind auch von ihm die einfachen neurologischen Untersuchungen zur Überprüfung der Sakralreflexe durchführbar. Der Stich mit einer Nadel in die Haut der Analregion, der Glans penis oder des Skrotums sowie im Bereiche des Kreuzbeines ist eine einfache Testung der Sensibilität. Die Rektaluntersuchung wird ergänzt durch die Prüfung des Sphinktertonus und Prüfung der Fähigkeit einer willentlichen Sphinkterkontraktion. Verspürt der Patient die Nadelstiche und zeigt die Fähigkeit, den Sphinkter ani zu kontrahieren – bei annähernd normalem Sphinktertonus –, so sinkt die Wahrscheinlichkeit der Existenz einer neurogenen Störung. Weitere Reflexprüfungen können direkt ergänzend eingesetzt werden und zwar der Bulbocavernosusreflex und der Hustenreflex.

1. Bulbocavernosusreflex

Der Untersuchungsfinger wird langsam in das Rektum eingeführt und in Abständen die Glans penis oder die Klitoris fest gedrückt. Über diese

Maßnahme ist der Patient vorher zu unterrichten. Bei intaktem Reflex schließt sich der Sphincter externus des Rektums um den untersuchenden Finger (BORS u. COMARR, 1971). Der Bulbocavernosusreflex läuft über die Segmente L 5 – S 5.

2. Hustenreflex

Der eingelegte Untersuchungsfinger beurteilt wiederum die Kontraktion des Beckenbodens bzw. des Sphinkters bei tiefem Einatmen oder Hustenstößen. Dieser Reflex läuft über die Segmente T 6 – L 1.
Diese beiden Reflexprüfungen erlauben folgende Schlüsse:
Wenn der innere Pudendalnerv intakt ist, so gilt dies mit großer Wahrscheinlichkeit auch für den sakralen Reflexbogen und für das sakrale Miktionszentrum S 2 – S 4. Läßt sich der Bulbocavernosusreflex auslösen oder ist sogar spastisch auszulösen, so handelt es sich im Falle einer Rückenmarkverletzung um eine Läsion, die oberhalb von S 2 – S 4 angenommen werden kann. Der nicht auslösbare Reflex ist nicht beweisend für eine Schädigung des unteren Neurons, da er auch bei gesunden Personen in etwa 30% aller Fälle nicht auslösbar ist (BORS u. COMARR, 1971). In Verbindung mit einem schlaffen Sphinktertonus, mit fehlender Sensibilität und anderen neurogenen Ausfällen, wird jedoch die neurogene Störung des unteren Neurons wahrscheinlicher.
Vor Beginn der urodynamischen Untersuchung muß das Ergebnis der urologischen Gesamtuntersuchung vorliegen, d. h. auch Urinbefund und Ausscheidungsurographie. Ergänzend sind bei bekannter neurogener Störung mehrfache Restharnbestimmungen (3–5fach) unter häuslichen Bedingungen durchzuführen und auch diese Werte müssen zur urodynamischen Untersuchung vorliegen (Tabelle 3). Dies ist deshalb notwendig, da es sich gezeigt hat, daß der unter Untersuchungsbedingungen bestimmte Restharnwert nicht verwertbar ist und außerdem Restharnwerte auch unter häuslichen Bedingungen starke Schwankungen zeigen. Das diagnostische Prozedere ist für den Fall, daß die neurogene Störung bereits bekannt ist, unterschiedlich gegenüber Patienten, bei denen eine Störung erstmals erkannt oder ausgeschlossen werden soll. Bei ihnen empfiehlt es sich nämlich, zuerst eine Uroflowmetrie als Screening-Methode einzusetzen. Dazu ergänzend die Bestimmung der Blasenkapazität und wiederum des Restharns. Aus der Relation Restharn : Miktionsvolumen + Restharn kann der sog. *Restharnquotient* errechnet werden.

Man spricht bei einer neurogenen Störung von einer ausgeglichenen Blasenentleerung, wenn der Restharn unter 20% der maximalen Blasenkapazität liegt (BORS u. COMARR, 1971). Die eigentliche Klassifikation der Störung verlangt dann eine zystometrische Untersuchung und bei komplizierten, insbesondere inkompletten neurogenen Störungen, ein urodynamisches Kombinationsverfahren.

Häufig werden diese Verfahren zusätzlich durch Provokationsteste (Eiswassertest, Husten, Pressen, Lageänderung, suprapubisches Klopfen) oder durch pharmako-urodynamische Untersuchungen (Hypersensibilitätstest, Scopolamin-Test) ergänzt. Der Hypersensibilitätstest und der Eiswassertest sind aber die einzigen, die ausreichend standardisiert sind und zur klinisch-diagnostischen Abklärung etwas beitragen können. Ganz allgemein können selbstverständlich aber sowohl α- und β-stimulierende als auch α- und β-blockierende, sowie anti- und cholinerge Substanzen, außerdem alle psycho- und neurotropen Medikamente in ihrer funktionellen Wirksamkeit getestet werden. Dies hat allerdings mehr Bedeutung für die spätere Therapie als für die Diagnostik selbst.

VI. Hypersensibilitätstest
nach LAPIDES u. Mitarb. (1962)

Bei der Füllung der Blase mit 100 ml wird eine Ampulle Carbachol (2,5 mg) i. m. injiziert und die Druckregistrierung in der Blase in 10minütigen Abständen aufgenommen. Bei einer Denervierung der Blase sind innerhalb von 30–40 min. Drucksteigerungen von über 25 cm

H_2O zu registrieren, falls die Detrusormuskulatur nicht sekundär bereits soweit durch eine Fibrosierung oder Überdehnung geschädigt ist, daß eine myogene Reaktion nicht mehr stattfinden kann.

VII. Eiswassertest
nach BORS u. COMARR (1971)

Über einen transurethral eingelegten Katheter werden in kurzer Zeit 60–90 ml eisgekühlte Flüssigkeit (z. B. Kochsalz, Wasser, Kontrastmittel) in die Blase instilliert. Bei einer supranukleären Läsion kommt es durch diese Provokation zu einer reflektorischen Kontraktion des Detrusors mit folgender Ausstoßung des Katheters, einschließlich des größten Anteils der instillierten Flüssigkeit.

Im Anschluß an die Klassifikationsdiagnostik muß eine Beurteilung des klinischen Stadiums folgen. Hier ist vor allem nach urodynamisch feststellbaren Risikofaktoren zu suchen (Tabelle 5) und ergänzend bereits bestehende sekundäre Komplikationen festzuhalten (Tabelle 6).

Tabelle 5. Prognostische Risikofaktoren (neurogene Störung unterer Harntrakt)

Funktionelle Risikofaktoren
  Reflux in oberen Harntrakt
  Reflux in männliche Adnexe
  Restharn
  Aggressive Reflex-Detrusor-Aktivität
  Autonome Dysreflexie: ⟨ Kreislauf / Schweißsekretion

Morphologische Risikofaktoren
  Striktur
  Divertikel (Blase, Harnröhre)
  Pseudodivertikel
  Fistelbildung (Harnröhre, Prostata)
  Sphinktersklerose, – Hypertrophie (Blasenhals)

Tabelle 6. Sekundäre Komplikationen (neurogene Störung unterer Harntrakt)

Harnwegsinfekt ⟨ Niere (Pyelonephritis) / Blase (Zystitis) / männliche Adnexe (Epididymitis, Prostatitis)
Abflußstörung oberer Harntrakt (Hydronephrose, Hydroureter)
Steinbildung (Harntrakt, Prostata)
Urosepsis
Niereninsuffizienz

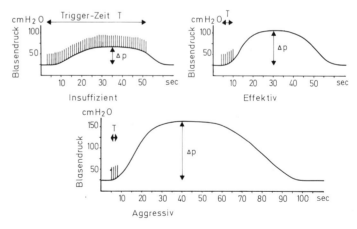

Abb. 8. Schematische Darstellung verschiedener Reaktionstypen bei supranukleärer neurogener Blasenstörung. Die Unterscheidung in eine insuffiziente Reaktion mit niedrigen intravesikalen Drucken, die relativ kurz anhalten, in einer geringen Spontanfrequenz auftreten und außerdem nur schlecht durch taktile Reize (z. B. suprapubisches Klopfen) auslösbar sind, im Gegensatz zu einer aggressiven Reaktion mit sehr hohen intravesikalen Drucken, die leicht auszulösen sind, eine relativ lange Druckdauer aufweisen, bei einer hohen Frequenz des spontanen Auftretens dieser Kontraktion, erscheint für die klinische Verlaufsbeobachtung und prognostische Einschätzung des unteren Harntraktes bei diesen Patienten von großer Bedeutung. Aus PALMTAG, H.: Praktische Urodynamik. Stuttgart: Fischer 1977

Prognostische Risikofaktoren (funktionelle, morphologische) lassen sich teilweise durch die Röntgendiagnostik, teilweise durch die zystometrische Untersuchung feststellen. So konnten bei supranukleären Läsionen verschiedene Drucktypen unterschieden werden (Abb. 8). Patienten mit einer sog. aggressiven reflektorischen Reaktionsform des Detrusors können selbst bei ausgeglichener Blasenentleerung eine Abflußstörung aus dem oberen Harntrakt entwickeln, da dieser die hohen intravesikalen Blasendrucke, die dazu noch mit einer gesteigerten Spontanfrequenz und langanhaltend auftreten, funktionell nicht kompensieren kann. Parallel zu den hohen Detrusordrucken findet sich in einem hohen Prozentsatz auch eine gesteigerte Detrusor-Sphinkter-Dyssynergie, so daß die therapeutischen Maßnahmen primär auf die Detrusor-Sphinkter-Dyssynergie Einfluß nehmen müssen und die aggressive Reflex-Detrusor-Aktivität sich dadurch sekundär bessert (HEERING u. Mitarb., 1977).

VIII. Indikation und Notwendigkeit zu einer urologischen Funktionsdiagnostik bei neurogenen Störungen des unteren Harntraktes

Die Indikation zu einer urologischen Funktionsdiagnostik ergibt sich ganz allgemein aus der Symptomatik einer Inkontinenz bis hin zu einer erschwerten Miktion oder Harnverhaltung im Falle der Dekompensation. Die Frage ist jedoch, läßt sich die teilweise recht aufwendige Diagnostik, insbesondere wenn es sich um Kombinationsverfahren handelt, bei Patienten mit einer neurogenen Störung des unteren Harntraktes vertreten?
Die manchmal proklamierte Therapie ex iuvantibus bei neurogenen Blasenstörungen, evtl. sogar als Kombinationstherapie mit verschiedenen Substanzen, erscheint fragwürdig, da die zum Einsatz kommenden Medikamente zwar mit einer Wirkung, stets aber auch mit einer unerwünschten Wirkung, oft sogar mit schweren Nebenwirkungen einhergehen, und dies bei einem ohnehin sehr schwierig zu behandelnden Patientengut.

Andererseits kann die heute durchführbare Funktionsdiagnostik präzise aufzeigen welche Funktionsstörung vorliegt und dementsprechend auch eine gezielte Therapie, sei es nun medikamentös, chirurgisch oder auch nur mittels einer Ermahnung zur gründlichen regelmäßigen Entleerung im Rahmen des Blasentrainings, einleiten. Sie ist deshalb bei rückenmarkverletzten Patienten nicht nur anwendbar, sondern eine echte Bereicherung der diagnostischen und damit therapeutischen Behandlung.

Literaturverzeichnis

ABRAMSON, A. S., ROUSSAN, M. S., D'ORONZIO, G.: Method for evaluating function of the neurogenic bladder. J. Am. med. Ass. *195*, 146–150 (1966).
ALLERT, JELASIC, F.: Diagnostik neurogener Blasenstörungen durch Elektromyographie. Stuttgart: Thieme 1974.
BOGASH, M., WOLGIN, W., KÜGLER, F., SADOUGHI, N.: Functional evaluation of voiding in patients with neurogenic bladder. J. Urol. *112*, 338–342 (1974).
BORS, E., COMARR, A. E.: Neurological Urology. Basel-New York: Karger 1971.
BRADLEY, W. E., TIMM, G. W., SCOTT, F. B.: Neurological investigation of urinary bladder dysfunction. In: Scientific foundations of Urology (D. J. Williams, ed.), vol. II, p. 71–75. London: Heinemann 1976.
CARDUS, D., QUESADA, E. M., SCOTT, F. B.: Studies on the dynamics of the bladder. J. Urol. *90*, 425–433 (1963).
COREY, E. L., BOYCE, W. H., VEST, S. A., FRENCH, C. R.: Elektropotential changes in human urinary bladder: A method of measurement. J. Appl. Physiol. *3*, 631–636 (1951).
DAVIDSON, A., MORALES, P., BECKER, M.: Micturition patterns in paraplegia: a cinefluorographic study. J. Urol. *96*, 189–193 (1966).
DIOKNO, A. C., KOFF, S. A., BENDER, L. F.: Periurethral striated muscle activity in neurogenic bladder dysfunction. J. Urol. *112*, 743–749 (1974).
EL BADAWI, A., SCHENK, E. A.: A new theory of the innervation of bladder musculature. Pat. 4: Innervation of the vesicourethral junction and external urethral sphincter. J. Urol. *111*, 613 (1974).
FRANKSSON, C., PETERSEN, I.: Electromyographic recording from the normal urinary bladder, internal urethral sphincter and ureter. Acta physiol. scand. *29*, Suppl. 106, 150–156 (1953).

FRIMODT-MOLLER, C.: A new method for quantitative evaluation of bladder sensibility. Scand. J. Urol. Nephrol. *6*, Suppl. 15, 135 (1972).

HACHEN, H. J., KRUCKER, V.: Clinical and laboratory assessment of the efficacy of Baclofen (Lioresal®) on urethral sphincter spasticity in patients with traumatic paraplegia. Eur. Urol. *3*, 237–240 (1977).

HACHEN, H. J.: Sexual Impotence: A complication of external sphincterotomy. Urol. int.: *32*, 336–347 (1977).

HALD, T.: Clinical staging of neurogenic bladder dysfunction. Scand. J. Urol. Nephrol. *6*, Suppl. 15, 129–133 (1972).

HEERING, H., PALMTAG, H., PAESLACK, V.: The significance of bladder capacity under aspect of continence and micturition in neurogenic bladder dysfunction. 7. Ann. Meet. ICS-Portoroz 1977 (in Druck: Urol. int.).

HEIDLER, H.: Das subvesikale Hindernis bei der Myelomeningozele. Act. urol. *8*, 313–318 (1977).

ICI-Standardising Committee: First Report on the Standardisation of Terminology of lower urinary tract: Urologe A *15*, 93–96 (1976).

Second Report on the Standardisation of Terminology of lower urinary tract: Brit. J. Urol. *49*, 207–210 (1977).

First and second combined. Urology *9*, 237–241 (1977).

JONAS, U., TANAGHO, E. A.: Studies on vesicourethral reflexes: 1. Urethral sphincteric reponses to detrusor stretch. Invest. Urol. *12*, 357 (1975).

LAPIDES, J., FRIEND, C. R., AJEMIAN, E. P., RENS, W. S.: Denervation supersensitivity as a test for neurogenic bladder. Surg. Gynec. Obstet. *114*, 241 (1962).

MADERSBACHER, H.: Die neurogen gestörte Harnröhre. Urologe A *15*, 1–12 (1976).

MADERSBACHER, H.: Harninkontinenz – ein neurologisches Symptom. Urologe B *17*, 90–95 (1977).

MILLER, E. R.: Studies of mechanisms of continence, incontinence and voiding. In: Urodynamics (W. LUTZEYER, H. MELCHIOR, eds.), p. 204–214. Berlin-Heidelberg-New York: Springer 1973.

MURPHY, J. J., SCHOENBERG, H. W., TRISTAN, T. A.: Analysis of neurogenic dysfunction of the lower urinary tract. Brit. J. Urol. *33*, 410–414 (1961).

PALMTAG, H.: Neurogene Blasenstörungen nach großen operativen Eingriffen im kleinen Becken. Verh. Ber. dtsch. Ges. Urol., S. 504–507, Innsbruck 1976.

PALMTAG, H.: Praktische Urodynamik. Stuttgart-New York: Fischer 1977.

PALMTAG, H., HEERING, H.: Signs of compensation and decompensation in bladder outlet obstruction. Urol. int. *33*, 53–59 (1978).

RAEZER, D. M., WEIN, A. J., JACOBOWITZ, D., CORRIERE, J. N.: Autonomic innervation of canine urinary bladder. Urology *2*, 211 (1973).

ROSSIER, A. B., OTT, R., ROUSSAN, M. S.: Urinary manometry in patients with spinal cord injury: neurourological considerations in the rehabilitation of acute and chronic neurogenic bladder. Arch. Phys. Med. Rehabil. *56*, 187–194 (1975).

ROSSIER, A. B., OTT, R.: Bladder and urethral recordings in acute and chronic spinal cord injury patients. Urol. int. *31*, 49–59 (1976).

STOCKAMP, K.: Alpha-Rezeptorenblocker und Harnblasendysfunktion. Stuttgart: Schattauer 1976.

TULLOCH, A. G. S., ROSSIER, A. B.: Intraurethral pressure response to the mucosal application of neuropharmacologic agent. Urol. int. *31*, 165–170 (1976).

THOMAS, D. G.: The urinary tract following spinal cord injury. In: Scientific foundations of Urology (D. J. Williams ed.), vol. II, p. 59–71. London: Heinemann 1976.

VORIS, H. C., LANDES, H. E.: Cystometric studies in cases of neurologic disease. Arch. Neurol. Psychiat. *44*, 118–39 (1940).

ZINNER, N. R., RITTER, R. C., STERLING, A. M.: The mechanism of micturition. In: Scientific foundations of Urology (D. J. Williams, ed.), vol. II, p. 39–51. London: Heinemann 1976.

Funktionsdiagnostik des oberen Harntraktes

K. Möhring

Bei der Betreuung rückenmarkverletzter Patienten kommt der Erhaltung der verschiedenen Partialfunktionen der Niere im Hinblick auf die Lebenserwartung entscheidende Bedeutung zu (Donelly u. Mitarb., 1972).
Anläßlich des initialen Traumas akut auftretende renale Funktionsverluste müssen durch geeignete Funktionsprüfungen sofort erkannt werden. Im chronischen Stadium nach Querschnittverletzung sollen spezielle Untersuchungsmethoden der Niere und des Urotraktes gezielt eingesetzt werden, um die dem oberen Harntrakt infolge gestörter Urodynamik drohenden Komplikationen in Form von Verlusten an funktionsfähigem Nierenparenchym frühzeitig erfassen und verhindern zu können.
Solche wiederholt angewandten diagnostischen Maßnahmen müssen sowohl dem Patienten als auch dem Träger von Versorgungseinrichtungen zumutbar sein.
Sicher wären neben der Bestimmung spezieller Nierenpartialfunktionen – z. B. glomeruläre Filtrationsrate (GFR), effektiver renaler Plasmafluß (ERPF) – auch direkte Messungen urodynamischer Parameter des oberen Harntraktes sinnvoll. Die infolge des Querschnittsyndroms gestörte Urodynamik des unteren Harntraktes beeinträchtigt nämlich in der Regel früher oder später den Harntransport aus Nierenbecken und Harnleitern (Butler u. Mitarb., 1971); durch einen postrenalen Harnstau werden dann Produktion, Konzentrierung und Zusammensetzung des Harnes wesentlich beeinträchtigt (Albrecht u. Eigler, 1973). Niere und nachgeordneter oberer Harntrakt funktionieren gewissermaßen als übergeordnete urodynamische Einheit, wobei eine normale Druck-Fluß-Beziehung des Primärharnes im Tubuluslumen die ungestörte glomeruläre Filtration ermöglicht. Solange aber gefahrlose direkte Methoden zur urodynamischen Diagnostik des oberen Harntraktes fehlen, werden postrenale Harnabflußstörungen nur an ihren indirekten Rückwirkungen auf die Morphologie und Dynamik des oberen Harntraktes mittels radiologischer Untersuchungsmethoden, nachfolgend intrarenale an ihren Auswirkungen auf die Nierenfunktion selbst mittels nephrologischer bzw. nuklearmedizinischer Untersuchungstechniken zu erkennen sein.
Im folgenden sollen die geläufigen Bewertungen der radiologischen Befunde unberücksichtigt bleiben und hauptsächlich auf die nephrologisch-nuklearmedizinische Funktionsdiagnostik eingegangen werden.
In der Regel gilt die wiederholte Bestimmung von Harnstoff und Kreatinin im Plasma als ausreichend für die fortlaufende Beurteilung der Nierenfunktion. Für eine genaue Verlaufsbeurteilung der Nierenfunktion sind diese blutchemischen Befunde allein nicht ausreichend; denn bei linearem Ausfall funktionierender Nephren kommt es nicht zu einem entsprechend linearen Anstieg der Konzentration harnpflichtiger Substanzen im Plasma. Die Beziehung ist vielmehr nach Art einer Hyperbel. Eine akute, schubweise oder mehr stetige Funktionseinbuße von etwa 50% der Norm ist nicht durch einen gleichwertigen linearen Anstieg der harnpflichtigen Substanzen gekennzeichnet (Abb. 1). Bis zum Erreichen eines Plasma-Kreatinins von ca. 1 mg/dl reicht demnach der hinsichtlich des Kreatinins diagnostisch stumme Bereich. Die Harnstoffkonzentration im Plasma ist zudem abhängig vom Eiweißmetabolismus, besonders von der täglichen Eiweißzufuhr.
Die Kreatininkonzentration im Plasma, ein wesentlich zuverlässigerer Parameter der Nieren-

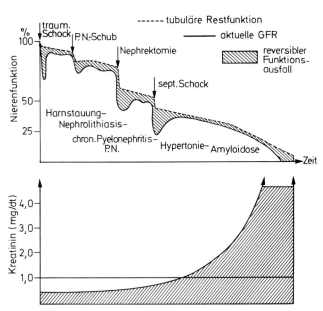

Abb. 1. Initial sowie im späteren Verlauf des Querschnittsyndroms eintretende renale Komplikationen führen zu schubweisen renalen Funktionsverlusten (oberer Teil der Abb.). Bei einer Verminderung der GFR bis auf ca. 50% der Norm bleibt das Plasmakreatinin weitgehend normal (»diagnostisch stummer Bereich«). Erst nach Verminderung der GFR unter 50% der Norm zeigt das Plasmakreatinin wegen des hyperbelförmigen Verlaufs der Kurve einen steilen Anstieg über den »Normalwert« von 1 mg/dl

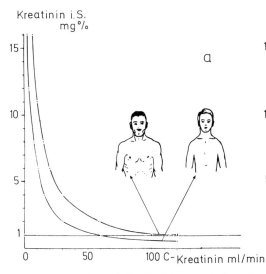
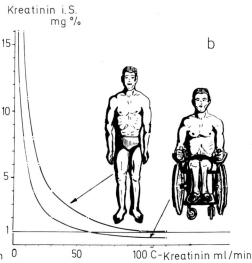

Abb. 2.a Mathematische Beziehung zwischen der Kreatininclearance (≙ GFR) und dem Plasmakreatinin. Der Abstand der hyperbelförmigen Kurven vom Nullpunkt zeigt die zusätzliche Abhängigkeit des Plasmakreatinins von der individuellen Muskelmasse; **b** nach Querschnittsläsion verhält sich der Patient wie ein muskelschwaches Individuum, so daß die Reduktion der Kreatininclearance (≙ GFR) im »diagnostisch stummen Bereich« nicht durch einen deutlichen Anstieg des Plasmakreatinins manifest wird

funktion, hängt ihrerseits aber von der Muskelmasse bzw. vom Muskelstoffwechsel ab. Bei unterschiedlich muskulösen Patienten können trotz normaler GFR die Plasmakreatininspiegel um 100% differieren (Abb. 2a u. b). Der für eine normale Nierenfunktion angenommene Grenzwert von 1 mg/dl stellt demnach nur den für ein größeres Kollektiv repräsentativen Mittelwert mit starken individuellen Abweichungen dar. Gemessen an diesem »Normalwert« weisen muskelschwache Individuen mit primär niedrigem Plasmakreatinin nach plötzlicher oder allmählicher renaler Funktionseinbuße noch keinen »pathologischen« Kreatininspiegel auf. Bei muskulösen Patienten dagegen kann das erhöhte Plasmakreatinin bereits eine beginnende Niereninsuffizienz signalisieren (Abb. 2a). Nach der Rückenmarksläsion mit akuter Reduktion der aktivierbaren Muskelmasse verhält sich der gelähmte Patient wie der muskelschwache; eine akute durch Schock oder zusätzliche Harnstauung bedingte Niereninsuffizienz wird bei alleiniger Berücksichtigung des Kreatininspiegels übersehen (Abb. 2b).

Zur Beurteilung der für die exkretorischen Nierenfunktion maßgeblichen GFR ist schon in der akuten Phase nach Querschnittsläsion die anfangs tägliche, später wiederholte Bestimmung der endogenen Kreatininclearance unerläßlich. Wegen des aus anderen Gründen erforderlichen intermittierenden Katheterismus ist sie ohne größeren Aufwand als Mehrstunden- bzw. 24-Std-Kreatininclearance durchführbar. Durch Katheterismus ist die Bestimmung des Harn-Zeitvolumens und mittels Autoanalyser die standardisierte Messung des Kreatinins in Serum und Harn methodisch einwandfrei möglich, die Korrelation der endogenen Kreatinin-Clearance zur GFR für klinische Belange ausreichend gut (DEETGEN, 1973).

Die Kreatinin-Clearance läßt darüber hinaus am besten erkennen, inwieweit zusätzliche extrarenale Faktoren wie Schock, Fehlbilanzierung, intravasale Gerinnung, Hämolyse etc. die Nierenleistung funktionell, d. h. reversibel beeinträchtigen oder inwieweit eine Erholung in der Reparationsphase nach akuter Niereninsuffizienz fortschreitet. Aus dem Verhalten der Kreatinin-Clearance vor und unter der Therapie ergeben sich demnach zusätzliche wichtige Hinweise für einzuschlagende prophylaktische und therapeutische Maßnahmen (SCHÜLER u. Mitarb., 1974; MÖHRING u. Mitarb., 1974). Auch während der chronischen Phase der Erkrankung ist beim Auftreten von Komplikationen, wie rezidivierende Pyelonephritiden, progressive Harnstauung, Nephrolithiasis, Sepsis oder vor und nach operativen Eingriffen am Urotrakt wegen des diagnostisch stummen Bereichs für das Plasmakreatinin die Bestimmung der endogenen Kreatinin-Clearance vorzuziehen.

Nur wenn während späterer Verlaufskontrollen Muskelmasse und Stoffwechsel konstant bleiben und die GFR bereits unter 50% der Norm abgefallen ist, zeigt die Änderung des Plasmakreatinins die gegensinnige Änderung der aktuellen GFR an (Abb. 1, 2a u. b).

Es besteht kein Zweifel, daß die Darstellung des oberen Harntraktes am besten mittels der Urographie gelingt. Funktionelle oder organische Entleerungsstörungen lassen sich jedoch nur mittelbar an Hand urographischer Befunde diagnostizieren. Auch die fluoroskopische Untersuchung der Nierenbecken-/Ureterperistaltik bleibt letztlich orientierend deskriptiv.

Eine wesentliche Ergänzung der radiologischen Untersuchungsmethoden bringen nuklearmedizinische Techniken, die semi-quantitative Informationen über die Exkretion renaler Clearancesubstanzen bzw. den postrenalen Harntransport mittels geeigneter Registrierungsverfahren und Kurvenanalysen ergeben (z. WINKEL, 1964).

Die technisch einfache Isotopennephrographie unter Verwendung von glomerulär filtrierter und zusätzlich tubulär sezernierter ^{131}J-Orthojodhippursäure (^{131}J-OJH), die bereits Mitte der 50iger Jahre eingeführt wurde, läßt das Ausmaß einer ein- oder doppelseitigen, intermittierenden oder konstanten Harntransportstörung genauer erkennen und dokumentieren, als dies mittels einer Serie i. v.-urographischer Bilder oder fluoroskopischer Befunde möglich ist. Sie sollte deshalb häufiger in Kombination mit der i. v.-Urographie oder an ihrer Stelle bei einer Verlaufskontrolle eingesetzt werden.

Die Einstellung der Sonden auf jede der beiden

Nieren kann beim sitzenden Rückenmarkverletzten über die üblicherweise strahlendurchlässige Rückenlehne des Rollstuhls erfolgen, so daß spezielle Lagerungsprobleme entfallen (Abb. 3). Bei nachgeschalteter digitaler Auswertung lassen sich im Seitenvergleich semiquantitative Aussagen machen. In Kombination mit einem globalen Clearanceverfahren (Kreatinin- oder Isotopenclearance) läßt sich aus dem Anstieg der Initialphase auch der Einzelbeitrag jeder der beiden Nieren an der Globalclearance abschätzen (OBERHAUSEN u. Mitarb., 1968; PIXBERG u. Mitarb., 1971).

Wesentlich größer wird der methodisch technische Aufwand zur Beurteilung intra- und postrenaler Exkretionsstörungen bei Verwendung von ^{131}J-OJH in Kombination mit einer Szintillationskamera (z. WINKEL, 1964).

Bei der ^{131}J-OJH-Funktionsszintigraphie ergeben sich aber durch die Verwendung eines groß dimensionierten Kameradetektors bzw. Vorinjektion nierenaffiner Substanzen Vorteile gegenüber der klassischen Isotopennephrographie bei der Einstellung des Detektors auf beide Nieren. Zusätzliche Möglichkeiten der elektronischen Auswertung gestatten eine genauere Erfassung der Daten zur Beurteilung des Einzelbeitrages jeder der beiden Nieren an der Globalfunktion. Auch im Hinblick auf die Differenzierung intra- und postrenaler Abflußstörungen ist die Funktionsszintigraphie der Isotopennephrographie überlegen (LANGE u. Mitarb., 1975).

Der gleichzeitige Einsatz zweier unterschiedlich markierter renaler Clearancesubstanzen (MÖHRING u. Mitarb., 1973) von denen eine nur glomerulär filtriert, die andere zusätzlich tubulär ausgeschieden wird, ermöglicht eine noch subti-

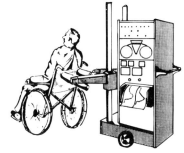

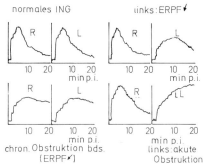

Abb. 3. Durchführung der Isotopennephrographie (ING) beim im Rollstuhl sitzenden Rückenmarkverletzten. Normale ING-Kurven sowie solche bei ein- oder doppelseitigen intra- und postrenalen Funktionsstörungen sind im unteren Teil der Abb. dargestellt

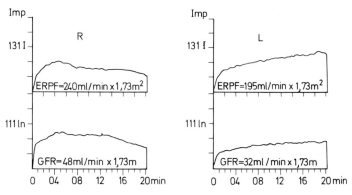

Abb. 4. Doppelisotopen-Funktionskurven mit seitengetrennt bestimmten Werten für GFR und ERPF. Während die Clearancewerte rechts eine Einschränkung um ca. 20% erkennen lassen, besteht links eine deutliche Funktionsminderung bei postrenalem Harnstau; die ^{131}J-OJH- und ^{111}In-DTPA-Funktionskurven verlaufen entsprechend beide ansteigend parallel

45

lere Beurteilung der postrenalen Abflußverhältnisse und ihrer Rückwirkung auf die Nierenfunktion.

Kann mittels der ^{131}-J-OJH-Funktionsszintigraphie eine intratubuläre Funktionsstörung, z. B. infolge einer Pyelonephritis, nicht von einer postrenalen Abflußstörung unterschieden werden, so gelingt das mit gleichzeitiger Applikation von ^{111}In-DTPA, das nur glomerulär filtriert, und ^{131}J-OJH, die zusätzlich tubulär sezerniert wird. Verlaufen beide Funktionskurven ansteigend parallel, so handelt es sich mit Sicherheit um eine postrenale Abflußstörung (Abb. 4). Bei normalem Verlauf der glomerulären Funktionskurve (^{111}In-DTPA) und gleichzeitig ansteigender Kurve der ^{131}J-OJH muß jedoch eine isolierte tubuläre Sekretionsstörung im Gefolge tubulärer Schäden (akute tubuläre Nekrose, akute Pyelonephritis) angenommen werden.

Die Doppelisotopen-Funktionsszintigraphie kann mit einer nachfolgenden globalen Radioisotopenclearance-Methode kombiniert sowohl zur simultanen als auch zur seitengetrennten Bestimmung der GFR und des ERPF erweitert werden (MÖHRING u. Mitarb., 1974).

Die Methode der Infusionsclearance von ^{111}In-DTPA und ^{131}J-OJH ergibt Werte, die der klassischen Inulin- bzw. der PAH-Clearance entsprechen; die Filtratfraktion (GFR:ERPF) beträgt im Normalfall 0.2 (Abb. 5). Ist die GFR im Verhältnis zum ERPF überproportional reduziert, d. h. auf weniger als $^1/_3$ des gleichzeitig gemessenen ERPF-Wertes eingeschränkt, so zeigt dies die funktionelle Reserve an (s. Abb. 1). Bei diesem Befund ist im Gefolge einer schubweise verlaufenden Nephropathie mit einer weiteren Verbesserung der GFR zu rechnen, wenn geeignete therapeutische Maßnahmen ergriffen werden. Im Falle der Erholung wird die vormals überproportional reduzierte GFR etwa wieder die Relation der Filtratfraktion zum ERPF einnehmen.

Die Doppelclearance mit simultaner Bestimmung von GFR und ERPF hat bei dieser Interpretation nicht nur differentialdiagnostische, sondern ggf. auch differentialtherapeutische Wertigkeit. Bei der Frage nach der Erhaltungswürdigkeit einseitig erkrankter Nieren läßt diese Methode die funktionelle Reserve des Einzelorgans oder Teile desselben genau erfassen. Ein i. v.-urographisch stummes Organ oder Teile desselben können funktionsdiagnostisch noch relevante Restfunktionen erkennen lassen, so daß Organ-erhaltende Eingriffe schon präoperativ sinnvoll erscheinen (MÖHRING u. Mitarb., 1974).

Bei der Betreuung rückenmarkverletzter Patienten haben urodynamische, z. T. aufwendige Methoden zur Funktionsdiagnostik des unteren

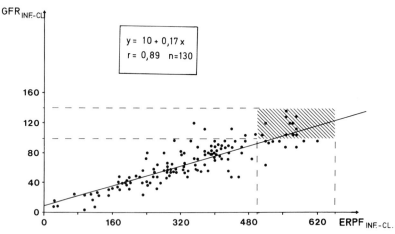

Abb. 5. Beziehung zwischen ^{111}In-DTPA-Infusionsclearance (GFR) und dem simultan mittels ^{131}J-OJH gemessenen ERPF. Die bei 130 Patienten gemessenen Werte entsprechen der klassischen Inulin- bzw. PAH-Clearance; die Filtratfraktion beträgt im Normalfall 0,2

Harntraktes zunehmend an Bedeutung gewonnen (PALMTAG, 1978). Nur durch sie lassen sich Art und langfristige Auswirkung gestörter Parameter der Harnentleerung quantitativ erfassen und verbindliche Schlüsse hinsichtlich der Therapie und Prognose ziehen. Ähnlich invasive Untersuchungsverfahren können für die urodynamische Funktionsbeurteilung des oberen Harntraktes wegen der zu erwartenden infektiösen Komplikationen nicht angewandt werden.

Jedoch ergeben sich aus der sinvollen, z. T. wiederholten Anwendung radiologischer und nuklearmedizinischer Untersuchungen in Kombination mit Clearancebestimmungen (Kreatininclearance, Isotopenclearance für GFR und ERPF) rechtzeitige und differenzierte Hinweise auf postrenale Harnabflußstörungen bzw. ihre Rückwirkungen auf spezielle Parameter der Nierenfunktion. Es ist zu wünschen, daß auch diese z. T. komplexen Untersuchungsmethoden nicht nur bei klinischer Indikation, sondern auch bei Querschnittverletzten im Sinne der Vorfelddiagnostik breitere Anwendung finden. Der diagnostische und finanzielle Mehraufwand kommt letztlich der Verminderung der Rate renaler Komplikationen und der Reduktion der Morbiditäts- und Mortalitätsrate zugute.

Literaturverzeichnis

ALBRECHT, F., EIGLER, F. W.: Ableitende Harnwege. In: Klinische Pathophysiologie (Siegenthaler, Hrsg.), S. 851–854. Stuttgart: Thieme 1973.

BUTLER, E. D., FRIEDLAND JR., G. W., GOVAN, D. E.: A radiological study of the effect of elevated intravesical pressures on ureteral calibre and peristalsis in patient with neurogenic bladder dysfunction. Clin. Radiol. 22, 198 (1971).

DEETGEN, P.: Niere und ableitende Harnwege. Physiologische Grundlagen. In: Klinische Pathophysiologie (Siegenthaler, Hrsg.), S. 786. Stuttgart: Thieme 1973.

DONELLY, J., HACKLER, R. H., BUNTS, R. C.: Present urologic status of the world war II paraplegic: 25-year follow-up. Comparison with status of the 20 year korean war paraplegic and 5-year Vietnam paraplegic. J. Urol. 108, 558 (1972).

LANGE, S., NAGEL, R., ZUM WINKEL, K., LANGE, J., NEWIGER, Th.: Classification of impaired renal evacuation by sequential szintigraphy. In: Radionuclides in Nephrology. Proc. III rd Intern. Symp. Berlin 1974 (K. zum Winkel, M. Donald Blaufox, J.-L. Funck-Brentano, Hrsg.), S. 97–101. Stuttgart: Thieme 1975.

MÖHRING, K., SCHÜLER, H. W., STÖHRER, M.: Die antibiotische Therapie bei Niereninsuffizienz. Prakt. Anästh. 9, 16–23 (1974).

MÖHRING, K., RÖHL, L., CLORIUS, J., SINN, H.: Nierenfunktionsszintigraphie und simultane seitengetrennte Clearance-Diagnostik, eine Entscheidungshilfe für den Urologen. Verhandlungsbericht Dtsch. Ges. Urol., 25. Tagung 1973, S. 192–198. Berlin-Heidelberg-New York: Springer 1974.

OBERHAUSEN, E., ROMAHN, A.: Bestimmung der Nierenclearance durch externe Gammastrahlenmessung. 5. Jahrestagung der Ges. f. Nuklearmedizin, Wien 1967 Radionuklide in Kreislaufforschung und Kreislaufdiagnostik (Höffler, Hrsg.), S. 323. Stuttgart: Schattauer 1968.

PALMTAG, H.: Funktionsdiagnostik des unteren Harntraktes. Murnau 1978.

PIXBERG, H. U., BAHLMANN, J., KLUGE, R.: Katheterlose Bestimmung der seitengetrennten Nierendurchblutung. Med. Klin. 66, 1015 (1971).

SCHÜLER, H. W., MÖHRING, K., ASBACH, H. W.: Prophylaxe und Therapie des akuten Nierenversagens bei chirurgischen Patienten. Prakt. Anästh. 9, 294–305 (1974).

Z. WINKEL, K.: Nierendiagnostik mit Radioisotopen. Stuttgart: Thieme 1964.

Der urodynamische Meßplatz

H. Burgdörfer und M. Stöhrer

Bei den meisten Rückenmarkverletzten finden sich neurogene Blasenentleerungsstörungen. Nur bei wenigen inkompletten Lähmungsbildern bleibt die Funktion des unteren Harntraktes unberührt oder kehrt frühzeitig und vollständig wieder. In anderen Fällen bleibt bei kaum noch sichtbarer äußerer Behinderung die Blasenlähmung als einzig belastende Unfallfolge zurück.
Unabhängig vom Ausmaß des somatischen Lähmungsbildes kann die neurogene Blasenstörung zu einer ausgeglichenen (weil kompensierten) oder zu einer unausgeglichenen Entleerung führen. Klinische Zeichen der dekompensierten Entleerung können sein: persistierender oder nach antibiotischer Behandlung rasch rezidivierender Harnwegsinfekt, hohe Restharnmengen mit erhöhtem Kraftaufwand bei den Formen der passiven Blasenentleerung (Credé, Bauchpresse), auffallend langer Zeitaufwand bei den Reflexentleerungen durch Triggern (sog. Blasentraining), oder die Unmöglichkeit, nach beendeter spinaler Schockphase überhaupt eine Blasenentleerung herbeizuführen. Die Ursachen der unausgeglichenen Blasenentleerung können höchst verschieden sein, sie müssen wegen ihrer unterschiedlichen therapeutischen Konsequenzen stets ermittelt werden (Stöhrer u. Mitarb., 1978).
So kann bei fehlender oder unzureichender Miktion die mangelnde intravesikale Drucksteigerung durch Hypoaktivität des Detrusors, Volumenverschiebungen in Divertikel oder durch Reflux, sowie durch somatosensible Störungen der Triggerzone bedingt sein. Oder es wird durch Erhöhung des Blasenauslaßwiderstandes mit seinen vielfältigen Ursachen die Druck-Fluß-Relation ungünstig beeinflußt.
Daher müssen alle Rückenmarkverletzten mit unausgeglichener Blasenentleerung einer eingehenden urodynamischen Abklärung unterzogen werden. Weiterhin sollte man bei kompensierter Entleerung durch regelmäßige urodynamische Überwachung nach entscheidenden Funktionsstörungen suchen, bevor es zur Blasendekompensation gekommen ist (Burgdörfer u. Mitarb., 1977).
Wird eine urodynamische Abklärung erst vorgenommen, wenn irreversible Schäden am oberen Harntrakt (vesikoureterorenaler Reflux, Ektasie, Hydronephrose) sichtbar werden, sind wesentliche Chancen einer urologischen Rehabilitation bereits verpaßt.
Als Untersuchungsmethoden bieten sich die im Beitrag von Palmtag vorgestellten Kombinationsverfahren an. Dabei hat sich die Kontrastmittelzystometrie mit nachfolgender Miktionszysturethrographie unter Fernseh-Bildwandlerkontrolle bei simultaner Aufzeichnung von Blasendruck, Rektumdruck und Differenzdruck bewährt. Die gleichzeitige Aufzeichnung des Miktiogramms (Urinfluß und -volumen) erlaubt die quantitative Aussage über Blasenauslaßwiderstand und intravesikalen Öffnungsdruck. Provokationstests und Beckenboden- bzw. Sphincter-EMG geben in vielen Fällen zusätzliche Informationen.
Die speziellen Bedürfnisse des jeweiligen Krankengutes können Änderungen und Ergänzungen der Ausstattung erforderlich machen.
Unser Meßplatz (Abb. 1 und 2) besteht aus mehreren Funktionseinheiten, die auch jede für sich benutzt werden können. Sie sollen nacheinander erläutert werden.
Kernstück der Anlage ist ein Röntgenuntersuchungstisch (BF-Tisch), dessen Tischplatte sich in allen Ebenen motorisch verstellen läßt. Für Untersuchungen im Sitzen läßt sich ein Mik-

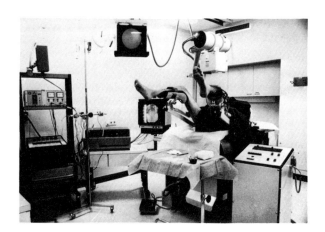

Abb. 1. Urodynamischer Meßplatz der BG-Unfallklinik Murnau (Teilansicht)

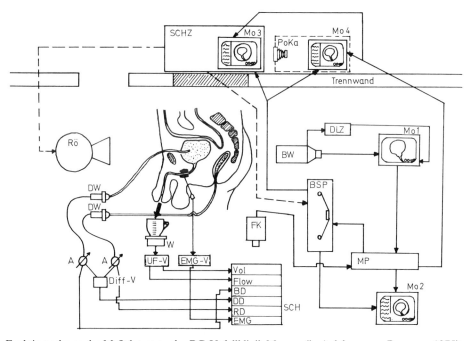

Abb. 2. Funktionsschema des Meßplatzes an der BG-Unfallklinik Murnau (in Anlehnung an PALMTAG, 1975)

tionssitz einhängen. An diesem Tisch findet die Durchleuchtung der unteren Harnwege statt. Das Durchleuchtungsbild erscheint auf einem Fernsehschirm (Monitor 1). Die Durchleuchtungszeit wird stets eingeblendet.

Zur Messung des Urinflusses verwenden wir ein Sammelgefäß und eine elektronische Brückenwaage, deren Signale einem Harnflußverstärker zugeleitet werden. Er bestimmt aus der Gewichtszunahme pro Zeiteinheit die Urinflußrate und aus dem Gesamtgewicht das Miktionsvolumen (Abb. 3).

Die Blasendruckmessung erfolgt über einen Statham-Druckwandler mit Elektromanometer. Eine Verbindung zum Blasenlumen wird über einen suprapubischen oder transurethralen Zugang hergestellt. Die Registrierung des abdominellen Druckes erfolgt im Rektum mittels eines wassergefüllten Ballons, der mit einem zweiten Statham-Element und Elektromanometer verbunden ist.

Der Anschluß beider Manometer an einen elektronischen Differenzbildner gestattet die fortlaufende Ermittlung des Differenzdruckes (Blasendruck minus Rektumdruck). Er wird als Maß der Detrusorleistung angesehen. Zur kontinuierlichen Aufzeichnung der gemessenen Parameter in der Reihenfolge Urinvolumen, Urinfluß, Blasendruck, Differenzdruck, Rektumdruck dient ein 6-Kanal-Tintenschreiber, mit wählbaren Schreibgeschwindigkeiten von 1 cm pro Minute bis 125 mm pro Sekunde. Der 6. Kanal erlaubt die Aufzeichnung des Beckenboden- oder Sphincter-Elektromyogramms, dessen Signale durch Vorverstärker und Hauptverstärker moduliert werden.

Die Elektromyographie des Beckenbodens bzw. des analen oder urethralen Sphinkters wird von uns nur in ausgewählten Fällen durchgeführt. Im allgemeinen läßt auch die Röntgendurchleuchtung das Auftreten von Spasmen durch entsprechende Einengung der Harnröhre erkennen. Erscheint uns die Durchführung eines Elektromyogrammes dennoch notwendig, bevorzugen wir eine ausführlichere Form des EMG mit akustischer Verstärkung und der Möglichkeit, außer Amplituden- und Frequenz- auch eine genaue Formanalyse der Muskelpotentiale durchzuführen. Dabei erfolgt die gemeinsame Untersuchung mit dem Neurologen, der über ein fahrbares EMG mit Mittel-

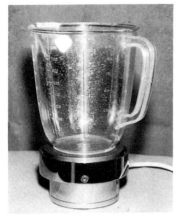

Abb. 3. Elektronische Waage (Fa. Siemens)

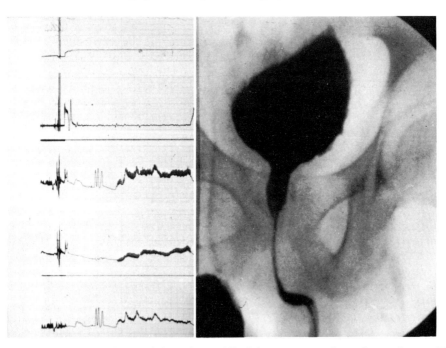

Abb. 4. Mischbild von Röntgeninformation und Funktionsparametern (*von oben nach unten:* Urinvolumen, Urinfluß, Blasendruck, Differenzdruck, Rektumdruck)

wertrechner und Kathodenstrahl-Oszillograph verfügt.

Das Bild der 6 registrierten Kurven wird von einer Fernsehkamera (FK) einem Videomischpult (MP) zugeleitet, das zugleich die Bildinformation vom Durchleuchtungstisch erhält. So wird es möglich, auf den nachgeschalteten Monitoren (Mo 2 und Mo 3) die Röntgendarstellung der Harnwege zusammen mit den aktuellen Funktionsparametern zu erfassen (Abb. 4). Diese Summe aller Informationen wird auf Magnetband gespeichert. Mittels Zeitlupenwiedergabe und Stillstandsprojektion lassen sich nachträglich auch flüchtige Funktionsanomalien erkennen. Zur Dokumentation dient eine Foto-Einheit mit Polaroidkamera und eigenem Monitor (Mo 4; Videospot), die innerhalb einer Minute Papier-Bilder aus dem Miktionsablauf liefert, ohne dabei die Durchleuchtung oder Magnetbandaufzeichnung zu unterbrechen, wie dies bei Röntgenaufnahmen am Durchleuchtungstisch geschieht (Abb. 5).

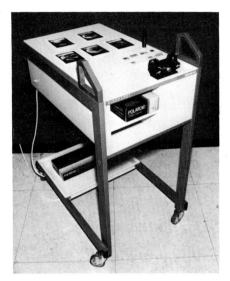

Abb. 5. Fotoeinheit für Polaroidbilder, Videospot (Fa. Siemens)

I. Das Untersuchungsverfahren bei Rückenmarkverletzten

Jeder apparativen Untersuchung gehen gezielte Anamnese, klinische und neurologische Untersuchungen unter besonderer Beachtung des analen Sphinktertonus, der Beckenbodenreflexe (Bulbocavernosus-Reflex, Analreflex, Hustenreflex), eine Ausscheidungsurographie, Harnstatus und bakteriologische Urinuntersuchung voraus. Harnblase und Enddarm des Verletzten sollen entleert sein.

Nach Lagerung auf dem Durchleuchtungstisch wird – sofern noch kein suprapubischer Katheter liegt – die Blase katheterisiert und der Restharn bestimmt. Wir verwenden dabei gern zwei sehr dünne, flexible Katheter mit mehreren Öffnungen (Kindernährsonden von 8 Charr.). Der eine dient zur Blasendruckmessung, der andere der kontinuierlichen Irrigation einer vorgewärmten 30%igen Kontrastmittellösung (z. B. Urovison) während der zunächst durchgeführten Zystometrie, die bei unerträglichem Harndrang oder einsetzender Reflexentleerung, im allgemeinen jedoch spätestens bei 500 ml Füllvolumen beendet wird. Da vor der Zystometrie auch die rektale Drucksonde eingelegt wird, können intraabdominelle Druckanstiege durch Unruhe des Patienten, Sprechen, Husten oder Lachen deutlich von ungehemmten oder autonomen Wellen durch Detrusoreigenleistung unterschieden werden.

II. Auswertung

Schon in der Füllungsphase zeigt die Röntgendurchleuchtung bestehende Lage- und Formveränderungen der Blase, einen evtl. bestehenden Low-Pressure-Reflux in die oberen Harnwege oder einen frühzeitig geöffneten Blasenhals.

Die Untersuchung der Entleerungsphase erfolgt bei Patienten mit ausreichender Sitzbalance auf einem Miktionssitz bei Vertikalstellung des Röntgentisches, damit die simultane Auf-

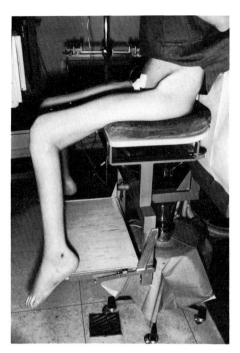

Abb. 6. Patientin miktioniert in gewohnter Position (Sitzen) auf dem Miktionstisch des Durchleuchtungstisches

zeichnung von Urinfluß und Urinvolumen möglich ist. In den anderen Fällen erfolgt auch diese Untersuchungsphase im Liegen. Dann müssen Zeit und Stärke des Harnflusses vom Untersucher optisch oder röntgenologisch erfaßt und zeitgerecht auf der Druckkurve protokolliert werden.

Grundsätzlich wird bei voller Blase zunächst versucht, Reflexkontraktionen der Blase zu provozieren. Anschließend soll der Patient in der von ihm gewohnten Weise die Blase entleeren (Abb. 6). In den entscheidenden Entleerungsphasen wird die Miktionszysturethrographie verfolgt. Morphologische Veränderungen an der Blase selbst (Trabekelbildung, Pseudodivertikel), am Blasenhals (Querbarre, fibrotische Enge, Prostatavergrößerung) oder im weiteren Harnröhrenverlauf (Spastik und Fibrose des Sphincter externus, Harnröhrenstenosen, Divertikel oder Fisteln) werden sichtbar, ebenso High-Pressure-Refluxe in die oberen Harnwege, die Geschlechtsdrüsen oder in die Samenwege.

Der Differenzdruck läßt erkennen, ob Detrusorleistungen spontan oder nach Triggern (Husten, Klopfen, Bestreichen der Bauchhaut oder der Oberschenkelinnenseiten, digitalanale oder vaginale Reizung) auftreten. Seine Höhe läßt eine Einteilung in fehlende, insuffiziente, effektive und aggressive Detrusoraktivität zu.

Die Beobachtung des Rektumdruckes gibt Auskunft über die extravesikalen Kräfte bei der Miktion (Bauchpresse, Credésches Manöver, Spasmen der Skelettmuskulatur).

Die Bestimmung des Blasenauslaßwiderstandes erfolgt als Quotient aus aktuellem Blasendruck und Urinfluß ($R = p/F^x$) oder wird anhand des Öffnungsdruckes – darunter verstehen wir den intravesikalen Schwellendruckwert bei einsetzendem Urinfluß – abgeschätzt.

Nach abgeschlossener Miktion wird zunächst röntgenologisch der Restharn geschätzt, sodann über die noch einliegenden Katheter entleert und gemessen. Es kann nun der Eiswassertest durchgeführt werden. Dabei instillieren wir möglichst schnell 100 ml Ringerlösung von 4° C und beobachten dabei den Anstieg des Blasendruckes bzw. Differenzdruckes. Ein kräftiger Anstieg, der sich deutlich von der Reaktion bei der Zystometrie unterscheidet (mit meist 80 cm Wassersäule und mehr) ist dabei Zeichen eines intakten sakralen Reflexbogens (typisch bei supranukleärer viszeromotorischer Läsion) und gibt bei fehlender zerebraler Hemmung Hinweise auf die maximale Detrusorleistung.

Ebenfalls kann noch die Reaktion der Blase auf Injektion vegetativ wirksamer Pharmaka überprüft werden.

Worin liegt nun die Bedeutung eines derart aufwendigen Untersuchungsverfahrens in der Behandlung Rückenmarkverletzter? Die urodynamischen Untersuchungsergebnisse geben uns die wichtigsten Hinweise für den weiteren Therapieplan, dabei lassen die Druckflußwerte die Behandlungsnotwendigkeit erkennen. Es wird die Entscheidung zwischen medikamentöser und operativer Therapie erleichtert. Muß operativ eingegriffen werden (s. Beitrag STÖHRER) ergeben sich aufgrund der Röntgendurchleuchtung konkrete Hinweise, an welcher Stelle der operative Eingriff zu erfolgen hat. Die Notwendigkeit des therapeutischen Vorgehens kann dem Patienten mit den Untersuchungsergebnissen und insbesondere durch Vorführung der Magnetbandaufzeichnung vom Untersuchungsgang einleuchtend dargelegt werden. Durch vergleichende urodynamische Messungen vor und nach einer Therapie – sei sie konservativ oder operativ – läßt sich der Behandlungserfolg objektivieren. Damit ist die notwendige, kritische Überprüfung der urologischen Behandlungsprinzipien der Rückenmarkverletzten gegeben (STÖHRER u. Mitarb., 1978).

Literaturverzeichnis

ALLERT, M. L., DOLLFUS, P.: Neurogene Blasenstörungen. Stuttgart: Thieme 1972.

BORS, E., COMMAR, A. E.: Neurologial Urology. Basel-München-Paris-New York: Karger 1971.

BURGDÖRFER, H., ARNOLD, V., STÖHRER, M.: Urodynamische Untersuchungen am unteren Harntrakt bei Unfallverletzten. Medizinal-Markt/Acta Medicotechnica 25, (1977).

LUTZEYER, W., MELCHIOR, H.: Urodynamics. Berlin-Heidelberg-New York: Springer 1973.

PALMTAG, H.: Funktionsdiagnostik des unteren Harntraktes. Elektromedica 4, 139 (1975).

PALMTAG, H.: Praktische Urodynamik. Stuttgart-New York: Fischer 1977.

STÖHRER, M., BURGDÖRFER, H., ARNOLD, V., JARAM, L.: Operative Eingriffe zur Wiederherstellung eines ausgeglichenen Harnabflusses bei Rückenmarkverletzten. Kongreßbericht der 15. Jahrestagung der dtsch. Ges. f. plast. u. Wiederherstellungs-Chirurgie. Stuttgart: Thieme 1978.

Spezielle Therapie der neurogenen Blasenentleerungsstörung

Medikamentöse Behandlung

H. KIESSWETTER

Die glatte Muskulatur der Harnblase und der Urethra wie auch jede andere Muskelzelle des Körpers läßt sich pharmakologisch auf zwei Arten beeinflussen:
a) *indirekt:* durch Einflußnahme auf das vegetative Nervensystem. Dabei wird die Wirkung über Rezeptoren von Transmittersubstanzen ausgelöst.
b) *direkt:* durch Einwirkung auf die Muskelzelle selbst.
Angaben in der Literatur über die Wirkung von Substanzen sind manchmal gegensätzlich. Der Grund dafür liegt in der Anordnung der Austestung. Es ist einleuchtend, daß Substanzen am normalen Muskel anders reagieren als am neurogen gestörten oder am Muskel im Tierversuch oder am präparierten Muskelstreifen. Im folgenden soll vorwiegend die klinische Pharmakologie berücksichtigt werden.

I. Die Neurotransmitter und neurotrope Substanzen

Unser Interesse gilt vorwiegend den Substanzen, die den Neurotransmitter-Effekt auslösen, potenzieren oder inhibieren können. Nach der Definition von ECCLES muß eine Substanz folgende Charakteristika aufweisen, um als Neurotransmitter zu gelten:
a) die Substanz und die Enzyme, die für ihre Bildung notwendig sind, müssen direkt im Neuron vorhanden sein;
b) die Substanz muß bei Aktivierung des Nerven vom terminalen Axon freigesetzt werden;
c) der Effekt, den der Transmitter bei Nervenreizung hervorruft, muß auch durch exogene Verabreichung dieser Substanz im Erfolgsorgan hervorgerufen werden können.
d) Es muß außerdem ein Mechanismus zur Inaktivierung der Substanz vorhanden sein, einerlei ob es die Enzymwirkung, die Aufnahme, oder beides betrifft.
e) Medikamente, die die Reizbeantwortung des Nerven vermindern oder verstärken, sollten in ähnlicher Weise auch die Wirkung der exogen zugeführten Transmittersubstanz verändern. Die genaue Kenntnis des Spektrums von Wirkung und Nebenwirkung der reinen Neurotransmitter wie auch der Substanzen, die die Organrezeptoren über die Transmitter beeinflussen, ist von eminenter Bedeutung für eine effektive Behandlung besonders der neurogen gestörten Harnblase.

1. Neurotransmitter der Stammganglien

Noradrenalin, Serotonin, Dopamin sind die biogenen Amine, die als Überträgerstoffe in den Zellen der Stammganglien gelagert sind und bei einem Reiz (physiologisch, elektrisch, medikamentös) durch die synaptische Membran freigesetzt werden. *Neuroleptika und Reserpin* blockieren die Rezeptoren, es kommt zu einer Verarmung der Basalganglien an biogenen Ami-

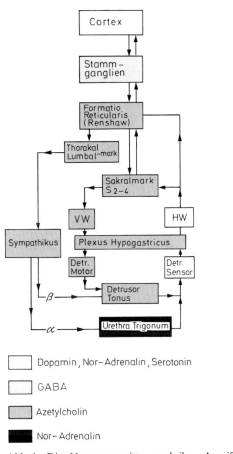

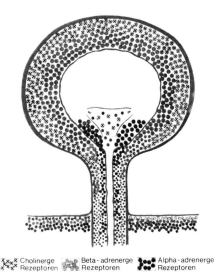

Abb. 2. Verteilung der cholinergen, α- und β-adrenergen Rezeptoren in der Harnblase und im Blasenhals (nach KHANNA, O. P.: Urology *8*, 318, 1976)

Abb. 1. Die Neurotransmitter und ihre Angriffspunkte

nen. Bei Langzeittherapie können parkinsonähnliche Zustandsbilder auftreten. *Thymoleptika* (Antidepressiva) hemmen den Rücktransport von freiem Noradrenalin und Serotonin in den Speicher. Durch Blockierung des Inaktivierungsprozesses haben die Thymoleptika auch eine potenzierende Wirkung auf periphere Angriffspunkte der Katecholamine (v. BRÜGKE u. HORNYKIEWICZ, 1966). Außerdem besteht eine antagonistische Wirkung zu Azetylcholin und Histamin (PÖLDINGER, 1969).

2. Neurotransmitter der spinalen Interneurone

γ-*Amino-Buttersäure (GABA)* ist die Übertragersubstanz für die präsynaptische Hemmung sowohl zentraler wie auch peripherer Impulse. Die präsynaptische Hemmung hat die Aufgabe, die spinalen Interneurone vor einer Überflutung von sensorischen Impulsen zu schützen (HAASE u. Mitarb., 1976). Ein Derivat der GABA ist Lioresal, ähnlich wirkt auch Lisidonil. Die Wirkung dieses Neurotransmitters kann durch Diazepam (Valium) oder Benzoctamin (Tacitin) potenziert werden (THIELE, 1971).

3. Neurotransmitter des Parasympathikus und der Ganglien

Azetylcholin ist die Transmittersubstanz für präganglionäre fördernde Impulse der Ganglien 1.–4. Ordnung und für postganglionäre Erregung der parasympathischen Erfolgsorgane. Bei Reizung der entsprechenden Nerven wird Azetylcholin an folgenden Nervenendigungen freigesetzt:
- an allen präganglionären Nervenendigungen, sympathisch wie parasympathisch;
- an den somatomotorischen Nervenendigungen der Skelettmuskulatur;

- an den postganglionären Nervenendigungen der parasympathischen Nerven;
- an den Endigungen aller postganglionären sympathischen Nerven, die zu den Schweißdrüsen und bestimmten Blutgefäßen der Haut führen;
- an den Endigungen von sympathischen Fasern im Mark der Nebennieren.

Die cholinerge Wirkung des Azetylcholins besteht in einem Muskarin- und einem Nikotin-Effekt. Unter *Muskarin-Effekt* versteht man die Stimulation von Organen, die von postsynaptischen und parasympathischen Fasern innerviert werden und von cholinergen sympathischen Fasern, die die Schweißdrüsen und kutanen Blutgefäße versorgen. Unter *Nikotin-Effekt* versteht man die Stimulation der autonomen sympathischen und auch parasympathischen Ganglien in kleinen Dosen, während hohe Dosen zu einer Blockierung dieser Ganglien führen können.

4. Neurotransmitter des Sympathikus

Nor-Adrenalin und dessen Methylierungsprodukt Adrenalin sind Überträgerstoffe für die sympathischen postganglionären Fasern. Die reine Adrenalin-Wirkung besteht in einer Vielfalt von Einzelwirkungen. Jedes Organ enthält Neurorezeptoren, die anders auf Adrenalin reagieren:
- Steigerung der Herzkraft und Herzfrequenz;
- Erweiterung der Bronchien;
- Verengung von Blutgefäßen in Haut und Schleimhäuten;

Tabelle 1. Wirkung neurotroper Substanzen

Angriffspunkt	Neurotransmitter	Fördernde Wirkung	Hemmende Wirkung
Vegetative Zentren (Stammganglien)	Noradrenalin Dopamin Serotonin	Thymoleptika Amphetamin Ephedrin	Neuroleptika Reserpin
Spinale Hemmung (Renshaw-Zellen)	Gamma-Amino-Buttersäure (GABA)	Diazepam Barbiturate	—
Vegetative Ganglien 1.–4. Ordnung	Azetylcholin (Nikotinwirkung)	Cholinester[a] Cholinesterasehemmer[b]	Ganglienblocker Emepronium bromid[d]
Motorische Nervenendplatte	Azetylcholin (Nikotinwirkung)	Cholinesterasehemmer[b]	d-Tubocurarin
postganglionär parasympathisch	Azetylcholin (Muskarinwirkung)	Cholinester Cholinesterasehemmer[b]	Atropin L-Hyoscin[e] Emepronium bromid[d] Propanthelin
postganglionär sympathisch α-adrenerg	Noradrenalin	Ephedrin Sympatol Dopamin Midodrin[c]	Reserpin Hydergin Phentolamin[f] Phenoxybenzamin[g] Guanethidin[h] Yohimbin
β-adrenerg	Noradrenalin	Isoproterenol	Propranolol

[a] Bethanechol, Carbachol.
[b] Neostigmin, Ubretid.
[c] Gutron.
[d] Cetiprin.
[e] Buscopan.
[f] Regitin.
[g] Dibenzyran.
[h] Ismelin.

- Kontraktion der sympathisch innervierten Muskulatur (Harnblase, hintere Harnröhre);
- Erweiterung der Blutgefäße in der Muskulatur;
- Wirkung auf den Stoffwechsel;
- Wirkung auf das zentrale Nervensystem.

Diese Vielzahl an Wirkungen begrenzt den therapeutischen Einsatz des reinen Neurotransmitters Adrenalin. Seit AHLQUIST (1948) kennen wir α- und β-adrenerge Rezeptoren.
Untersuchungen von GRANGE (1971) über die periphere autonome Regulation der Harnblase am Tier führten schließlich auch beim Menschen zur exakten Beschreibung der Funktion und Anordnung von cholinergen, α- und β-adrenergen Rezeptoren in Detrusor und Urethra (s. Abb. 2) (KRANE u. OLSSON, 1973; NERGÅRDH, 1973 u. 1975; KHANNA, 1976).
Urodynamische Untersuchungen bei Stimulation und Blockade dieser Rezeptoren haben den früher angenommenen Antagonismus von Parasympathikus – Sympathikus als einen Antagonismus in der Funktion von α- und β-adrenergen Rezeptoren erkennen lassen.
Die Stimulation der α-Rezeptoren bewirkt eine Depolarisation der Membran der glatten Muskelzelle mit nachfolgender Kontraktion, während die Stimulation von β-adrenergen Rezeptoren eine Hyperpolarisation der Zellmembran mit folgender Erschlaffung der glatten Muskeln hervorruft (RAEZER u. Mitarb., 1973).
Selektive Stimulation und Blockade der Rezeptoren ist möglich (Tabelle 1). Mit der medikamentösen Beeinflussung dieses Systems ist uns ein wirksames Mittel zur Behandlung der neurogen gestörten Harnblase gegeben.

5. Neurotransmitter der purinergen Nerven

Die Erregung des Detrusors durch *Purinnukleotide (ATP)* gibt uns die Erklärung für die Atropinresistenz des Detrusors. Nach einem Vorschlag von DALE werden Nerven, bei deren Stimulation Purinnukleotide freigesetzt werden, als purinerge Nerven bezeichnet.
Die Wirkung des Neurotransmitters ATP ist exzitatorisch auf Harnblase und unteren Darm, inhibitorisch auf Lunge und Gefäßsystem (BURNSTOCK, 1972; DOWNIE u. DEAN, 1977). Diese Erkenntnisse werden in der Zukunft für die Behandlung der spastischen und der schlaffen Blase neue Möglichkeiten bringen. Heute haben diese Substanzen aber noch keine klinische Bedeutung.

II. Die muskulotropen Substanzen

Substanzen, die die Muskelzelle unabhängig vom vegetativen Nervensystem beeinflussen, bedürfen nicht der Vermittlung von Übertragersubstanzen oder Rezeptoren. Solche Substanzen können entweder erregend wirken (muskulotrope Stimulantien) oder auch den Tonus der glatten Muskulatur herabsetzen (muskulotrope Relaxantien).
Medikamente, die eine Erschlaffung des Detrusors bewirken ohne die cholinergen Rezeptoren zu beeinflussen, haben ihren Angriffspunkt distal des cholinergen Neurorezeptors. Die in vitro-Austestung des antispasmodischen Effektes der direkt auf die Muskelzelle einwirkenden Substanzen erfolgt am Muskelstreifen, der durch Barium-Chlorid-Ionen erregt wird. Barium-Ionen kontrahieren den Muskel durch Calcium-Ionen-Verschiebungen. Als Prototyp dieser Gruppe gilt Papaverin. Außerdem gibt es Substanzen (Flavoxat), die weder Azetylcholin- noch Bariumchlorid-induzierte Muskelkontraktionen vollständig blockieren können (BENSON u. Mitarb., 1977) oder neben der muskulotropen auch lokalanaesthetische Wirkung besitzen (Oxybutynin, Flavoxat).

1. Muskulotrope Relaxantien

1. Papaverin und ähnlich wirkende Substanzen (VAHLENSIECK u. Mitarb., 1971; REINHOFER, 1972);
2. Imipramin (LABAY u. BOYARSKY, 1973; KHANNA u. Mitarb., 1975);
3. Oxybutynin (DIOKNO u. LAPIDES, 1972; ANDERSON u. FREDERICKS, 1977);

4. Flavoxat (Setnikar u. Mitarb., 1960; Kohler u. Morales, 1968; Bradley u. Cazort, 1970),
5. Prostaglandin-Synthesehemmer: Indomethacin (Bultitude u. Mitarb., 1976);
6. Koffein (Palermo u. Zimskind, 1977).

2. Muskulotrope Stimulantien

1. Prostaglandin E_2 und $F_{2\alpha}$ (Abrams u. Feneley, 1975; Bultitude u. Mitarb., 1976),
2. Histamin (Khanna u. Mitarb., 1977);
3. Digitalis (Sadoughi u. Mitarb., 1975).

III. Zur Behandlung des hyperaktiven Blasendetrusors

Vor Einleitung einer Therapie sollte mit Hilfe aller diagnostischen Hilfsmittel die Ursache der Blasenspastik abgeklärt werden.
Eine spastische hyperaktive Harnblase kann hervorgerufen werden:

1. durch neurogene Störungen: upper motor neuron lesion (cerebrale oder spinale Läsion, post-traumatisch, vaskulär, entzündlich) oder durch radikuläre Reizungen;
2. aus unbekannter Ursache – unstable bladder;
3. durch lokale Reizung – intrinsisch (postoperativ, interstitielle Zystitis, subvesikale Obstruktionen).

Selbstredend muß eine anatomische Ursache als auslösender Faktor eines Detrusorspasmus beseitigt werden, wenn eine medikamentöse Therapie erfolgreich sein soll.

1. Zur Behandlung von prämaturen Detrusorwellen (neurogen enthemmte, unstabile Harnblase)

a) Die spinale Hemmung

Lioresal – ein GABA-Derivat – unterdrückt bei spinalen Läsionen die überschießenden Massenreflexe, bei zerebralen Läsionen jedoch

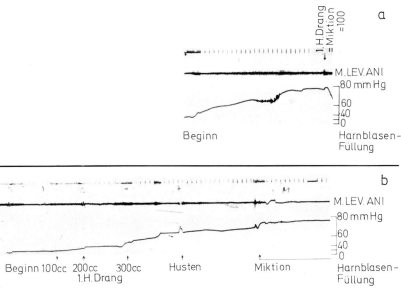

Abb. 3a und b. *Lioresal-Therapie:* Herr D. F., geboren 1907: Multiple Sklerose seit 1945. **a** Neurogen enthemmte Harnblase (erster und maximaler Harndrang bei 100 ml) und Dyssynergie. **b** Nach 3 × 10 mg Lioresal täglich erster Harndrang bei 200 ml, maximaler Drang und Miktion bei 300 ml, im EMG während der Miktion keine Muskelaktivitäten festzustellen (Dyssynergie nicht mehr nachzuweisen). (Nach Kiesswetter u. Schober, Urol. Int. *30*, 69 1975)

ist Lioresal wirkungslos. Auf die *normale Harnblase* hat Lioresal keine Wirkung. Bei *neurogen enthemmter Harnblase* wie auch bei Dyssynergie vermag GABA den ersten und den maximalen Harndrang zu verzögern und damit die Blasenkapazität zu erhöhen (KIESSWETTER u. SCHOBER, 1975). Bei der *Dyssynergie* werden die Massenreflexe des Beckenbodens – wie im EMG dargestellt (s. Abb. 3) – gebremst.

Die Wirkung scheint von der Höhenlokalisation des Herdes wie auch von der Art der Erkrankung abzuhängen. Während MS-Patienten sehr gut ansprechen, sind Patienten mit posttraumatischer Dyssynergie oft therapieresistent.

Therapie-Schema Lioresal 3 × 5 mg per os täglich, steigernd bis maximal 3× 25 mg, je nach Verträglichkeit.

Nebenwirkungen: Rötung und Hitzegefühl im Gesicht, bei Spastik der unteren Extremitäten durch Tonusverminderung der Muskulatur Gehunfähigkeit infolge Einknicken im Kniegelenk (Ataxie).

b) Anticholinergika (Parasympathikolytika)

Atropin: ein tertiäres Amin, ist der Prototyp der Substanzen mit Antimuskarin-Wirkung. Abgesehen davon, daß der Körper bei längerer Anwendung von Atropin eine Toleranz entwikkelt, ist Atropin in der üblichen Dosis von 0,5 mg s. c. zur Behandlung von Blasentenesmen nicht geeignet. Während Atropin normalerweise alle postganglionären cholinergen Nerven vollständig blockieren kann, bildet die Harnblase eine Ausnahme, sie ist Atropin-resistent (AMBACHE, 1955).

Bei *normalen Personen* tritt in der Dosierung von 0,5 mg s. c. keine Änderung der Blasenkapazität oder des Miktionsdruckes auf (KIESSWETTER u. POPPER, 1972), auch ändert sich der Urethraldruck nicht (DONKER u. Mitarb., 1972).

Nebenwirkungen: Einschränkung der Drüsensekretion (Bronchialdrüsen, Speicheldrüsen, Schweißdrüsen), Akkommodationsstörung der Augen, Mydriasis (cave: Glaukom!), Darmlähmung, Herzfrequenzsteigerung.

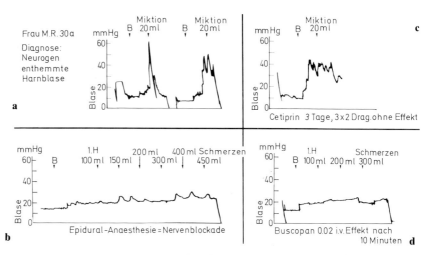

Abb. 4a–d. Frau M. R., geboren 1947: Neurogen enthemmte Harnblase nach Commotio cerebri und Kontusion der Wirbelsäule. **a** Zystometrie: B-Beginn der Füllung, erster Harndrang bei 20 ml löst sofort Miktion aus. **b** Epiduralanaesthesie (Nervenblockade): erster Harndrang bei 150 ml, maximaler Drang mit Schmerzen bei 600 ml. Keine Detrusorwellen. **c** Nach Gabe von Cetiprin 3 × 2 Drg. durch 3 Tage: erster Harndrang bei 20 ml löst sofort eine Miktionswelle aus. **d** 10 min nach 0,02 g Buscopan i. v.: erster Harndrang bei 100 ml, maximaler Drang und Schmerzen bei 300 ml. (Nach KIESSWETTER)

Hyoscin-N-Butylbromid (Buscopan): eine synthetische quaternäre Ammoniumverbindung, ist doppelt so wirksam wie Atropin.

Wirkung und Nebenwirkung: mit Atropin identisch.
In der *normalen Harnblase* Erhöhung der Blasenkapazität durch Unterdrückung des Miktionsreflexes. Bei der *neurogen enthemmten Harnblase* ist Buscopan imstande die Hyperreflexie zu unterdrücken (KIESSWETTER).

Methanthelin (Banthine): eine quaternäre Ammoniumbase, hat im Gegensatz zu Atropin neben der Antimuskarin-Wirkung auch eine starke ganglienblockierende Wirkung. In *kleinen Dosen* blockiert Methanthelin parasympathische Ganglien und Neurorezeptoren, in *höheren Dosen* blockiert es auch neuromuskuläre Endplatten und sympathische Nerven infolge der ganglienblockierenden Wirkung (KEIZUR u. HODGES, 1953).
In der *üblichen therapeutischen Dosierung* von 200–600 mg/Tag überwiegt die parasympathische Blockierung. Eine Dosis von 150–200 mg i. v. verursacht eine komplette Blasenlähmung mit Harnverhaltung für 3–5 Std (LAPIDES u. DODSON, 1953). Methanthelin kann bei der spastischen Reflexblase oder bei der spastischen Blase nach langer Dauerkatheter-Behandlung das Blasenvolumen erhöhen, es ist aber unwirksam in der Behandlung von Tenesmen bei interstitieller Zystitis (LAPIDES u. DODSON, 1953). Im übrigen gleicht das Wirkungsspektrum dem des Propanthelins.

Propantheline (Probantin): besitzt eine 2–5mal stärkere Antimuskarin-Wirkung und eine 1–2mal stärkere ganglienblockierende Wirkung als Methantheline.
In hohen Dosen kann Propantheline auch die neuromuskuläre Transmission an der Endplatte blockieren.
Wirkung: Bei *normalen* Personen bewirkt 30 mg Propantheline i. m. keine Änderung des Leertonus der Harnblase, des Sphinkterdruckes oder der Sensibilität, jedoch eine vollständige Unterdrückung des Blasenreflexes (KIESSWETTER u. POPPER, 1972). Das Wirkungsoptimum tritt bei oraler Medikation in 30 min, bei i. m. Applikation in 45 min auf und hält gute 4 Std an.
Bei Patienten mit *neurogen enthemmter Harn-*

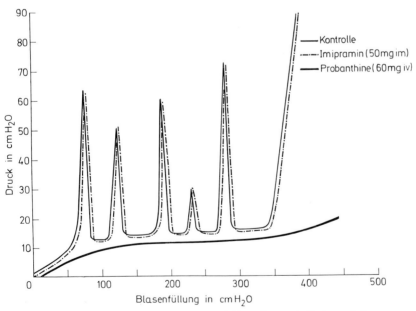

Abb. 5. Wirkung von 50 mg Imipramin i. m. und 60 mg Propanthelin i. v. auf die neurogen enthemmte Harnblase. (Nach DIOKHO u. Mitarb. 1972)

blase wie auch mit Reflexblase bewirkt es (Dosierung: 15 mg per os; 30–60 mg i. v.) eine Verminderung bis Aufhebung der Blasenkontraktionen und erhöht damit die Blasenkapazität (DIOKNO u. LAPIDES, 1972; DIOKNO u. Mitarb., 1972).

In der Behandlung der Enuresis ist Propantheline nur dann wirksam, wenn die Enuresis durch neurogen enthemmte Detrusorspasmen verursacht wird (s. Abb. 5).

Emepronium bromid (Cetiprin): eine quaternäre Ammoniumbase, ist ein Anticholinergikum mit ganglienblockierender Wirkung.

Wirkung: Die *normale Harnblase* reagiert auf die Dosis von 25–50 mg i. m. mit einer Steigerung der Blasenkapazität um 100 ml (20%), bei der per os-Verabreichung ist der Effekt schwächer (JÖNSSON u. ZEDERFELDT, 1957). Die Unverläßlichkeit der Wirkung nach per os-Verabreichung liegt in der schlechten Absorption aus dem Darm – es werden nur 5% des Medikamentes resorbiert (RITCH u. Mitarb., 1977).

Bei *neurogen enthemmter Harnblase* ist die Wirkung von Emeproniumbromid schwach. STANTON (1973) findet in der Behandlung von Patienten mit *urge incontinence* eine Verzögerung des ersten Harndranges, eine Erhöhung der Blasenkapazität ohne Auftreten eines Restharnes bei unverändertem Urethraldruckprofil. Im Vergleich war Flavoxat viel stärker wirksam.

c) Antispasmodika (muskulotrope Relaxantien)

Papaverin ist der Prototyp der Substanzen mit direktem Angriffspunkt in der glatten Muskelzelle. Besonders die Gefäßmuskeln einschließlich Hirn- und Koronargefäße, die Muskeln der Gallen- und der Harnwege, sowie die Bronchial- und Darmmuskulatur reagieren auf Papaverin. Ausgeprägt ist der Effekt bei einem Spasmus. Es tritt keine Blasenlähmung auf, die normale Miktion ist möglich (KUSCHINSKY u. LÜLLMANN, 1970).

Pipoxolan (Rowapraxin): rein muskulotrop, 4–10fach stärker spasmolytisch als Papaverin
Normale Harnblase: keine Wirkung.
Carbachol-induzierte *Detrusorspasmen* lassen sich vollständig unterdrücken, der Effekt ist der spasmolytischen Wirkung von N-Butyl-scopolamin gleichzusetzen (VAHLENSIECK u. Mitarb., 1971).

Spasmium Compositum: papaverin-artig (1-Diaethylaminoethyl-3-(p-methoxybenyl)-1,2-dihydrochinoxalin-2-on) mit Novalgin. 10–20mal stärkere Wirkung als Papaverin.

Normale Harnblase: Keine Änderung der Blasenkapazität oder des Detrusortonus. Bei *Detrusorspasmen* (z. B. nach Prostatektomie) tritt nach 2 Amp. Spasmium Comp. i. v. oder i. m. bereits nach 15 min eine Senkung des Ruhetonus, eine Zunahme der Kapazität, eine Senkung der Miktionsfrequenz und eine Verminderung des Miktionsdruckes auf (REINHOFER, 1972).

Imipramin: Thymoleptika (Imino-di-benzyl-Verbindungen) wurden in die psychiatrische Therapie wegen ihrer zentralen Wirkung bei Depressionen eingeführt. Wirkung: *In vitro* entfaltet es am isolierten Darm und an der Harnblase eine deutliche antagonistische Wirkung gegen Azethylcholin und Histamin und hat eine potenzierende Wirkung auf periphere Angriffspunkte der Katecholamine (v. BRÜCKE u. HORNYKIEWICZ, 1966). Die Wiederaufnahme solcher Amine in die Zellen und damit ihre biologische Inaktivierung wird verhindert.

KHANNA u. Mitarb. (1975) konnten keinen anticholinergen Einfluß von Imipramin auf Harnblase und Urethra bei weiblichen Hunden feststellen, vielmehr fanden sie eine ausgeprägte α-adrenerge Stimulation, die unter Phenoxybenzamin reversibel ist (s. Abb. 8). BENSON u. Mitarb. (1977) beschreiben eine Hemmung sowohl der Azetylcholin-induzierten wie auch der Bariumchlorid-Kontraktionen des Blasenmuskels in vitro. Der muskulotrop relaxierende Effekt des Imipramins ist jedenfalls verifiziert (LABAY u. BOYARSKY, 1973).

Nebenwirkungen: Stenokardien bei Herzkranken und Arrythmien. Atropin-artiger Effekt: Glaukom, Obstipation, Harnverhaltungen, all-

ergische Dermatosen, Ikterus, Agranulozytose, Unruhe, Schlaflosigkeit, Tremor, chorciforme Hyperkinesen (v. BRÜCKE u. HORNYKIEWICZ, 1966). Todesfälle sind nur durch Intoxikationen bei Unfall oder Suizid beschrieben worden (ROHNER u. SANFORD, 1975). Die tödliche Dosis: 40 mg/kg. 2jähriges Kind: 250 mg, 16jähriger: 750 mg).
Bei der *neurogen enthemmten Harnblase* kann Imipramin die Blasenspastik nicht unterdrükken (s. Abb. 5) (DIOKNO u. Mitarb. 1972). Bei kongenitalen neurogenen Störungen konnte Imipramin die Blasenkapazität erhöhen (COLE u. FRIED, 1972).
Auf die *normale Harnblase* finden wir die Imipraminwirkung als Nebenwirkung einer antidepressiven Behandlung in der Erhöhung der Blasenkapazität, Senkung des Detrusordruckes und Erhöhung des Widerstandes in der hinteren Harnröhre (APPEL u. Mitarb., 1971; KHANNA, 1976).

Oxybutyninchlorid (Ditropan): ein tertiäres Amin mit anticholinerger, lokalanaesthetischer und spasmolytischer (antispasmodischer) Wirkung.
Oxybutynin unterdrückt Bariumchlorid-induzierte Muskelspasmen, die anticholinerge Wirkung ist doppelt so stark wie die von Propanthelin. Bei Patienten mit *neurogen enthemmter Harnblase* erhöht es das durchschnittliche Blasenvolumen, das einen normalen Miktionsreflex auslöst, außerdem vermindert es die Symptome Schmerz, Dysurie, urgency (imperativer Harndrang) und Dranginkontinenz.
Bei *Blasenkrämpfen* nach Prostatektomie oder Dauerkatheter war Oxybutynin wirksamer als Propanthelin (THOMPSON u. LAUVETZ, 1976).

Flavoxathydrochlorid (Urispas Spasuret)
Wirkung: anticholinergisch mit muskulotropem Effekt, vielleicht auch ein analgetischer und lokalanaesthetischer Effekt (SETNIKAR u. Mitarb., 1960; KOHLER u. MORALES, 1968; BENSON u. Mitarb., 1977).
Die Wirkung kann der Propanthelin-Wirkung in der Unterdrückung von Blasenspasmen gleichgesetzt werden (KOHLER u. MORALES, 1968).

Dosierung: 800–1200 mg täglich durch 2–3 Monate werden gut vertragen (KOHLER u. MORALES, 1968).
Nebenwirkungen mit Erbrechen und Verstopfung sind minimal, Trockenheit im Mund wurde nie beschrieben.
Bei der *unstabilen Harnblase* konnte Flavoxat bei 12–18 Monate langer Therapie (600–800 mg/Tag) die prämaturen Detrusorkontraktionen vollkommen unterdrücken und die Blasenkapazität erhöhen (ZANOLLO u. CATANZARO, 1976). Wurden aber Patienten mit unstabiler Harnblase für die Therapie mit Flavoxat ausgewählt, bei denen vorher Propanthelin erfolglos war, dann war die Wirkung auch nicht überzeugend (Heilung 5 von 42 Patienten) (DELAERE u. Mitarb., 1977).
Auf die *normale Harnblase* bewirkte Flavoxat bei der Hälfte der Patienten eine Erhöhung der Blasenkapazität (KOHLER u. MORALES, 1968).
Bei der *spastischen Harnblase* war es auch nur in der Hälfte der Fälle wirksam in Erhöhung der Blasenkapazität (KOHLER u. MORALES, 1968). Die Wirkung auf urgency und frequency kann mit Propantheline verglichen werden (HERBST, 1970); in der Behandlung der Harninkontinenz hatte Flavoxat ebensowenig Wirkung wie Cetiprin (STANTON, 1973).

d) Psychopharmaka

Neuroleptika: (Reserpin, Taractan, Nozinan, Laractil, Melleril, Haloperidol, Fluphenacin, Fluanxol.
Tranquilizer: Valium, Nobrium, Librium, Mogadan).
Trizyklische Antidepressiva: (Imipramin, Pertofran, Nortrilen, Noveril, Istonil, Tryptizol, Saroten, Laroxyl, Limbitrol.

Wirkung: Imipramin als Vertreter der trizyklischen Antidepressiva ist als einziges Medikament in seiner Wirkung auf die Harnblase genau urodynamisch untersucht worden (s. S. 61). Die Wirkung der Neuroleptika und Tranquilizer auf die Harnblase ist vorwiegend anticholinergisch, vermutlich mit direktem Angriffspunkt an der neuromuskulären Endplatte, aber auch ein spinaler Angriffspunkt ist nicht ausgeschlossen.

In der *normalen Harnblase* tritt bei kleinen Dosen erst in mehreren Jahren, bei hohen Dosen innerhalb von 2–4 Wochen eine Blasenatonie auf (RITTER u. GRABNER, 1970; MERRILL u. MARKLAND, 1972; CHADDUCK u. Mitarb., 1973; JEFFERSON, 1977).
Bei der *neurogen enthemmten Harnblase* vermag bereits eine Dosis von 2 mg 3mal täglich per os die ungehemmten Kontraktionen zu bremsen und die Blasenreizung zu beheben (BOGASH u. Mitarb., 1974).

e) α-Rezeptoren-Blocker

Phenoxybenzamin:
Nach MOBLEY (1976) trat in der Behandlung der neurogenen Reflexblase in 86% von 37 Patienten eine Besserung ein.

2. Die Behandlung der hypertonen Harnblase

Die starre Spastizität eines hypertonen Detrusormuskels bei UMNL (Upper motor neuron Lesion) kann in manchen Fällen eine Obstruktion des intramuralen Anteiles der Ureteren und damit eine Stauung im oberen Harntrakt (Hydronephrose) hervorrufen.
Therapie: α-Blocker als Dauertherapie (Phenoxybenzamin 2–3mal 10 mg per os täglich) (AWAD u. Mitarb., 1976; STOCKAMP, 1976).
In manchen Fällen kann der spastische Detrusor auch die Ursache für einen vesiko-ureteralen Reflux sein. Auch dann können α-Blocker mit Erfolg eingesetzt werden.
Das Kriterium für das Ansprechen der Therapie mit α-Blockern ist der erhöhte Blasenleertonus in der Zystometrie (STOCKAMP, 1976).

3. Die autonome Hyperreflexie

Bei UMNL ist das Auftreten einer Blutdruckkrise bei voller Harnblase auf die Hyperreflexie α-adrenerger Rezeptoren zurückzuführen.
Therapie: Dauerbehandlung mit α-Rezeptoren Blockern (KURNICK, 1956; LAPIDES u. LOVEGROVE, 1965; SIZEMORE u. WINTERNITZ, 1970; Krane u. OLSSON, 1973).

IV. Zur Behandlung der atonischen Harnblase

Voraussetzung jeder Therapie, die einen schlaffen Detrusormuskel stimulieren soll, ist die Beseitigung einer subvesikalen Obstruktion. Als Ursachen für eine atonische Harnblase finden wir:
1. eine Megazystis;
2. Schädigung der Nerven (lower motor neuron lesion);
3. Läsion im Erfolgsorgan (lange Überdehnung, postoperativ nach WERTHEIM, Rektumoperationen, Pharmaka, Diabetes mellitus).

1. Cholinergika (Parasympathikomimetika)

Kontraindikationen für Cholinergika: Asthma, Hyperthyreoidismus, Herzinsuffizienz, Ulcus pepticum.

Azetylcholin: ist der Prototyp der cholinergen Wirksubstanzen. Da es sehr rasch von der Cholinesterase inaktiviert wird, ist der therapeutische Einsatz der reinen Substanz begrenzt. Synthetische Cholinderivate (Carbachol, Bethanechol) sind weitgehend Cholinesterase-resistent.
Wirkung auf die Harnblase: 1. die longitudinalen Muskeln am Blasenhals reagieren, cholinergisch bedingt, mit einer Kontraktion – Obstruktion der Urethra,
2. die zirkulären Muskelbündel des Blasenauslasses scheinen über kurze intramurale postganglionäre adrenerge Nerven erregt zu werden und reagieren mit einer Kontraktion (ROHNER u. Mitarb., 1971; NERGÅRDH, 1973 u. 1975; KHANNA, 1976) (s. Abb. 6).

Bethanechol (Urecholine, Myocholine): der gebräuchlichste synthetische Cholinester, wird sehr langsam von der Cholinesterase hydrolysiert.
Wirkung: Interaktion mit dem Muskarinrezeptor ohne Nikotinwirkung des Azetylcholins (FINKBEINER u. Mitarb., 1977). Die Wirkung ist praktisch nur auf Harnblase und Gastrointestinaltrakt beschränkt.

In der *normalen Harnblase* bewirkt Bethanechol 5 mg s. c. eine Verringerung der Blasenkapazität, einen Anstieg des intravesikalen Druckes und des Miktionsdruckes.

Die *hypotone Harnblase* reagiert ebenso, Restharnmengen verringern sich und der maximale Harndrang tritt früher ein (LEE, 1949).

Dosierung: Die Wirkung einer einmaligen Dosis (10 mg s. c.) tritt innerhalb von 7–15 min ein und hält zwei Stunden an. Per os (50–400 mg): Wirkungseintritt innerhalb von 60 min, Wirkungsdauer 2–6 Std. I. v. und i. m.-Applikation sollte vermieden werden.

Therapieschema nach LAPIDES (1964) bei atoner Harnblase:
Erwachsener Patient erhält 10 mg s. c. 4stündlich, nach 24 Std erster Katheterismus. Miktion sollte 20–30 min nach Injektion spontan auftreten. 3–5 Tage sind nötig, um den Restharn unter 30 ml absinken zu lassen, dann Bethanechol auf 7,5 mg 4stündlich reduzieren. Wenn Patient restharnfrei ist, 50 mg 4mal täglich per os als Erhaltungsdosis.

Nebenwirkungen: Tränensekretion, Rötung der Haut, Schwitzen, gastrointestinale Erscheinungen (Abdominalkrämpfe), Akkommodationsstörung, Kopfschmerz.

Bethanechol verstärkt bei Patienten mit Querschnittsymptomatik und Dyssynergie die Beckenbodenspastik, es kommt zu einer übertriebenen Form von unkoordinierter Aktivität (DIOKNO u. KOPPENHOEFER, 1976; YALLA u. Mitarb., 1976 u. 1977).

Kombinationstherapie: Eine Nebenwirkung, die sich in erhöhten Restharnmengen und auch einer Einflußstauung im intramuralen Bereich der Ureteren manifestiert, kann mit α-Blockern (Phenoxybenzamin) behoben werden (STOCKAMP, 1976).

KHANNA u. GONICK (1975) berichten über 10 Patienten mit funktioneller Obstruktion des Blasenhalses und atonischer Harnblase, die erst nach Kombinationstherapie (Bethanechol 50–100 per os und Phenoxybenzamin 20–30 mg per os/Tag) restharnfrei urinieren konnten.

Carbachol (Doryl): Wirkung wie Bethanechol, außerdem auch geringer Nikotineffekt auf die Ganglien.

Dosierung: 0,05–0,25 mg s. c. vermindert deutlich die Blasenkapazität, erhöht den Leertonus.

2. Cholinesterase-Hemmer

Cholinesterase-Hemmer inaktivieren die Cholinesterase, das endogene Azetylcholin kann effektvoller wirken. Dementsprechend lösen diese Substanzen eine allgemeine Azetylcholinwirkung aus (s. S. 55).

Neostigmin (Prostigmin): Wirkungsdauer nur 2–3 Std, bei normaler Harnblase tritt verstärkter Harndrang auf (urgency bis urge incontinence).

Distigminbromid (Ubretid)
Wirkung: Allgemeine Azetylcholinwirkung. Bei spastischen Paresen Verstärkung der Skelettmuskelkrämpfe. Kräftige Tonisierung des Ureters, besonders postoperativ (30).

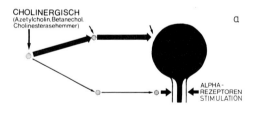

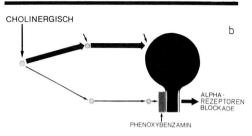

Abb. 6. Therapieeffekt: **a** *Cholinergika:* Stimulation von Cholinergen und α-Adrenergen. Rezeptoren. Behinderung des Harnflusses durch Widerstandserhöhung, **b** *Kombinationstherapie mit α-Rezeptoren-Blockade:* Der Blasenhals ist weit offen, keine Obstruktion. (Nach KHANNA, O. P.: Urology *8*, 325, 1976)

Dosierung: 0,5 mg i. m. oder s. c. 1–2mal täglich oder 2–3mal täglich ½ Tbl. (á 5 mg) durch 1–3 Wochen (KIESSWETTER).

Kombinationstherapie: Auch unter Ubretid Kontraktion des Blasenauslasses und Restharnmengen. Kombinationen mit Phenoxybenzamin 2× 1 Tbl. oder 3× 1 Tbl. Hydergin (schwächere Wirkung) sind in solchen Fällen erforderlich (s. Abb. 6).

Die *hypotone Harnblase* reagiert bereits mit 5 mg per os mit einer deutlichen Verminderung der Blasenkapazität und einer Erhöhung des Leertonus und des Miktionsdruckes. Bei der LMNL (Lower motor neuron Lesion) keine Ubretid-Wirkung (NIIJIMA u. ASANO, 1967; YEO u. Mitarb., 1974).

Bei der *neurogen enthemmten Harnblase* (UMNL) bewirkt Ubretid eine Verstärkung der Blasenspastik mit erhöhtem Leertonus, erster und maximaler Harndrang tritt früher auf, der Miktionsdruck nimmt deutlich zu (NIIJAMA u. ASANO, 1967; SMITH u. Mitarb., 1974; YEO u. Mitarb., 1974).

Der Druckanstieg einer Komponente des Urethraldruckprofiles wird von verschiedenen Autoren zur Tonisierung des insuffizienten Schließmuskels ausgenützt (BRANDSTETTER u. GITSCH, 1961; MERMON, 1962; EDUAH u. DREHER, 1975).

3. Medikamente mit direkter tonisierender Wirkung auf den Detrusormuskel

Prostaglandine: Seit der Strukturaufklärung einer Reihe von Prostaglandinen um 1960 in Schweden sind die Untersuchungen über das Prostaglandin-Thromboxansystem sehr weit gediehen (ELZ, 1977). Prostaglandine werden als Antwort auf einen Reiz neu gebildet, sofort sezerniert und nicht gespeichert. Sie wirken als lokale Hormone auf benachbarte Zellen, Gewebe und Organe. Enzyme zur Inaktivierung der Prostaglandine finden sich in der Lunge.

PGE_2 und $PGF_{2\alpha}$ rufen eine dosis-abhängige Kontraktion des Detrusors hervor (ABRAMS u. FENELEY, 1975; BULTITUDE u. Mitarb., 1976). Die Überdehnung der Harnblase führt über einen nachweisbaren Anstieg des Prostaglandinspiegels im venösen Blut zu einem Abfall des Urethralwiderstandes (GHONEIM u. Mitarb., 1976). Dementsprechend führen Prostaglandin-Synthesehemmer zu einer Obstruktion des Blasenhalses (Indometacin, Phenylbutazon). CORRADO u. Mitarb. (1976) berichten über einen Druckanstieg des Urethral-Druckprofiles im Blasenhals und Sphincter externus bei Kindern mit Myelomeningocele.

Histamin: In vitro löst Histamin eine dosisabhängige Kontraktion des Detrusormuskels aus, die am Blasenkörper viermal stärker ist als an der Basis, während die Urethralmuskulatur nur eine ganz schwache Kontraktion zeigt (s. Abb. 7) (KHANNA u. Mitarb., 1977).

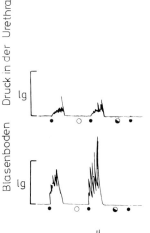

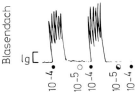

Abb. 7. Wirkung einer konstanten Konzentration von Histamin (10^{-4}M) in Gegenwart von H-1 oder H-2-Blockern. (Nach KHANNA u. Mitarb. Urology *10*, 378 1977)

V. Zur Behandlung der Sphinkterschwäche

Die medikamentöse Behandlung der Harninkontinenz bei insuffizientem Blasenverschluß ist nur dann erfolgreich, wenn einerseits keine anatomisch bedingte Läsion vorliegt oder andererseits nicht durch hochgradige Adipositas und Asthma ein erhöhter Abdominaldruck die eher schwach medikamentöse Wirkung aufhebt.

1. Tonisierung der glatten Muskulatur der Urethra

α-adrenerge Stimulation (KRANE u. OLSSON, 1973; STOCKAMP u. SCHREITER, 1973).

Norepinephrine (Noradrenalin): Prototyp der α-adrenerg wirksamen Substanzen, wird im Körper schnell inaktiviert, nur 5% werden unverändert ausgeschieden. Eignet sich nicht für die Langzeittherapie.

Ephedrin: längere Wirkung, per os-Verabreichung möglich, geringe zentrale Nebenwirkungen.
Zur Behandlung der Streßinkontinenz empfohlen (DIOKNO u. TAUB, 1975), ist es auch Bestandteil von »Bettnässertropfen«.

Dosierung: 15 mg 3–4stündlich per os.

Midodrin (Gutron): direkt peripher α-adrenerg stimulierend mit guter enteraler Wirksamkeit und langer Wirkungsdauer.

Wirkung: Blutdrucksteigerung und Bradykardie (PAUMGARTNER u. Mitarb., 1970) und Wirkung auf den Blasenhals (PITTNER u. Mitarb., 1976; JONAS u. Mitarb., 1977a, b; HEIDLER u. KÖCK, 1978).
Bei *normalen Personen* findet sich eine Drucksteigerung in der hinteren Harnröhre um 10%

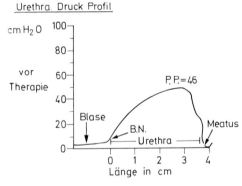

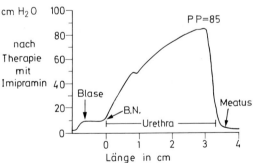

Abb. 8a und b. Wirkung von Imipramin auf die Urethra. 9 Jahre altes Mädchen mit Enuresis bei urologischer Durchuntersuchung ohne Substrat. **a** Maximaler Urethraldruck 46 cm H$_2$O, **b** unter Imipramin 50 mg täglich vor dem Schlafengehen Druckanstieg im Urethral-Druckprofil auf 85 cm H$_2$O. *P. P.* maximaler Urethraldruck; *B. N.* Blasenhals. (Nach KHANNA O. P., Urology *8*, 322, 1976)

bei normaler Dosierung von 15 mg tgl. per os (JONAS u. Mitarb., 1977b), nur bei exzessiv hohen Dosen (25–40 mg i. v. in 50 min) wurde bei einem Patienten eine Harnverhaltung beobachtet (HITZENBERGER u. Mitarb., 1973).

Bei *Streßinkontinenz* wurde eine Druckzunahme im Urethralprofil von 29–72% (Dosierung: 3 × 5 mg per os) festgestellt (JONAS u. Mitarb., 1977b; HEIDLER u. KÖCK, 1978). Die Inkontinenz nach Prostatektomie konnte nicht beeinflußt werden.

Die *retrograde Ejakulation* nach retroperitonealer Lymphadenektomie konnte im Akutversuch mit 30–40 mg i. v. günstig beeinflußt werden (JONAS u. Mitarb., 1977a).

Levodopa: In der Parkinson-Therapie gebräuchlich. Ein Metabolit von Levodopa ist Dopamin, das für die α-adrenerge Stimulation des Blasenauslassens verantwortlich ist (MURDOCK u. Mitarb. 1975).

Sympatol
Dosierung: 100 mg morgens und mittags als Langzeittherapie, 60 mg i. v. im Akutversuch zur Behandlung der Streßinkontinenz (STOKKAMP u. SCHREITER, 1973).

Imipramin (Tofranil): Untersuchungen von APPEL u. Mitarb. (1971) bewiesen die Beobachtungen, die in der Behandlung von psychiatrischen Patienten gemacht wurden. KHANNA u. Mitarb. (1975) konnten nachweisen, daß die Imipraminwirkung auf die hintere Harnröhre eine reine Stimulation der α-Rezeptoren ist und durch Phenoxybenzamin aufgehoben werden kann (s. Abb. 8).
(Dosierung: 3 × 10 bis 3 × 25 mg Tbl. tgl.)

Andere Medikamente, die eine α-adrenerge Stimulation (Druckerhöhung in der hinteren Harnröhre) hervorrufen: Indigocarmin (NG u. Mitarb., 1976), Amphetamine, Opiate (DOYLE u. BRISCOE, 1976).

2. Parasympathikomimetika

Bethanechol, Ubretid: Die Wirkung scheint über eine Stimulation der Ganglien in einer sekundären α-Rezeptoren-Stimulation zu liegen (s. Abb. 6) (BRANDSTETTER u. GITSCH, 1961; MERMON, 1962; YALLA u. Mitarb., 1977).

VI. Zur Behandlung der Blasenhalskontraktur (-spasmus)

Die medikamentöse Behandlung einer Obstruktion im Bereich der hinteren Harnröhre ist nur dann erfolgreich, wenn es sich um einen reinen Muskelspasmus (Hypertrophie) handelt. Jedes pathologische Substrat (Sphinktersklerose, Prostatahypertrophie, Harnröhrenstriktur) bedarf einer chirurgischen Behandlung.

1. Relaxation der glatten Urethralmuskulatur

(α-adrenerge Blockade) (KRANE u. OLSSON, 1973; KHANNA u. GONICK, 1975).

Phentolamin (Regitin): Akutversuch: 10 mg i. v.

Phenoxybenzamin (Dibenzyran): Dauertherapie: 2–3mal 10 mg täglich per os.

Wirkung: Patienten mit Restharnbildung bei UMNL besonders aber bei LMNL und multipler Sklerose reagieren mit einer Drucksenkung von 32% bis 42% im Urethraldruckprofil (STOCKAMP, 1976; KOYANAGI u. TSUJI, 1977; NORDLING, 1977).

Phentolamin-Test (AWAD u. Mitarb., 1976; OLSSON u. Mitarb., 1977): bei unklaren Obstruktionssymptomen der Urethra, um festzustellen, ob sich der Druck im Urethralprofil beziehungsweise der Uroflow nach einer Testdosis von Phentolamin 10 mg i. v. ändert. Auch bei einer Prostatahypertrophie mit akuter Retention wäre diese Dosis geeignet, die Harnverhaltung zu beheben (WHITFIELD u. Mitarb., 1975; CAINE u. PERLBERG, 1977). α-Blocker nach Prostatektomie können eine Streßinkontinenz auslösen (KOYANAGI u. TSUJI, 1977).

Phenothiazine (Melleril, Thoracin): haben α-Rezeptoren-blockierende Wirkung, eine Streßinkontinenz kann dadurch ausgelöst werden. Bei Männern wurde eine retrograde Ejakulation in 5–30% beobachtet (VAN PUTTEN u. Mitarb., 1973).

Diphenyl-Hydantoin: Antiepileptikum mit α-Rezeptoren-Blockade (RAZ u. Mitarb., 1973).
Dosis: 3 mg/kg i. v.

Coffein: Unter Verwendung von Coffein ist im Tierversuch eine Erschlaffung der glatten Muskulatur der hinteren Harnröhre beschrieben worden (PALERMO u. ZIMSKIND, 1977).

2. Relaxation der quergestreiften Urethralmuskulatur (Dyssynergie)

γ-Amino-Buttersäure (Lioresal): durch Inhibition der spinal bedingten Massenreflexe günstiger Einfluß auf die Dyssynergie (s. Abb. 3) (KIESSWETTER u. SCHOBER, 1975).

Diazepam (Valium), Tacitin: durch allgemein myotonolytische Wirkung wie auch durch Verstärkung des Effektes von Lioresal haben diese Substanzen in der Therapie der Dyssynergie eine Bedeutung (THIELE, 1971).

Literaturverzeichnis

ABRAMS, P. H., FENELEY, R. C. L.: The action of prostaglandins on the smooth muscle of the human urinary tract in vitro. Brit. J. Urol. *47*, 909 (1975).

AHLQUIST, R. P.: A study of the adrenotropic receptors. Am. J. Physiol. *153*, 586 (1948).

AMBACHE, N.: The use and limitations of atropine for pharmacological studies on autonomic effectors. Pharmacol. Rev. *7*, 467 (1955).

ANDERSON, G. F., FREDERICKS, C. M.: Characterization of the Oxybutynin Anatogonism of Drug-induced Spasms in Detrusor. Pharmacology *15*, 31–39 (1977).

APPEL, P., ECKEL, K., HARRER, G.: Veränderungen des Blasen- und Blasensphinktertonus durch Thymoleptika. Zystometrische Untersuchungen beim Menschen. Int. Pharmacopsychiat. *6*, 15–22 (1971).

AWAD, S. A., DOWNIE, J. W.: Sympathetic Dyssynergia in the region of the external sphincter: a possible source of lower urinary tract obstruction. J. Urol. *1977*, 636–640.

AWAD, S. A., DOWNIE, D. W., LYWOOD, R. A., YOUNG, S. V., JARZYLO: Sympathetic activity in the proximal urethra in patients with urinary obstruction. J. Urol. *115*, 545–547 (1976).

BENSON, G. S., SARSHIK, St. A., RAEZER, D. M., WEIN, A. J.: Bladder muscle contractility. Comparative Effects and Mechanisms of Action of Atropine, Propantheline, Flavoxate and Imiprami. Urology *9*, 31–35 (1977).

BOGASH, M., WOLGIN, W., KUGLER, F., SADOUGHI, N.: Functional Evaluation of Voiding in Patients with neurogenic bladder. J. Urol. *112*, 338–342 (1974).

BRADLEY, P. V., CAZORT, R. J.: Relief of bladder spasm by FLAVOXATE. A comparative study. J. Clin. Pharmacol. *10*, 65 (1970).

BRANDSTETTER, F., GITSCH, E.: Ergebnisse der medikamentösen Therapie der funktionellen Harninkontinenz. Wien. klin. Wschr. *73*, 556–557 (1961).

BRÜCKE, V. F. H., HORNYKIEWICZ, O.: Die Iminodibenzyl-Verbagen (= Thymoleptica). Pharmakologie der Psychopharmaka, S. 95–98. Berlin-Heidelberg-New York: Springer 1966.

BULTITUDE, M., HILLS, I., SHUTTLEWORTH, N. H.: Clinical and experimental studies on the action of Prostaglandins and their synthesis inhibitors on Detrusor muscle in vitro and in vivo. Brit. J. Urol. *48*, 631–637 (1976).

BURNSTOCK, G.: Purinergic nerves. Pharmacol. Rev. *24*, 509–567 (1972).

CAINE, M., PERLBERG, S.: Dynamics of acute retention in prostatic patient and role of adrenergic receptors. Urology *9*, 399–403 (1977).

CHADDUCK, W. M., LOAR, Ch. R., DENTON, I. C.: Vesical hypotonicity with Diazepam. J. Urol. *109*, 1005–1006 (1973).

COLE, A. T., FRIED, F. A.: Favourable experiences with Imipramine in the treatment of neurogenic bladder. J. Urol. *107*, 44–45 (1972).

CORRADO, F., BACCARANI, C., VIGNOLI, G. C.: The effect of PGF_2 (Prostaglandine) on the urethral profile of children with myelomeningocele. 17thCongress int. Soc. Urol., South Africa 1976.

DELAERE, K. P. J., MICHIELS, H. G. E., DEBRUYNE, F. M. J., MOONEN, W. A.: Flavoxate Hydrochloride in the Treatment of Detrusor Instability. Urol. Int. *32*, 377–381 (1977).

DIOKNO, A. C., HYNDMAN, C. W., HARDY, D. A., LAPIDES, J.: Comparison of action of imipramin (Tofranil) and propantheline (Probanthine) on detrusor contractions. J. Urol. *107*, 42–45 (1972).

DIOKNO, A. C., KOPPENHOEFER, F.: Bethanechol chloride in neurogenic bladder dysfunction. Urology *7*, 455 (1976).

DIOKNO, A. C., LAPIDES, J.: Oxybutynin: a new drug with analgesic and anticholinergic properties. J. Urol. *108*, 307–309 (1972).

DIOKNO, A. C., TAUB, M.: Ephedrine in the treatment of urinary incontinence. Urology 5, 624 (1975).

DONKER, P. J., IVANOVIC, F., NOACH, E. L.: Analysis of the urethral pressure profile by means of electromyography and the administration of drugs. Brit. J. Urol. *44*, 180–193 (1972).

DOWNIE, J. W., DEAN, D. M.: The components of postganglionic neurotransmission in rabbit detrusor. 7th Meeting ICSm Protorož, 1.–3. September 1977.

DOYLE, P. T., BRISCOE, C. E.: The effect of drugs and anaesthetic agents on the urinary bladder and sphincters. Brit. J. Urol. *48*, 329–335 (1976).

EDUAH, S. B., DREHER, E.: Die Wirkung des Parasympathikomimetikums Distigmin-Bromid (Ubretid) auf den Urethralverschluß bei der Frau. Gynäk. Rdsch. *15*, (Suppl. 1), 115–117 (1975).

FINKBEINER, A. E., BISSADA, N. K., WELCH, L. T.: Uropharmacology: V. Choline Esters and other Parasympathomimetic drugs. Urology *10*, 83–89 (1977).

GHONEIM, M. A., FRETIN, J. A., GAGNON, D. J., ARSENAULT, A., LIER van, J., SUSSET, J. G.: The influence of vesical distension on the urethral resistance to flow: a possible role for prostaglandins? J. Urol. *116*, 739–743 (1976).

GITSCH, E.: Prophylaxe und Therapie postoperativer Komplikationen nach gynäkologischen Laparatomien durch Langzeit-Cholinesterasehemmung. Wien: Maudrich 1965.

GRANGE, R. G. La: Peripheral autonomic regulations of the canine urinary bladder Invest. Urol. *9/1*, 64–81 (1971).

HAASE, J., HENATSCH, H. D., JUNG, R., STRATA, P., THODEN, U.: Sensomotorik. In: Physiologie des Menschen, Bd. 14. München: Urban-Schwarzenberg 1976.

HEIDLER, H., KÖCK, H.: Stressinkontinenz: Neuere Aspekte und Ergebnisse der konservativen Therapie mit Midodrin. Actuelle Urol. Im Druck (1978).

HERBST, W. P.: Double-blind comparison of flavoxate and propantheline as urologic antispasmodics. Am. J. clin. Res. *1*, 65–67 (1970).

HITZENBERGER, G., MÖSSLACHER, H., SLANY, J.: Hämodynamische Wirkungen einer neuen Substanz nach intravenöser Verabreichung. Int. J. clin. Pharmacol. *4*, 323–327 (1973).

JEFFERSON, J. W.: Psychotropic Drug-induced Bladder Decompensation. Am. J. Psychiat. *134*, 451–452 (1977).

JÖNSSON, G., ZEDERFELDT, B.: Eine Untersuchung des Cetiprins als urologisches Medikament. Urol. Int. *4*, 293–305 (1957).

JONAS, D., LINZBACH, P., WEBER, W.: Behandlung der retrograden Ejakulation nach retroperitonealer Lymphadenektomie mit Midodrin. Urologe B, *17*, 49–51 (1977a).

JONAS, D., MACAVEI, D., WIESNER, F., WEBER, W.: Beeinflussung der Harninkontinenz durch Midodrin. Verhandlg. dtsch. Ges. Urol, 28. Tagung, S. 326–328. Berlin-Heidelberg-New York: Springer 1977b.

KEIZUR, L. W., HODGES, C. U.: Anticholinergic (Banthine) influences on normal and neurogenic bladder function. J. Urol. *69*, 259–271 (1953).

KHANNA, O. P.: Disorders of micturation (neuropharmacologic basis and results of drug therapy). Distribution of neuroreceptors inlut. Urology *8*, 316–328 (1976).

KHANNA, O. P., DEGREGORIO, G. J., SAMPLE, R. G., MCMICHAEL, R. F.: Histamine receptors in urethrovesical smooth muscle. Urology *10*, 375–381 (1977).

KHANNA, O. P., GONICK, P.: Effects of Phenoxybenzamine hydrochloride on canine lower urinary tract. Clinical implications. Urology *6*, 323–330 (1975).

KHANNA, O. P., HEBER, D., ELKOUSS, G., GONICK, P.: Imipramine hydrochloride: Pharmacodynamic effects on lower urinary tract of female dogs. Urology *6*, 48 (1975).

KIESSWETTER, H.: Eigene Beobachtungen.

KIESSWETTER, H., POPPER, L.: A cystometric study to assess the influence of atropine, propantheline and Mebeverine on the smooth muscle on the bladder. Brit. J. Urol. *44*, 31–35 (1972).

KIESSWETTER, H., SCHOBER, W.: LIORESAL in the treatment of neurogenic bladder dysfunction. Urol. Int. *30*, 63–71 (1975).

KOHLER, F. P., MORALES, P. A.: Cystometric evaluation of flavoxate hydrochloride in normal and neurogenic bladders. J. Urol. *100*, 729 (1968).

KOYANAGI, T., TSUJI, I.: The Mechanism of urinary continence after Prostatectomy. Urol. Int. *32*, 353–367 (1977).

KRANE, R. J., OLSSON, C. A.: Phenoxybenzamine in neurogenic bladder dysfunction. II. clinical considerations. J. Urol. *110*, 653 (1973).

KUSCHINSKY, G., LÜLLMANN, H.: Kurzes Lehrbuch der Pharmakologie, 4. Aufl. Stuttgart: Thieme 1970.

KURNICK, N. B.: Autonomic hyperreflexia and its control in patients with spinal cord lesions. Ann. Intern. Med. *44*, 678 (1956).

LABAY, P., BOYARSKY, S.: The action of Imipramine on the bladder musculature. J. Urol. *109*, 385 (1973).

LAPIDES, J.: Urecholine regimen for rehabilitating the atonic bladder. J. Urol. (Baltimore) *91*, 658–659 (1964).

LAPIDES, J., DODSON jr. A.: Preliminary report: A study of the effects of banthine on the human bladder. J. Urol. *69*, 96–101 (1953).

LAPIDES, J., LOVEGROVE, R. H.: Urinary vesico-vascular reflex. J. Urol. *94*, 397 (1965).
LEE, L. W.: The clinical use of Urecholine in dysfunction of the bladder. J. Urol. *62*, 300 (1949).
MERMON, R.: Untersuchungen über die symptomatische Blasenhypotonie und deren therapeutische Beeinflussung. Z. Urol. *55*, 271–276 (1962).
MERRILL, D. C., MARKLAND, C.: Versical dysfunction induced by the major Tranquilizers. J. Urol. *107*, 769–771 (1972).
MOBLEY, D. F.: Phenobenzamine in the management of neurogenic vesical dysfunction. J. Urol. *116*, 737–738 (1976).
MURDOCK, M. D., OLSSON, C. A., SAX, D. S., KRANE, R. J.: Effects of Levodopa on the bladder outlet. J. Urol. *113*, 803–805 (1975).
NERGÅRDH, A.: The functional role of cholinergic receptors in the outlet region on the urinary bladder. Acta Pharmacol. Toxicol. *32*, 467 (1973).
NERGÅRDH, A.: Autonomic receptor functions in the lower urinary tract: A survey of recent experimental results. J. Urol. *113*, 180–185 (1975).
NG, Y. Th., DATTA, T. D., KIRIMLI, B. I.: Reaction to Indigocarmin. J. Urol. *116*, 132–133 (1976).
NIIJIMA, T., ASANO, M.: Clinical Appraisal of Ubretid, a new cholinesterase inhibitor in Urology. Acta Urol. Jap. *13*, 423 (1967).
NORDLING, J.: The effect of alpha-blocking agents in the urethral pressure in neurological patients. 7thMeeting ICS, Portorož, 1.–3. Sept. 1977, Vortrag Nr. 19.
OELZ, O.: Das Prostaglandin-Thromboxan-System. Schweiz. med. Wschr. *22*, 753–756 (1977).
OLSSON, C. A., SIROKY, M. B., KRANE, R. J.: The Phentolamine test in neurogenic bladder dysfunction. J. Urol. *117*, 481–485 (1977).
PALERMO, L. M., ZIMSKIND, P. D.: Effect of CAFFEINE on urethral pressure. Urology *10*, 320–324 (1977).
PAUMGARTNER, G., POKORNY, D., GRABNER, G.: Experimentelle und klinische Erfahrung mit einer neuen blutdrucksteigernden Substanz (2′,5′-Dimethoxyphenyl-2-Glycin-Amidoäthanol-1-Hydrochlorid). Wien. klin. Wschr. *82*, 490–494 (1970).
PITTNER, H., STORMANN, H., ENZENHOFER, R.: Pharmacodynamic actions of Midodrine. A new-alpha-adrenergic stimulating agent, and its main metabolite, ST 1059. Arzneimitt.-Forsch. *26*, 2145–2154 (1976).
PÖLDINGER, W.: Psychopharmaka bei psychiatrischen und nichtpsychiatrischen Erkrankungen. Monatskurse ärztl. Fortbild. *19*, 159 (1969).
PUTTEN, van Th., MALKIN, M. D., WEISS, M. S.: Phenothiazine-induced stress incontinence. J. Urol. *109*, 625–626 (1973).
RAEZER, D. M., WEIN, A. J., JACOBOWITZ, D., CORRIERE, J. N. jr.: Autonomic innervation of canine urinary bladder. Cholinergic and adrenergic contributions and interactions of sympathetic and parasympathatic nervous systems in bladder function. Urology *2*, 211 (1973).
RAZ, S., ZEIGLER, M., CAINE, M.: The effect of Diphenyl-hydantoine on the urethra. Invest. Urol. *10*, 293–294 (1973).
REINHOFER, E.: Urologische Erfahrungen mit einem neuen Spasmolytikum. Monatshefte ärztl. Fortbild. *13*, 1–10 (1972).
RITCH, A. E. S., CASTLEDEN, C. M., GEORGE, C. F., HALL, M. R. P.: Failure of Emepronium bromide to relax the uninhibited bladder, 7thICS Meeting 1977, Portorož, 1.–3. September, Vortr. Nr. 30.
RITTER, G., GRABNER, F.: Psychopharmaka und Miktionsstörungen. Zystometrische Untersuchungen. Nervenarzt *41*, 232–234 (1970).
ROHNER, Th., J. jr., SANFORD, E. J.: Imipramine Toxicity. J. Urol. *114*, 402–403 (1975).
ROHNER, T. J., RAEZER, D. M., WEIN, A. J., SCHOENBERG, H. W.: Contractile responses of dog bladder neck muscle to adrenergic drugs. J. Urol. *105*, 657 (1971).
SADOUGHI, N., RAZVI, M., ALBIN, R. J., BUSH, J. M.: The effect of digitalis on the bladder in man. J. Urol. *113*, 178–179 (1975).
SETNIKAR, I., RAVASI, M. T., DARE, P.: Pharmacological properties of piperidino-ethyl-3-methylflavone-8-carboxylate hadro-chloride, a smooth muscle relaxant. J. Pharmac. exp. Ther. *130*, 356–363 (1960).
SIZEMORE, G. W., WINTERNITZ, W. W.: Autonomic hyperreflexia. Suppression with alpha-adrenergic blocking agents. New Engl. J. Med. *282*, 795 (1970).
SMITH, P. H., COOK, J. B., PRASAD, E. M.: The effect of Ubretid on bladder function after recent complete spinal cord injury. Brit. J. Urol. *46*, 187 (1974).
STANTON, S. L.: A comparison of emepronium bromide and flavoxate hydrochloride in the treatment of urinary incontinence. J. Urol. *110*, 529–533 (1973).
STOCKAMP, K., SCHREITER, F.: Beeinflussung von Harninkontinenz und neurogener Harnentleerungsstörung über das sympathische Nervensystem. Act. Urol. *4*, 75–83 (1973).
STOCKAMP, K.: Alpha-Rezeptorenblocker und Harnblasendysfunktion. Stuttgart: Schattauer 1976.
THIELE, R. M.: Kombinationsbehandlung mit Lioresal und Tacitin bei spastischen Zustandsbildern (W. Birkmayer, Hrsg.). Aspekte der Muskelspastik. Wien: Huber 1971.
THOMPSON, I. M., LAUVETZ, R.: Oxybutynin in bladder spasm, neurogenic bladder and enuresis. Urology *8*, 452 (1976).
VAHLENSIECK, W., FABIAN, K., MÖRSDORF, K.: Induzierung und Kontrolle der Spasmo-Analgesie. Z. Urol. *64*, 929–936 (1971).
WHITFIELD, H. N., DOYLE, P. T., MAYO, M. E., POOPALASINGHAM, N.: The effect of adrenergic blocking

drugs on outflow resistence. Brit. J. Urol. *47*, 823–827 (1975).

YALLA, S. V., ROSSIER, A. B., FAM, B. A., GABILONDO, F. B., BENEDETTO, M. D., GITTES, R. F.: Functional Contribution of autonomic innervation to Urethral striated Sphincter: studies with Parasympathomimetic, Parasympathicolytic and alpha-adrenergic Blocking agents in Spinal Cord Injury and Control male subjects. J. Urol. *117*, 494–494 (1977).

YALLA, S. V., ROSSIER, A. B., FAM, B.: Dyssynergic vesicourethral responses during bladder rehabilitation in spinal cord injury patients: effects of suprapubic percussion, créde method and bethanechol chloride. J. Urol. *115*, 575–579 (1976).

YEO, J., SOUTHWELL, Ph., RUTOWSKI, S., MARCHANT-WILLIAMS, H.: A further report on the effect of distigmine bromide (Ubretid) on the neurogenic bladder. Med. J. Australia *2*, 201–203 (1974).

ZANOLLO, A., CATANZARO, F.: Urodynamic response of unstable bladder to Flavoxate 6th ICS Meeting, Sept. 1976, Antwerpen.

Endoskopisches Instrumentarium

E. HERTEL

I. Einführung

Es darf angenommen werden, daß Eingriffe in der Blase – »Lithotomien« – bereits zu vorchristlicher Zeit in Indien und Ägypten bekannt waren.

Die intravesikale Operationstechnik erlebte besonders im 18. und 19. Jahrhundert in der französischen Schule eine lange Blütezeit. Es dominierte der fein ausgebildete Tastsinn der Hand.

Da diese Eingriffe ohne Betäubung vorgenommen werden mußten, kann man heute nur die geniale Konstruktion der Instrumente und den Mut von Arzt und Patient bewundern.

Die Geschichte der urologischen Endoskopie begann im Jahre 1806, als der Frankfurter Arzt BOZZINI einen Lichtleiter zur Beleuchtung innerer Körperhöhlen konstruierte.

Maximilian NIETZE, dem Begründer der modernen Urologie, gelang mit der Erfindung des Zystoskops im Jahre 1878 der entscheidende Durchbruch für die Entwicklung der Endoskopie. Das Prinzip der Instrumente blieb über etwa 80 Jahre gleich:

Die Endoskope entsprechen einem umgekehrten Fernrohr mit geringer Vergrößerung. Am Ende des Instruments beleuchtet eine kleine Glühbirne die wassergefüllte Blase. Neben Optik und Lichtleitung bleibt Raum für Katheter und Sonde, zu deren Führung der sog. Albarransche Hebel dient.

Mit der Entwicklung der Glasfasern 1963 wurde die Glühbirne zunehmend durch die sog. Kaltlichtbeleuchtung ersetzt. Die Intensität der Lichtquelle konnte erheblich gesteigert werden. Mit der Einführung neuer Linsensysteme, den sog. Stablinsen, konnte der Durchmesser der Optik so verkleinert werden, daß heute leistungsfähige Diagnostikinstrumente von 16 bis 18 Carrière (1 Charr. = 0,33 mm) sowie Operationsinstrumente von 22 bis 27 Carr. zur Verfügung stehen. Die sog. Miniaturzysturethroskope, die hauptsächlich in der Kinderurologie verwendet werden, weisen 8–11 und 13–14 Charrière auf. Eine qualitätvolle Bild- und Fernsehdokumentation ist Dank der Güte der Optiken gewährleistet.

Im Gesamtaufbau der Endoskope haben sich die zweigeteilten Instrumente mit Schaft und Einsatz durchgesetzt. Durch denselben Schaft lassen sich die verschiedenen Optiken und Greifinstrumente wie Biopsie-, Fremdkörper- und Steinzangen einführen.

Bevor nun auf die Besprechung der einzelnen Krankheitsbilder und ihre endoskopische Behandlung eingegangen wird, seien zunächst einige Worte zu der in letzter Zeit wiederholt empfohlenen Zurückhaltung vor transurethralen Maßnahmen gesagt.

Eine Zystoskopie, mit der entsprechenden Be-

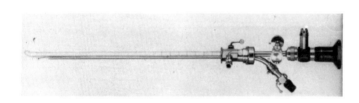

Abb. 1. Endoskop: Standard-Urethro-Zystoskop mit Hopkins-Optik

hutsamkeit und unter aseptischen Kautelen vorgenommen, ist völlig ungefährlich. In der Urologischen Klinik rechts der Isar, München, wurden im vergangenen Jahr 1437 Patienten urethrozystoskopiert, über 95% ambulant, wonach nicht in einem einzigen Fall eine komplizierte Harnwegsinfektion beobachtet werden konnte. Zystoskopien wie auch retrograde Darstellungen und Schlingen werden bei uns nur ausnahmsweise in Narkose vorgenommen, so daß der Schmerzempfindlichkeit der Patienten allergrößte Beachtung zukommt. Unangenehme Erfahrungen, die Angst vor der sog. Blasenspiegelung, wodurch nicht selten die erforderliche Untersuchung hinausgeschoben wird und eine Therapie erst verspätet einsetzen kann, haben ihre alleinige Ursache in grober und unsachgemäßer Handhabung der Endoskope. Die Einführung des Instrumentes wie auch die eines Blasenkatheters muß leicht und glatt erfolgen.

Hierzu kommen im wesentlichen zwei Verfahren bzw. Instrumententypen in Frage. Zum einen die modifizierten sog. Otis-Urethrotome, bei denen zwei Wirkungsmechanismen zugrunde liegen:
Erstens wird eine Bougie-Wirkung erreicht, indem mittels einer Schraubvorrichtung das Instrument mehr oder weniger geöffnet werden kann und dadurch sein Umfang größer wird. Zweitens kann ein kleines Messerchen an der Oberkante des Instruments so entlanggezogen werden, daß ein glatter Schnitt bei 12 Uhr entsteht. Diese Technik kann allerdings nur dann angewandt werden, wenn die Striktur so weit ist, daß eine blinde Einführung des Urethrotoms gelingt. Häufig kann jedoch nur unter Sicht eine Harnröhrenstriktur inzidiert werden. In solchen Fällen sollte man zunächst einen 5 Charr. Ureterenkatheter in die Blase vorschieben, um einen Leitfaden zur Orientierung

II. Vordere Harnröhre

1. Strikturen

Verengungen der Harnröhre beim RMV sind zumeist Folge entzündlicher Erkrankungen (spezifische und unspezifische Urethritiden) nach langzeitiger Katheterbehandlung oder traumatischer Genese nach unsachgemäßer Einführung des Katheters.
Nur bei relativ »weichen« und weiten Strikturen ist eine, ggf. wiederholte Bougierung zu verantworten. Beim RMV sollte wegen der energievernichtenden Wirkung der Striktur möglichst durch einen operativen Eingriff versucht werden, diese zusätzliche Erhöhung des Auslaßwiderstandes langfristig zu bessern.

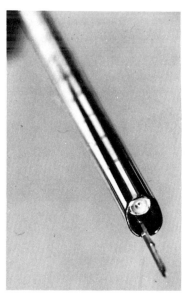

Abb. 3. Sachse-Urethrotom

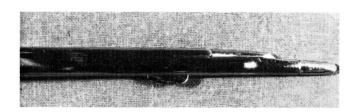

Abb. 2. Otis-Urethrotom

zu haben, da vor allem durch mehrfache Katheterversuche häufig blinde Öffnungen neben der Striktur zu finden sind.

Da Behandlungen von Harnröhrenengen mit Hochfrequenzstrom meist zu neuen erheblicheren Strikturen führen, haben SACHSE und auch DETTMAR die Inzision mit einem scharfen Messer durch ein Urethroskop propagiert.

Hierdurch können Harnröhren bis auf 36 Charr. aufgeschlitzt werden, und es besteht die Möglichkeit, mehrere Schnittreihen unter Kontrolle des Auges nebeneinander zu legen.

III. Erhöhter Blasenauslaßwiderstand

Die Technik der transurethralen Operationen wurde Ende der 20er Jahre in den USA entwickelt und Anfang der 40er Jahre bei RMV gezielt eingesetzt (EMMETT). Indikationen zur TUR s. Beitrag STÖHRER.

Spezielle Kontraindikationen zur transurethralen Elektroresektion sind:

1. Ausgedehnte Strikturen der Harnröhre, die ein Einführen des Instruments unmöglich machen;
2. Ankylose der beiden Hüftgelenke, die eine Abwinkelung nicht zulassen und eine Exkursion des Instrumentes verhindern (für sehr geübte Resekteure evtl. durch eine Spionoptik auszugleichen.
3. Patienten mit sehr großen Adenomen.
4. Kranke mit großen Blasensteinen, besonders wenn diese in gleichzeitig vorhandenen Blasendivertikeln liegen und so transurethral schwer zugänglich sind.

Für die transurethralen Operationen kommen generell zwei verschiedene Techniken in Frage: Einmal werden die sog. Punch-Instrumente verwendet, wobei der Schneidevorgang durch ein scharf schneidendes Ringmesser erfolgt. Verbreiteter sind die sog. Elektroresektionsinstrumente, bei denen das Gewebe durch eine an einem Hochfrequenzgenerator angeschlossene Drahtschlinge durchtrennt wird.

1. Cold punch

Die Stanz- oder »Cold-Punch«-Technik (Tur-p) hat vor allem in Europa im Vergleich zur Elektroresektion eine nur geringe Anzahl von Anhängern.

Bei diesem Verfahren bedient man sich der »Direktsichtinstrumente«, also endoskopischer Geräte ohne ein optisches Linsensystem. Sämtliche, heute gebräuchliche Direktsichtinstrumente leiten sich vom 1935 von THOMPSON konstruierten Cold-Punch-Resektoskop ab. Vorteil der direkten Sicht ist die Möglichkeit einer akkuraten dreidimensionalen Betrachtung von Urethra und Blase. Der Schneidevorgang beim Cold-Punch erfolgt durch ein Ringmesser, welches vor- und zurückgleiten kann. Im Außenrohr, dem Schaft, ist ein Fenster angebracht, in das das zu entfernende Gewebe hineingedrückt wird. Das Ringmesser stanzt nun dieses Gewebe ab, wenn es nach vorne in das Schaftfenster hineingeschoben wird. Diese Instrumente besitzen ein Spül- und Beleuchtungssystem. Zur Blutstillung wird durch einen gesonderten Kanal von außen eine Koagula-

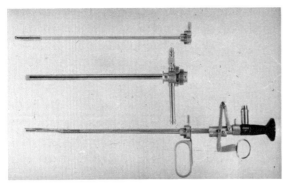

Abb. 4. Resektoskop

tionssonde in das Operationsgebiet vorgeschoben.

2. Konventionelle Resektoskope

Die Elektroresektion hat weltweit eine große Verbreitung gefunden. Die heute benutzten Resektoskope gehen in ihrer Technik auf das 1924 vom New Yorker Urologen STERN entwickelte und 1928 von MAC CARTHY modifizierte Gerät zurück. Dieser Urtyp, das sog. Stern-Mac Carthy-Resektoskop hat bis heute dank neuer technischer Entwicklungen insbesondere der Glasfibertechnik entscheidende Änderungen erfahren.

Das Resektionsinstrument besteht aus einem röhrenförmigen Außenanteil, dem Schaft und dem darin befindlichen Schneidegerät, dem Elektrotom. Der Schaft, eine Metallröhre, deren vesikales Ende mit einem Ring aus Isoliermaterial geschützt ist, wird mit Hilfe eines Obturators in die Blase eingeführt. Aufgabe des Schaftes ist es, dem Elektrotom die Führung zu verleihen und gleichzeitig die Urethra abzuschirmen. Ferner wird das Spülwasser vom Anschluß am okularen Ende zum Resektionsgebiet geleitet. Das Spülwasser hat die Aufgabe das Resektionsgebiet vom Blut freizuspülen und die Resektionsstücke in die Blase zu transportieren. Da durch die Eröffnung von Venen Spülflüssigkeit in die Blutbahn gelangen kann, muß diese isotonisch und steril sein. Die Versorgung mit Spülwasser erfolgt am günstigsten durch Einweg-Plastikbehälter, wobei das geschlossene System immer steril ist und pyrogenfreies Wasser liefert.

Im Elektrotom sind Optik, Schneideschlinge und Lichtübertragung zu einer Arbeitseinheit zusammengefaßt. Optik und Glasfiberbündel sind fixiert, die Schneideschlinge ist beweglich. Das Elektrotom besitzt eine Führungsvorrichtung, durch die es möglich ist, die Schneideschlinge coaxial zum Instrumentenschaft vor- und rückwärts zu bewegen. Die Schlinge ist durch das Schneidekabel mit einem Hochfrequenzgerät verbunden. Mit Hilfe eines Fußschalters ist das Ein- und Ausschalten zu betätigen sowie die Stromart zu wählen. Zur Vermeidung von sog. »Leckströmen« werden neuerdings isolierte Schäfte angeboten, die entweder vollständig aus Kunststoff sind oder aus Metall mit Kunststoffüberzug aufgebaut sind.

3. Dauerspülresektoskope

1975 stellte IGLESIAS in Deutschland sein neues Dauerspülresektoskop vor. Dieses besitzt ein zweiteiliges Spülsystem, dessen einer Teil für den Einfluß klarer, der andere Teil für den Ausfluß der blutigen Spülflüssigkeit bestimmt sind. Beide Anteile sind voneinander getrennt und haben ihre distalen Öffnungen an den gegenüberliegenden Seiten am Ende des Resektoskopschaftes. Die blutige Spülflüssigkeit fließt von der Blase durch eine Vielzahl kleiner Öffnungen im distalen Ende des Instruments in den Ausflußanteil des Spülsystems ab, der über einen Schlauch an eine Saugpumpe angeschlossen ist. Das Fassungsvermögen des Ausflußanteils ist kleiner als das des Einflußanteils, so daß die Blase während der Resektion angemessen gefüllt ist.

Folgende Punkte dieser neuen Dauerspülresektionstechnik werden als vorteilhaft angegeben:

1. Die transurethrale Resektion ist ununterbrochen;
2. Die Möglichkeit, die Blase und prostatische Urethra bei einem Druck von weniger als 20 mm/Hg gleichmäßig gefüllt zu halten, vermindert die Wahrscheinlichkeit von Einschwemmung bzw. Absorbtion der Spülflüssigkeit, dies könnte speziell bei hypertonen Reflexblasen in ausgewählten Fällen vorteilhaft sein.
3. Die Operationszeit soll um durchschnittlich 50% vermindert sein.

Wir haben der Euphorie über die Niederdruckresektion mit Dauerabsaugung nach Erprobung unterschiedlicher Instrumententypen nicht ungeteilt zustimmen können. Zunächst einmal belasten Blasen- und Koagelbildung vor der Optik sowie die Ansammlung der Resektionsstückchen in der Loge gegen Ende des Eingriffs diese Methode. Weitere Nachteile ergeben sich aus der Dicke des Schaftes von über 27 Charr. gegenüber den herkömmlichen Schaftstärken von 24 Charr.

Ein entscheidendes Problem bei der Resektion mit konstanten Drucken sehen wir in der Starre des Blasenhalses während des gesamten Eingriffes, die insbesondere bei RMV zu einer unliebsamen Verfälschung der funktionellen Wirksamkeit relativer Engen des Blasenhalses führen kann. Bei der Standardmethode erweitert sich mit dem Wasserzulauf die Pars prostatica ganz allmählich und kontinuierlich und bei jedem Resektionsvorgang wieder aufs neue. Hierdurch können Unregelmäßigkeiten im Resektionsgebiet, also Vorwölbungen von verborgenen Adenomknoten, besser erkannt werden, und vor allem ist es möglich, apikale Reste durch wechselnden Druck plastisch sichtbar zu machen. Erst durch Erkennung der »Dynamik des Blasenhalses« scheint es möglich zu sein, die apikalen Reste vollständig abzutragen, wodurch bekanntlich ja erst eine einwandfreie Miktion erzielt werden kann. Nicht zuletzt dürften durch die 12-Grad-Optik Unregelmäßigkeiten im Kapselbereich nicht prominent abgebildet werden, was zu einer Verstärkung der eben erwähnten Schwierigkeiten führt.

Die Gefahr einer Spülwassereinschwemmung mit den Folgen des TUR-Syndroms bei der üblichen Technik ist meiner Meinung nach bei entsprechendem Vorgehen nicht größer als bei der Dauerspülresektion.

Es wird abzuwarten sein, inwieweit diese Variante der transurethralen Operationen sich in Zukunft durchzusetzen vermag.

4. Technik

Die Technik der Elektroresektion ist nicht leicht erlernbar. Neben einer besonderen endoskopischen Begabung, bedarf es ständiger Übung. Diese Methode sollte man sich in jungen Jahren unter Anleitung eines erfahrenen Resekteurs aneignen. Wer erst mit über 40 Jahren zu resezieren beginnt, wird kaum mehr überdurchschnittliche Leistungen erbringen können. Erst nach etwa 200 bis 300 Resektionen ist man im allgemeinen so routiniert, daß man sich auch in schwierigeren Situationen zurechtfindet.

a) Einführung

Das Instrument darf nie mit Gewalt durch die Harnröhre geführt werden, sondern soll leicht, im wesentlichen von alleine zur Blase gleiten. Jede Blutung ist zu vermeiden, da hierdurch die Ausbildung einer Striktur begünstigt werden kann. Im Zweifelsfall sollte das Einführen unter Sicht vorgenommen werden.

b) Schneiden und Koagulieren

Vor dem Eingriff wird zunächst die Blase nach Veränderungen abgesucht. Anschließend werden die anatomischen Verhältnisse am Blasenhals inspiziert, hierbei muß insbesondere der M. sphincter externus, der durch einfache Berührung bzw. durch Faradaysche Reizung zur Kontraktion gebracht werden kann, lokalisiert werden. Der Colliculus seminalis als distaler Leitpunkt ist besonders nach langzeitiger Dauerkatheterbehandlung nicht immer leicht erkennbar, muß jedoch als wichtigster Fixpunkt in jedem Fall bekannt sein. Der Resektionsvorgang besteht nur darin, daß das Gewebe, welches sich zwischen Schneideschlinge und Instrumentenschaft befindet, beim Zurückziehen der Schneideschlinge als rillenförmiges Stück abgetragen wird. Dieser Vorgang hat eine gewisse Ähnlichkeit mit der handwerklichen Verrichtung des Hobelns, weshalb auch häufig die Elektroresektion von den Patienten so bezeichnet wird. Es kann nur so lange reseziert werden, bis die Blase mit Spülwasser gefüllt ist. Beim Ablauf der Spülflüssigkeit muß bei den herkömmlichen Instrumenten das Elektrotom aus dem Schaft entfernt werden. Die Mehrzahl der abgeschnittenen Gewebsstückchen wird aus der Blase durch den Schaft nach außen gespült und aufgefangen. Der Rest wird später durch eine Saugspritze entfernt.

Grundsätzlich ist zu sagen, daß die transurethrale Elektroresektion bei genügendem Können des Operateurs heute das ideale Vorgehen bei Eingriffen zur Reduzierung eines erhöhten BAW bei RMV darstellt.

c) Blutverlustbestimmung

Wer größere und extremere transurethrale Eingriffe vornimmt, sollte über den intraoperativen Blutverlust orientiert sein, damit gegebenenfalls ein rechtzeitiger Ersatz erfolgen kann. Mit Hilfe einer in der Urologischen Klinik rechts der Isar in München entwickelten Apparatur, die sehr einfach zu bedienen ist, kann der Blutverlust im Operationssaal nach Auffangen des Spülwassers einfach und relativ genau bestimmt werden.

IV. Blasensteine

Sehr große Steine, also solche von drei und mehr Zentimeter Durchmesser, vor allem, wenn sie in gleichzeitig vorhandenen Divertikeln liegen, wird man im allgemeinen durch Sectio alta entfernen. Es gibt allerdings auch Operateure, die das erste Aufarbeiten des Steines in Fragmenten mit der blinden Zange vornehmen, um dann die Bruchstücke einzeln mit den Sichtinstrumenten bis zur Absaugefähigkeit zerkleinern. Es gibt vier Methoden der Sichtlithotripsie, die auch miteinander kombiniert werden können.

1. Sichtzangen

Zur mechanischen Sichtlithotripsie stehen drei verschiedene Systeme zur Verfügung:
1. Die Zangen bewegen sich in axialer Längsrichtung, ähnlich wie die einer blinden Steinzange, hiermit können auch größere Konkremente zerkleinert werden.
2. Diese Zangen öffnen und schließen sich durch eine axiale Drehung, wodurch das Konkrement gut erkennbar ist, was bei dem ersten Typ nicht immer der Fall ist. Größere Kräfte zur Zerkleinerung des Steines können jedoch nicht entwickelt werden.
3. Zangen, die durch Resektions- oder Zystoskopschäfte hindurchgeführt werden können, sind nur für sehr kleine und weiche Steine geeignet.

Bei der mechanischen optischen Lithotripsie sind häufig durch kleine Blutungen und Aufwirbelung des Steinstaubes die Sichtverhältnisse sehr behindert, so daß neue Techniken entwickelt wurden.

2. Urat-I-Gerät

Für die endoskopische Zertrümmerung von Steinen steht das sowjetische Gerät Urat-I zur Verfügung. Hierbei wird eine Sonde von 10 Charr., die durch jedes großkalibrige Operationszystoskop eingeführt werden kann, an den Stein herangeführt und dieser mit elektrohydraulischen Schlagwellen zertrümmert. Manche, besonders harte Steine lassen sich nur schwer aufarbeiten, da hierbei die Eigenfrequenz dieser Konkremente nur schwer zu erreichen ist.
Blasenwandverletzungen durch Steinfragmente oder durch die Sonde kommen vor.

3. Ultraschallgerät

Ein Quarzkristall wird durch Hochfrequenzstrom in Schwingungen versetzt, die auf ein Metallrohr, welches durch ein Zystoskop in die Blase eingeführt wird, übertragen werden. Durch Berührung mit diesem oszillierenden Metallrohr werden Löcher in den Stein gebohrt, wodurch dann das Konkrement zum Zerfall gebracht werden kann (»Schweizer-Käse-Technik«). Da der Eingriff relativ schmerzfrei ist, muß nicht immer eine tiefere Narkose erfolgen. Größere Steine lassen sich jedoch nur sehr schwer zerkleinern.

4. Steinpunch

W. MAUERMAYER stellte 1976 ein Sichtlithotripsie-Instrument vor, das nach dem Punchprinzip arbeitet.
Das 24 Charr.-Instrument kann gleichzeitig mit der elektro-hydraulischen Lithotripsie, also dem Urat-I, kombiniert werden, so daß die Aufarbeitung von Steinen bis knapp über

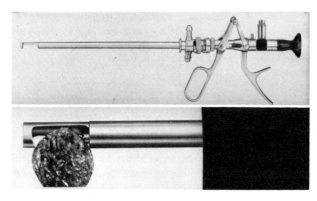

Abb. 5. Steinpunch

Kirschgröße im reinen Punchvorgang und von Steinen in Größen darüber kombiniert mit der Schlagwellen- und Punchlithotripsie vorgenommen werden können. Das Instrument mit der Sicht- und Spülleistung eines Resektoskops erlaubt ein rasches Operieren, so daß Lithotripsie und Elektroresektion am Blasenhals in einer Sitzung gut durchführbar sind.

V. Harnleiter

1. Sondierung

Die therapeutische Harnleitersondierung, die dann notwendig wird, wenn ein gestautes Nierenbeckenkelchsystem kurzfristig entlastet werden muß, sollte dann, wenn der Katheter sich nicht glatt zur Niere hochschieben läßt, mit einem Katheter mit gebogener Spitze vorgenommen werden, wobei es günstig ist, durch den Katheter etwas Flüssigkeit vorzuspritzen. Wegen der erhöhten Infektionsgefahr bei RMV ist ganz besonders auf exakte Indikationsstellung und auf peinlichste Einhaltung der Asepsis zu achten.

2. Zeißsche Schlinge

Diese Technik der Behandlung von Harnleiter-, ggf. auch Nierenbeckensteinen, wurde 1939 vom Bad Wildunger Urologen ZEISS beschrieben.

a) Indikation

Zur instrumentellen Steinextraktion eignen sich kleine bis mittelgroße Harnleitersteine, besonders im unteren Drittel, die keine Tendenz zum Spontanabgang zeigen (etwa 3–4 Wochen unveränderte Lage). Grundsätzlich ist zu sagen, daß alle Harnleitersteine, die zu einer nennenswerten Stauung geführt haben, ebenso wie die infizierten, grundsätzlich operativ angegangen werden müssen. Steine im Harnleiter von Restnieren sollten, falls sie keine Tendenz zum Spontanabgang zeigen, ebenfalls durch eine Schnittoperation entfernt werden. Die sog. »hohe Schlinge« kann bei nicht-komplizierten Steinen sicherlich auch zum Erfolg führen. Allerdings besteht hierbei die Gefahr, daß ein solches Konkrement in das Nierenhohlsystem zurückgeschoben wird. Man kann dann die Sonde als sog. »Lockschlinge« im Nierenbecken liegen lassen und hoffen, daß der Stein sich in derselben verfängt. Dem Umfang des Steines sollte die Schlingengröße von 3–5 cm angepaßt werden.

Eine direkte Extraktion des Steins ist wegen der Traumatisierungsgefahr der Harnleiterschleimhaut und eines Abgleitens der Schlinge nicht ratsam. Günstiger ist eine sog. Dauerschlinge, die durch die Ureterperistaltik – unterstützt durch die eigene Schwerkraft – von allein in die Blase wandert. Liegen die Schlinge und das Konkrement fest miteinander verbunden über längere Zeit im intramuralen Anteil, so kann durch aktiven Zug, bzw. durch Beschwerung der Schlinge, der Durchtritt erleichtert werden.

VI. Niere

Die Niere als schwer zugänglicher Hohlraum im Retroperitoneum bietet zur endoskopischen Untersuchung zwei Zugangswege: einen offenen operativen nach Eröffnung von Retroperitoneum und Organ und einen geschlossenen transurethralen durch Blase und Harnleiter.

1. Retrograde Pyeloskopie

1960 wurden von den Firmen ACMI und später OLYMPUS flexible Instrumente entwickelt, mit deren Hilfe transurethrale Beobachtungen des Ureters möglich wurden. Diese Instrumente gleichen in Länge und Flexibilität einem Ureterenkatheter und werden wie dieser durch ein Zystoskop mit Arbeitsgang in den Harnleiter und das Nierenbecken eingeführt. Bei Verwendung dieser flexiblen Instrumente müssen jedoch erhebliche Nachteile in Kauf genommen werden. Dünne Endoskope verfügen über nur mindere optische Eigenschaften, während umfangreichere Geräte im Ureter nicht verwendet werden können. So dürfte die retrograde Ureteropyeloskopie in Zukunft auch nur dann an Bedeutung gewinnen, wenn neue und bessere Technologien entwickelt werden.

2. Intraoperative Pyeloskopie

Wir haben uns seit über 5 Jahren mit dem fast völlig vernachlässigten Gebiet der intraoperativen Pyeloskopie beschäftigt. Hierbei kann man nach operativer Eröffnung des Retroperitoneums durch eine Pyelotomie, Nephrotomie oder Polresektion mit speziellen Instrumenten das Nierenhohlsystem endoskopieren.

Die von uns verwendeten Geräte sind starre Endoskope mit einem besonders dünnkalibrigen Schaft von 11 bis 14 Charr. Das distale Schaftdrittel, also der Nutzschaft ist zur Anpassung an das Operationsgebiet abgewinkelt. Der in letzter Zeit häufiger geäußerten Meinung, daß flexible Instrumente auch bei der operativen Pyeloskopie günstiger seien, können wir nicht zustimmen. Im begrenzten und verzweigten Nierenhohlsystem sind starre Endoskope leichter zu führen und universeller verwendbar. An Hilfsinstrumenten haben wir Steinzangen, Probeexzisionszange, Koagulationssonde und ein Spekulum entwickelt.

Wir verwenden ausschließlich starre Zangen, da flexible Zangen in gesonderten Instrumentenkanälen bewegt werden müssen, wodurch der Umfang des Nutzschaftes erheblich zunimmt. Zudem sind die schmalen Branchen im engen Kelchsystem kaum zu dirigieren. Die durch einen herkömmlichen Irrigator erzeugten Drucke reichen bei dem geringen Durchmesser

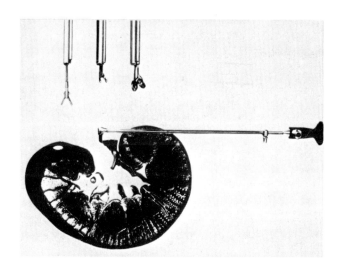

Abb. 6. Pyeloskop mit Hilfsinstrumenten

des Spülrohrs im Pyeloskop nicht aus, um die Kelche voll zu entfalten. Wir verwenden ein geschlossenes Einwegdruckspülsystem, mit dem Manschettendrucke bis zu 300 mm/Hg erzeugt werden können, eine optimale Lösung der Spülwasserversorgung.

a) Steine

Hauptanwendungsgebiet der intraoperativen Pyeloskopie sind Steine in Niere und Harnleiter.

Die Nierenstein-Chirurgie, unbestritten eines der wichtigsten und segensreichsten Kapitel der Urologie, spielt sich im Dunkeln ab. Häufig werden Steine übersehen, da keine direkte optische Kontrollmöglichkeit vorhanden ist, was besonders bei der hohen Rezidivneigung beim RMV von Bedeutung ist. Allein die Endoskopie gestattet es, die Verhältnisse im Niereninnern exakt zu beurteilen. Die Verwendungsmöglichkeiten der Pyeloskopie sind: Lokalisation jeder Art von Steinen, Extraktion bis erbsgroßer Konkremente, Reinigung des Steinbettes sowie insbesondere die Kontrolle auf Steinfreiheit und das Auffinden röntgenologisch nicht bekannter Konkremente, die gleichzeitig optisch instrumentell entfernt werden können.

b) Blutungen

Auch bei unklaren Hämaturien kann durch eine Endoskopie des Nierenhohlsystems die Ursache der Blutungen erkannt werden und eine Schnellschnittuntersuchung vorgenommen werden. Somit können Nieren, die sonst einer Nephrektomie anheimgefallen wären, erhalten werden.

VII. Zusammenfassung

Aus dem anfänglich unhandlichen und einfachen Zystoskop entstanden im Laufe der Zeit optisch-feinmechanische Präzisionsinstrumente. Die Endoskopie hat sich zu einem technisch sehr aufwendigen Verfahren entwickelt, welches eine spezielle Ausbildung erfordert. Die hochdifferenzierten Eingriffe am Blasenhals des RMV wären ohne die Perfektion der heutigen Instrumente nicht durchführbar.

Literaturverzeichnis

FLACHENECKER, G., FASTENMEIER, K.: Transurethrale Prostataresektion mit Hochfrequenzströmen. Urologe A, *15*, 173 (1976).

FROHMÜLLER, H.: Direktsichtinstrumente in der Urologie. Verh. Dtsch. Ges. Urol. 24. Tgg. Berlin-Heidelberg-New York: Springer 1972.

GULOTTA, U., HERTEL, E.: Die Technik der transurethralen Bürstenbiopsie. Röntgenpraxis *28*, 13 (1975).

HERTEL, E.: Die transurethrale Elektroresektion des Prostataadenoms. Münch. med. Wschr. *117*, 813 (1975).

HERTEL, E.: Moderne transurethrale Diagnostik und Therapie. Medica 75, 7. Düsseldorf, 1975.

HERTEL, E.: Die instrumentelle Behandlung der Blasentumoren. Therapiewoche *26*, 4339 (1976).

HERTEL, E., EGGER, B.: Die intraoperative Uretropyeloskopie – Ein Routineverfahren – actuelle urologie *7*, 343 (1976).

IGLESIAS, J. J., STAMS, U. K.: Das neue Iglesias-Resektoskop. Urologe A, *14*, 229 (1975).

MAUERMAYER, W.: Die transurethralen Operationen. In: Chirurgie der Gegenwart, Bd. VI. München-Berlin-Wien: Urban und Schwarzenberg, 1976.

MAUERMAYER, W., HARTUNG, R.: Der Stein-Punch, ein neues Prinzip zur Sicht-Lithotrypsie Urologe A *15*, 164 (1976).

Transurethrale Resektion

M. Stöhrer und H. Burgdörfer

Erste Versuche einer transurethralen Senkung des erhöhten Blasenauslaßwiderstandes bei Rückenmarkverletzten wurden von EMMETT Anfang der 40er Jahre unternommen. Er ging zunächst davon aus, daß sich das Hauptabflußhindernis am sog. inneren Sphinkter befand. Es wurden teilweise gute Ergebnisse erzielt, wobei derselbe Autor wenige Jahre später berichtete, daß in einzelnen Fällen trotz mehrfacher Resektionen nicht der gewünschte Erfolg eingetreten sei. Er zog daraus den Schluß, daß das Entleerungshindernis in diesen Fällen in Höhe des Beckenbodens und des äußeren Schließmuskels liegen müsse. Andere Untersucher konnten diese Ansicht bestätigen, so daß Ross u. Mitarb. 1957 konsequenterweise über erste transurethrale Eingriffe in diesem Bereich berichteten.

Eine Grundvoraussetzung für derartige Eingriffe war die Entwicklung eines entsprechenden Instrumentariums, wie es im Beitrag von HERTEL ausführlich vorgestellt wird.

Die zweite Voraussetzung zur Durchführung eines dem jeweiligen Fall optimal angepaßten Eingriffes ist eine genaue urodynamische Abklärung. Die weiterentwickelten urodynamischen Untersuchungsverfahren der letzten Jahre erlauben eine exakte Aussage über den jeweiligen Miktionsablauf sowie über die anatomischen Gegebenheiten (MELCHIOR, 1971; MADERSBACHER, 1974; PALMTAG, 1975, BURGDÖRFER u. Mitarb., 1977; HACHEN, 1978).

Störungen im Verhältnis von Detrusorleistung und Blasenauslaßwiderstand können damit bereits zu einem Zeitpunkt erfaßt werden, an dem noch keine irreversiblen Schäden an den oberen Harnwegen nachweisbar sind. Durch frühzeitige Indikationsstellung zur operativen Senkung des Blasenauslaßwiderstandes läßt sich eine für den oberen Harntrakt ungünstige Entwicklung weitgehend abwenden.

Unter diesen Gesichtspunkten haben wir seit Errichtung unserer Abteilung im November 1975 alle im jährlichen Abstand zu Kontrolluntersuchungen in unser Rückenmarkzentrum kommenden Patienten neben der üblichen klinischen, Labor- und Röntgenuntersuchung einer eingehenden urodynamischen Untersuchung mit simultaner Röntgenkontrolle des Miktionsablaufes unterzogen. Die objektivierten anatomischen und urodynamischen Veränderungen lassen eine befriedigende Einordnung der jeweiligen Blasenentleerungsstörung zu und decken den Grund der Erhöhung des Blasenauslaßwiderstandes auf. Damit ist eine gezielte Indikationsstellung möglich, die durch zusätzliche Maßnahmen, wie endoskopische Untersuchung und Stimulation mit dem Sphinkterreizgerät (TAMMEN u. HARTUNG, 1976), erhärtet werden kann.

Im erwähnten Zeitraum wurden in der Unfallklinik Murnau insgesamt 594 Rückenmarkverletzte urologisch untersucht. Bei 189 dieser 594 Patienten waren aus den verschiedensten Gründen operative Maßnahmen zur Senkung des Blasenauslaßwiderstandes notwendig. Dies sind 31% unseres Krankengutes.

Ähnliche Relationen werden auch von anderen Zentren berichtet (MADERSBACHER, 1978). Bei einem Drittel der operierten Patienten war ein zweiter, bei weiteren 7 Patienten ein dritter Eingriff erforderlich, um eine ausreichende Verbesserung der Blasenentleerung zu erreichen (Tabelle 1). Bei den Frischverunfallten mußte in etwa 15% bereits innerhalb des ersten Jahres nach dem Unfall ein transurethraler Eingriff vorgenommen werden. Der Anteil der Frauen am gesamten Patientengut beträgt etwa

28%. Die prozentual weitaus geringere Zahl operierter Patientinnen, gemessen an ihrem Gesamtanteil, hat nach unserer Ansicht mehrere Gründe: Erstens sind Frauen meist sorgfältiger in ihren Rehabilitationsbemühungen um eine ausreichende Blasenentleerung, da ihnen die Ausweichmöglichkeit des Kondomurinales nicht offensteht. Zweitens sind wir mit der Indikationsstellung bei Frauen zurückhaltender, weil die Gefahr einer unbeabsichtigten Verstärkung der Inkontinenz durch die anatomischen Gegebenheiten größer ist und sich hier eine enorme rehabilitationsschädliche pflegerische Mehrbelastung ergeben kann, die unter Umständen in keiner vernünftigen Relation zu der erreichten Verbesserung der Abflußsituation stehen würde.

Relative Indikation zum transurethralen Eingriff stellt der urodynamisch gesicherte erhöhte Blasenauslaßwiderstand dar, der auf konservativem Wege nicht erfolgreich behandelt werden kann. Eine absolute Indikation ist gegeben, wenn bereits Ektasie der oberen Harnwege, vesikoureteraler Reflux oder beginnende Funktionseinschränkung der Nieren vorhanden sind (Tabelle 2).

Als Ursachen kommt ein nicht öffnender (Abb. 1) oder auch fibrotisch veränderter enger Blasenhals (Abb. 2) in Frage, eine eingeengte prostatische Harnröhre durch chronisch entzündliche oder altersbedingte Vergrößerung der Prostata, ein narbig eingeengter Sphincter externus (Abb. 3) oder eine starke Spastik des äußeren Schließmuskels (Abb. 4), die in Form einer massiven Detrusor-Sphinkter-Dyssynergie (Abb. 5) zum Ausdruck kommen kann.

Die Art des transurethralen Vorgehens richtet sich nach den im Einzelfall vorliegenden Ursachen. Häufig werden, je nach entsprechender Abflußsituation, verschiedene Eingriffe kombiniert.

Tabelle 3 zeigt, welche Eingriffe in welcher Größenordnung und in welcher Kombination bei uns durchgeführt wurden. Am häufigsten erfolgte die Sphincterotomia externa (SE) bei 12 Uhr in der von MADERSBACHER und SCOTT beschriebenen Technik. Wir setzen zur SE etwa in Höhe der proximalen Begrenzung des Colliculus seminalis an und schneiden mit der hakenförmigen Koagulationselektrode in mehreren kurzen Stromstößen bis zum Beginn der bulbösen Harnröhre. Die birnenförmige Veränderung der Harnröhrenweite läßt jetzt den vorher verdeckten Blasenhals von der bulbösen

Tabelle 1. Anzahl der an der Berufsgenossenschaftlichen Unfallklinik Murnau (UKM) zwischen Nov. 75 und März 78 durchgeführten transurethralen Eingriffe zur Senkung des Blasenauslaßwiderstandes bei Rückenmarkverletzten (RMV)

		♀	♂
Total	260	9	251
1 Eingriff durchgeführt	189	8	181
2 Eingriff erforderlich	64	1	63
3 Eingriff erforderlich	7	–	7

Tabelle 2. Indikation zum transurethralen Eingriff am Verschlußapparat von Blase und Harnröhre

Erhöhter Blasenauslaßwiderstand

Ursache	Folgen
Nicht öffnend, Blasenhals enger Blasenhals Eingeengte prostatische Harnröhre Enger Sphincter externus Detrusor-Sphinkter-Dyssynergie	Ektasie d. ob. Harnwege Reflux i. d. ob. Harnwege Trabekel-Pseudodiv.-Blase Rez. Infekt (Harnwege, Adnexe) Konkremente Hoher Restharn

Tabelle 3. Transurethrale Eingriffe bei RMV (UKM), Nov. 75–März 78

	SE	SI	BH	PR	Total
Isoliert	58	15	4	12	84
Kombiniert	127	131	123	65	446
Total	180	146	127	77	530

SE = Sphincterotomia externa bei 12H (MADERSBACHER und SCOTT);
SI = Bilaterale Kerbung am Blasenhals bei 4H u. 8H (»Sphincterotomia interna«) (TURNER-WARWICK);
BH = Resektion am Blasenhals (»Querbarre«);
PR = Resektion der Prostata.

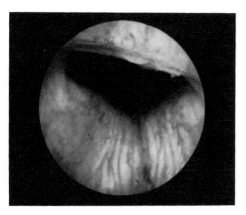

Abb. 1. Barrenbildung im Blasenhalsbereich bei unterer Läsion

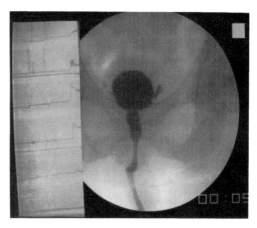

Abb. 2. Fibrotische Einengung im Blasenhalsbereich. Im Frühstadium mehrere Monate Liegen eines transurethralen Verweilkatheters. Zustand nach Sphincterotomia externa

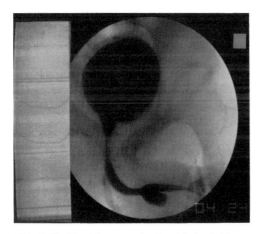

Abb. 3. Narbige Einengung im Bereich des Sphincter externus; Divertikel im Peno-Skrotalwinkel. Zustand nach mehrjähriger Dauerkatheterbehandlung. Ausreichende Trichterung des Blasenhalses

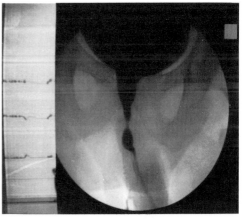

Abb. 4. Typische Spastik im Sphincter externus-Bereich bei oberer Läsion. Ausreichend weitgestellter Blasenhals

Harnröhre aus sichtbar werden und gibt den Blick in die Blase frei (Abb. 6). Gegenüber der von anderen Autoren bevorzugten Methode der Kerbung bei 3 und 9 Uhr scheint uns diese Methode der günstigere Eingriff zu sein, vor allem hinsichtlich der Blutungsgefahr. Außerdem werden nach Inzision bei 3 und 9 Uhr häufiger Beeinträchtigungen der Erektionsfähigkeit gesehen als nach Kerbung bei 12 Uhr (HACHEN, 1978). Aus unserem Krankengut ist uns nur ein derartiger Fall bekannt. Erhebliche Beckenbodenspasmen bei der Sphincterotomia externa können die Reaktionsfähigkeit des Operateurs überfordern und in einzelnen Fällen eine starke Relaxierung des Patienten erforderlich machen. Wir testen inzwischen die Stärke der Sphinkterreaktion transurethral mit dem bereits erwähnten Reizstromgerät, wie es TAMMEN und HARTUNG (1976) zur Sphinkterlokalisation bei TUR der Prostata vorgeschlagen haben.

Zu einer vom Operateur ungewollten und vom

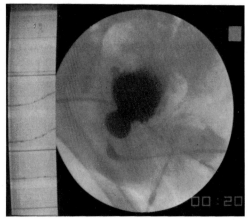

Abb. 5. Ballonartige Aufweitung der prostatischen Harnröhre bei hypertoner, hyperaktiver Reflexblase eines 14jährigen Jungen. Seit 3 Jahren komplette obere Läsion nach Trauma. Massive Stauung der oberen Harnwege mit Erhöhung der harnpflichtigen Substanzen und Steinbildung in der linken Niere. Seit dem Unfall keine urologische Kontrolluntersuchung

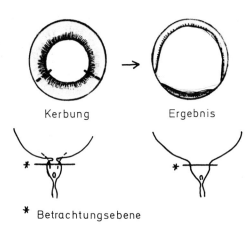

Abb. 7. Schematische Darstellung der Kerbung im Blasenhalsbereich nach TURNER-WARWICK, wie wir sie bei engem fibrotischem Blasenhals durchführen

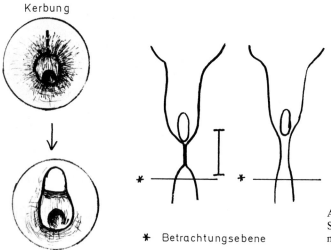

Abb. 6. Schematische Darstellung der Sphincterotomia externa bei 12 Uhr nach MADERSBACHER und SCOTT

Patienten als unangenehm empfundenen Verstärkung der Inkontinenz kommt es bei isolierter Kerbung des äußeren Schließmuskels nur in seltenen Fällen.

Am zweithäufigsten durchgeführt wurde die bilaterale Kerbung am Blasenhals bei 4 und 8 Uhr, wie sie TURNER-WARWICK (1973) veröffentlicht hat (Abb. 7). Als einzelner Eingriff kommt sie unserer Ansicht nach nur bei fibrotischer Einengung des Blasenhalses in Frage. Beim Vorliegen einer Barre (Abb. 1) besteht bei alleiniger Kerbung die Gefahr einer postoperativen Vernarbung der gekerbten Anteile, so daß es anschließend zu einer narbigen Einengung im Blasenhalsbereich kommen kann. Ist eine Barrenbildung das Haupthindernis, führen wir daher zunächst eine Resektion der Barre durch und kerben dann zusätzlich die deutlich

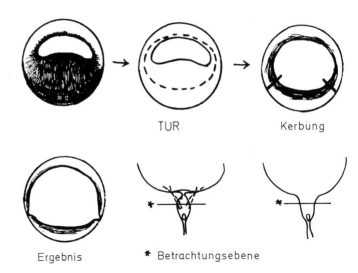

Abb. 8. Schematische Darstellung der Resektion einer Barre im Blasenhalsbereich und der simultan durchgeführten Kerbung nach TURNER-WARWICK

sichtbaren, querverlaufenden Muskelfasern nach der von TURNER-WARWICK angegebenen Technik (Abb. 8). Die Schnittführung ist leicht bogenförmig, so daß ein stufenloser Übergang von der hinteren Harnröhre zur Blase geschaffen wird. Es kommt zu einer trichterförmigen Umformung des Blasenhalses. Komplikationen über das bei allen transurethralen Eingriffen bestehende Maß hinaus haben wir bei vorsichtiger Schnittführung mit dieser Methode nicht erlebt.

Kombinationen dieses Eingriffes mit der zuvor erwähnten Sphincterotomia externa sind häufig erforderlich (Abb. 9).

Eine weitere erhebliche Abflußbehinderung kann durch eine Vergrößerung der Prostata verursacht werden. Sie kann entsprechend ihrem Ausmaß das Mißverhältnis zwischen Detrusorleistung und subvesikalem Widerstand verstärken und sollte daher auf transurethralem Weg möglichst vollständig entfernt werden. Um eine urodynamisch günstige Abflußsituation zu erzielen, ist es gelegentlich erforderlich, zusätzlich noch eine bilaterale Kerbung durchzuführen, um die Trichterbildung der prostatischen Harnröhre zu verbessern. Bei unvollständiger Resektion der Prostata haben wir postoperativ Verklebungen und Verwachsungen durch anresezierte Wandteile gesehen. Wir mußten 3 derartige Fälle nachresezieren.

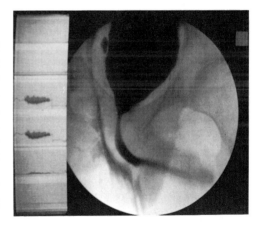

Abb. 9. Zustand nach bilateraler Kerbung im Blasenhalsbereich, Resektion der Prostata und Sphincterotomia externa. Günstige Trichterung im Blasenhals und gute Passage am Sphincter externus. Keine Verschlechterung der Kontinenz gegenüber dem präoperativen Zustand

Außer bereits angeführten spezifischen Komplikationen der einzelnen Methoden hatten wir eine Reihe allgemeiner Art (Tabelle 4). Zu Nachblutungen, die eine transurethrale Elektrokoagulation erforderlich machten, kam es in 5 Fällen. Wegen der häufig bestehenden, weitgehend therapieresistenten Harnwegsinfekte führen wir alle Eingriffe unter entsprechender antibiotischer Therapie durch, wobei wir Medi-

Tabelle 4. Komplikationen transurethraler Eingriffe bei RMV

Intraoperativ	Autonome Dysreflexie
	Erhöhte Blutungsneigung bei Entzündung
	Keimeinschwemmung: Blutbahn
	Ob. Harnwege
	Adnexe
Postoperativ	Früh Ödem mit vorübergehender Abflussbehinderung
	Dysreflexie (Ballonkatheter, Blasenfüllung)
	Infekt
	Spät Narbenbildung mit erneuter Abflußbehinderung
	Beeinträchtigung der:
	Kontinenz
	Ejakulation
	Erektion

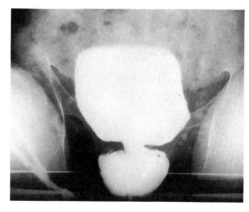

Abb. 10. Zustand nach transurethraler Resektion der Prostata ohne Kerbung am Blasenhals. Auf Grund der hochgradigen Einengung des Sphincter externus-Bereiches ballonartige Auftreibung der ausresezierten prostatischen Harnröhre. Die narbige Einengung des Blasenhalsbereiches hat sich nicht im selben Maße erweitert

Tabelle 5. Ergebnisse nach transurethraler OP bei RMV bei 150 Pat., UKM, Nov. 75–März 78 (Nachuntersuchung 6–12 Monate Postop.)

	Präoperativ	Postoperativ	
Reflux			
(ob. Harnwege)	29	13	
(Adnexe)	18	10	
Urodyn. Untersuchung			
Druck-Fluß-Mißverhältnis	150	Ausgeglichen	46
		gebessert	71
		unverändert	16
		verschlechtert	6
Infekt			
Ja	111	72	
Nein	29	66	
Ohne Angabe	10	12	
Rö.-Befund			
Stauungszeichen d. ableit. Harnwege	124	71	
gebessert	*unverändert*	*schlechter*	
128	16[a]	6[a]	

[a] Erneuter Eingriff geplant oder bereits durchgeführt.

kamente, die auch in der Niere einen ausreichenden Gewebespiegel erwarten lassen, bevorzugen. Trotzdem kam es in 4 Fällen postoperativ zu septischen Temperaturen, die jedoch gut beherrschbar waren.
Die Infektionsgefahr durch den postoperativen Verweilkatheter unter antibiotischem Schutz ist nach unseren Erfahrungen meist weniger nachteilig als das zu frühe Entfernen des Katheters. Die Schwellung im Wundbereich, insbesondere nach der Sphincterotomia externa, führt zu einer vorübergehenden Lumeneinengung und damit zu einer Abflußbehinderung, die die präoperative übersteigen kann, wobei zusätz-

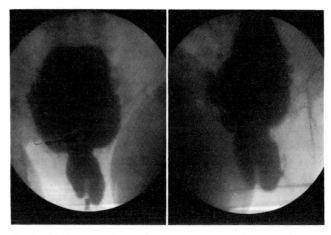

Abb. 11. Ungünstige Abflußsituation nach TUR der Prostata ohne Sphincterotomia externa bei oberer Läsion. Erhebliche Abflußbehinderung im Sphincter externus-Bereich

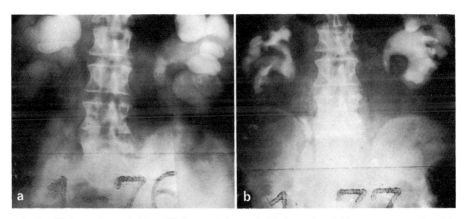

Abb. 12. a Massive Hydronephrose bei langjähriger Detrusor-Sphinkterdyssynergie. Deutlich eingeschränkte Nierenfunktion (Kreatinin-Clearence $1/3$ der Norm) 12-Std-Aufnahme; **b** Derselbe Patient 1 Jahr nach Kerbung im Sphincter externus-Bereich (Aufnahme nach 2 Std). Harnpflichtige Substanzen im Normbereich. Kreatinin-Clearence 60% der Norm

lich durch die Wundfläche die Gefahr der Erregerausbreitung erhöht wird.

Spätkomplikationen finden sich in Form erneuter Abflußbehinderungen, durch fehlerhafte Indikationsstellung, durch Narbenbildungen (Abb. 10, 11), sowie durch unbeabsichtigte Beeinträchtigung von Kontinenz, Ejakulation und Erektion, wobei die letztere nach unserer Ansicht auf die Wahl der Operationsmethode zurückzuführen zu sein scheint.

Die Ergebnisse an der Murnauer Klinik (Tabelle 5) bei 150 nachuntersuchten Patienten 6–12 Monate postoperativ, zeigen fast immer eine Rückbildung der röntgenologisch sichtbaren Stauungszeichen an den oberen Harnwegen (Abb. 12). Ein Teil der Refluxe war bei Kontrolle nicht mehr nachweisbar (Abb. 13). Gleichzeitig war ein deutlicher Rückgang der Harnwegsinfektionen zu verzeichnen. Die Kontrolle der urodynamischen Untersuchung ergab in den meisten Fällen eine meßbare Besserung der Miktionsbedingungen mit weitgehender Wiederherstellung einer ausgeglichenen Blasenentleerung, die auch von den Patienten als verbesserte Miktion empfunden wurde. 5 Patienten mit beabsichtigter totaler Inkontinenz

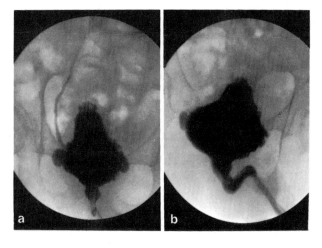

Abb. 13. a Low-pressure-Reflex rechts. Noch keine wesentliche Dilatation des Harnleiters. Reflexblase mit erheblicher Detrusor-Sphinkterdyssynergie; **b** 1 Jahr nach Sphincterotomia externa. Ausgeglichene Blasenentleerung. Kein Refluxnachweis mehr

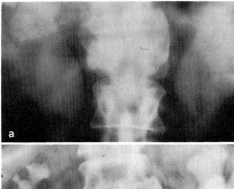
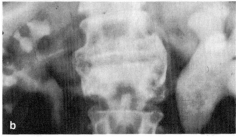
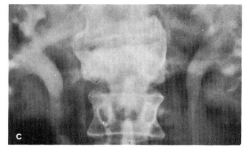

Abb. 14. a Beginnende Niereninsuffizienz bei Reflexblase und erheblicher Detrusor-Sphinkterdyssynergie. Deutliche Nierenfunktionseinschränkung mit Erhöhung der harnpflichtigen Substanzen (Serum-Kreatinin 3,7 mg%). Spätaufnahmen nach 12 Std: Low-Pressure-Reflux beiderseits (Luftblasen in beiden Nierenbecken; **b** 8 Monate später: Erheblicher Rückgang der Stauungszeichen zunächst im Bereich der rechten Niere, links noch deutliche Ektasie. Low-pressure-Reflux links noch vorhanden. Serum-Kreatinin im Normbereich; **c** 1 Jahr später: Auch links deutliche Besserung der Ektasie. Serum-Werte im Normbereich, Kreatinin-Clearance ca. $^2/_3$ der Norm. Zustand nach Sphincterotomia externa (**b, c**)

zeigten eine deutliche Besserung der präoperativ stark eingeschränkten Nierenfunktion (Abb. 14), die sich anhand der Isotopenclearance bestätigen ließ. Die guten operativen Erfolge entbinden nicht von konservativen Maßnahmen (s. Beitrag MADERSBACHER), deren regelmäßige Durchführung allen Rückenmarkverletzten mit neurogenen Blasenentleerungsstörungen, den Hausärzten und den Kostenträgern immer wieder nahegelegt werden muß. Nur so ist eine dauerhafte Konsolidierung zu erhalten (Tabelle 6). Die ermutigenden Eingriffe individuell abgestimmter transurethraler Eingriffe bei Rückenmarkverletzten rechtferti-

Tabelle 6. Obligate konservative Maßnahmen

Konsequentes Blasentraining
Erhöhte Trinkmenge (1,5 l Mindestausscheidung)
Ansäuern des Harns (Infektprophylaxe)[a]
Kurzfristige Harnkontrollen (Hausarzt, Urologe)
Infektbehandlung bei Bedarf
Jährliche Durchuntersuchung (Zentrum)

[a] Kontraindikation: Renale Tubuläre Azidose; Hyperurikosurie.

gen den erheblichen zeitlichen Aufwand regelmäßiger urodynamischer Untersuchungen am speziell eingerichteten Zentrum. Wenn auch verfrühter Optimismus noch fehl am Platze ist, so kann nicht übersehen werden, daß die derzeitigen operativen Methoden einen guten Beitrag leisten in unseren Bemühungen, den Verlust der Nierenfunktion bei diesem Patientenkreis als lebensbeschränkenden Faktor auszuschließen.

Literaturverzeichnis

BURGDÖRFER, H., ARNOLD, V., STÖHRER, M.: Urodynamische Untersuchungen am unteren Harntrakt bei Unfallverletzten, Medizinal-Markt 8/1977. München: Plaum 1977.

EMMETT, J. L.: Further observations in the management of cord bladder by transurethral resection. J. Urol. 57, 29–41 (1947).

HACHEN, H. J.: Persönliche Mitteilung (1978).

HACHEN, H. J.: Urodynamic Studies in Diagnosis and Treatment. Kongressband des 3. Weltkongresses der Int. Vereinigung für Rehabilitations-Medizin. Bern: Huber. In Vorbereitung.

MADERSBACHER, H.: Zur Diagnostik neurogener Blasenentleerungsstörungen. Urologe A 13, 276 (1974).

MADERSBACHER, H., SCOTT, F. B.: The twelve o'clock sphincterotomy: technique, indications, results. Paraplegie 14, 261–267 (1976).

MADERSBACHER, H.: Persönl. Mitteilung (1978).

MELCHIOR, H.: Uro-Rheomanometrie. In: Ureterdynamik (W. LUTZEYER, H. MELCHIOR, Hrsg.), S. 125–133. Stuttgart: Thieme 1971.

PALMTAG, H.: Funktionsdiagnostik des unteren Harntraktes. Elektromedica 4, 139 (1977).

PALMTAG, H.: Praktische Urodynamik. Stuttgart-New York: Fischer 1977.

ROSS, J. C., DAMANSKI, M., GIBBON, N. O. K.: Resection of the external urethral sphincter in the paraplegic – preliminary report. Trans. Amer. Ass. Genito-Urin. Surg. 49, 193 (1957).

STÖHRER, M., BURGDÖRFER, H., ARNOLD, V., JARAM, L.: Operative Eingriffe zur Wiederherstellung eines ausgeglichenen Harnabflußes bei Rückenmarkverletzten, Kongressbericht der 15. Jahrestagung der Dt. Gesellschaft f. plast. Wiederherstellungs-Chirurgie. Stuttgart: Thieme. In Vorbereitung.

TAMMEN, H., HARTUNG, R.: Die kontrollierte TUR. Die Elektroresektion am Apex prostatae. Orientierungshilfe durch faradische Stimulation des M. Sphincter externus. Urologe A. 15, 304–306 (1976).

TURNER-WARWICK, R., WHITESIDE, C. G., WORTH, P. H. L., MILROY, E. J. G., BATES, C. P.: A Urodynamic View of the Clinical Problems associated with Bladder Neck Dysfunction and its Treatment by Endoscopic Incision and Trans-trigonal Posterior Prostatectomy. Brit. J. Urol. 45, 44–59 (1973).

Harnableitende Operationen

E. ELSÄSSER und P. CARL

Die Gesamtheit der harnableitenden Operationen (Abb. 1) kann unterteilt werden in:

1. reversible Entlastungsoperationen für den Akutfall und
2. geplante Operationen zur Dauerharnableitung.

Man kann aber auch unterscheiden zwischen harnableitenden Operationen unterhalb der Ureterostienebene – also aus der Blase –, oberhalb dieser Ebene aus den Ureteren und letztlich direkt aus dem Nierenbecken.
Speziell bezogen auf die Anwendung bei Rückenmarkverletzten lassen sich drei große Gruppen unterscheiden:

1. Eingriffe, die in der Zeit des spinalen Schocks angewandt werden;
2. Operationen, die während der anschließenden Zeit des Blasentrainings unterstützend und ergänzend eingesetzt werden und schließlich
3. Operationen, die vorgenommen werden müssen, wenn auch nach langem Training und Einsatz aller anderen Mittel keine befriedigende Rehabilitation der Blase gelungen ist. Sie umfaßt die großen harnableitenden Operationen im engeren Sinn.

I. Eingriffe während der Schockphase

In der Zeit des spinalen Schocks ist das *primum nil nocere* oberstes Gebot, welches – wie heute allgemein anerkannt – am ehesten durch die

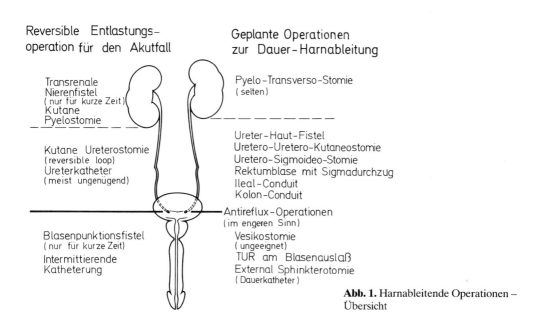

Abb. 1. Harnableitende Operationen – Übersicht

hochsterile, mehrmals tägliche Einmalkatheterung erfüllt wird. Die deletäre Keimaszension und Harninfektion läßt sich damit in einem hohen Prozentsatz vermeiden, während sie bei Anwendung des Dauerkatheters in der Regel innerhalb drei Tagen erfolgt. Der Dauerkatheter verursacht neben der Harninfektion die Entzündung der männlichen Adnexe – Prostatovesikulitis, Epididymitis – und die gefürchteten Harnröhrenkomplikationen: Ulzera, Divertikel, Strikturen und Fisteln. Seine Anwendung sollte deshalb nur noch auf besonders gelagerte Fälle beschränkt bleiben.

Sollte die Einmalkatheterung aus irgend einem Grund erschwert sein – etwa bei vorbestehenden Harnröhrenstrikturen oder einem Prostata-Adenom oder -Karzinom – oder sich verbieten, weil zusätzlich eine Harnröhrenverletzung vorliegt – wird man die Blase suprapubisch punktieren und am gefahrlosesten einen dünnen Plastikkatheter, wir verwenden den Cystofix-Katheter, zur Harnableitung benützen.

Es ist ja ein sehr naheliegender Gedanke, den Urin, wenn sich die Blase per vias naturalis nicht öffnet, durch eine, wie auch immer geartete Blasenfistel, zur Bauchdecke herauszuleiten. Weil dieser Gedanke so nahe liegt, hat man diese Methode allgemein während des Ersten Weltkrieges verwandt und die US-Army hat auch noch während des Zweiten Weltkrieges alle Querschnittgelähmten initial auf diese Weise versorgt, während die US-Navy den Dauerkatheter benutzte. Nach BORS und COMARR (1971) schneidet die Navy mit ihrem heute so verpönten Dauerkatheter, bezogen auf die Spätfolgen, noch wesentlich besser ab als die Army mit der Blasenfistel.

Warum?

Nun, auch in der Blasenfistel liegt ein Dauerkatheter, der die Keimaszension zuläßt. Darüber hinaus hat die Blasenfistel weitere schwere Nachteile:

Während man nämlich mit dem transurethralen Dauerkatheter den Urin vom tiefsten Punkt der Blase ableitet (vgl. Abb. 3), tut man dies mit dem Punktionsfistelkatheter häufig weiter oben. Die Folge ist, daß stets Resturin – bis zu 200 ml und mehr – in der Blase zurückbleibt. Die tiefgelegenen Blasenteile werden zu einem Schlammfang, in dem die Bakterien wuchern, Blasensteine entstehen und sich tiefgreifende Entzündungen der Blasenwandungen abspielen, so daß häufig Schrumpfblasen entstehen, die nie mehr rehabilitiert werden können. Bei Verwendung des schon erwähnten Cystofix-Katheters, der in der Tat die Harninfektion lange verhindern kann, wird man allerdings kaum mit so schweren Komplikationen rechnen müssen. Die Zukunft wird zeigen, ob die Einführung eines solchen englumigen Katheters nicht einen echten Fortschritt auf diesem Gebiet bringt. Vorläufig bleibt die sterile Einmalkatheterung die optimale Methode der Harnableitung in der Schockphase. Sie hat neben der Infektionsverhütung den Vorteil, durch den rhythmischen Wechsel von Füllung und Entleerung der Blase zwanglos zum Blasentraining überzuleiten.

II. Harnableitung während der Rehabilitationsphase

Mit dem Abklingen des spinalen Schocks und fortschreitender Reflexwiederkehr manifestieren sich die Lähmungstypen der Blase, die der Höhe und dem Ausmaß der Rückenmarkläsion entsprechen: Die trainierbare automatische Reflexblase und die exprimierbare autonome, atonische Blase. Mangelnde Trainierbarkeit der Reflexblase und mangelhafte Exprimierbarkeit der atonen Blase müssen Anlaß sein, Hindernisse für den Harnabfluß in den unteren Harnwegen auszuschließen, denn schon sehr geringfügige mechanische Hindernisse, die von einer gesunden Blase leicht überwunden werden, können für eine gelähmte Blase unüberwindlich sein. Die Beseitigung eines solchen Hindernisses, also

die *transurethrale Resektion* einer *Blasenauslaßstenose,* eines – selbst kleinen *Prostata-Adenomes,*

die *Urethrotomia interna* bei *Harnröhrenstrikturen*

und natürlich speziell die *Einkerbung des Sphincter externus* beim Beckenbodenspasmus gehören zu den harnableitenden Operationen, weil sie die Voraussetzung dafür schaffen, daß das Blasentraining Erfolg haben kann.

Diese Operationen zur Hindernisbeseitigung in der Rehabilitationsphase sind in geübter Hand ungefährlich, jederzeit wiederholbar. Sie schaffen keine abnormen Verhältnisse, sondern tragen zur Normalisierung des Harnabflusses bei. Man wird sich deshalb leicht entschließen, dieselben anzuwenden.

III. Harnableitende Operationen zur bleibenden Harnableitung beim Versagen der Blasenrehabilitation

Mit diesen harnableitenden Operationen im engeren Sinn versucht man, wenn die Blase auf keine Weise zu einer befriedigenden Funktion gebracht werden kann, andere als die natürlichen Harnabflußverhältnisse zu schaffen.

Wieder denkt man als naheliegenden Ausweg an die suprapubische Vesikostomie (KRAHN u. Mitarb., 1964; BELAND u. WEISS, 1965), und es sind schon zahlreiche Methoden entwickelt worden, um eine bleibende Anastomose zwischen Blase und Bauchhaut zu schaffen (Abb. 2).

BLOCKSOM (1957) anastomosiert die Blase unmittelbar mit der Bauchhaut, LAPIDES u. Mitarb. (1960) stellen die Verbindung mit Hilfe von Blasenwand und/oder Bauchhautlappen her, während CORDONNIER (1957) ein Darmsegment zwischenschaltet.

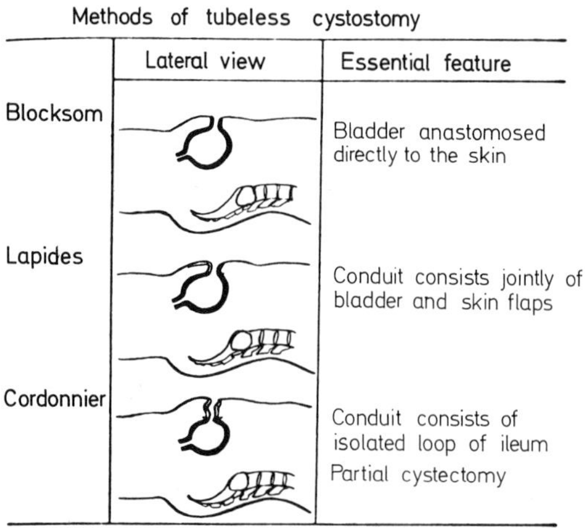

Gleichgültig, welche Methode man nun wählt – auch am aufrecht sitzenden oder stehenden Patienten – (Abb. 3) bleibt der natürliche Blasenauslaß tief gelegen und der künstlich geschaffene hoch gelegen. Wieder entwickelt sich ein Schlammfang mit Restharn, Infektion und Blasensteinen. Darüber hinaus treten häufig Stomaschwierigkeiten auf: das Stoma neigt zur Stenosierung, meist haftet der Urinbeutel schlecht, weil die Schamhaare, auch wenn man rasiert, ein dichtes Abschließen verhindern. Hat man gar einen Hautlappen zur Anastomose verwandt, bilden sich sehr oft Inkrustationen um die – trotz Epilation – meist nachsprießenden Haare. Sehr lästig ist, wenn bei wiederkehrender Detrusoraktivität der Blasenauslaß nicht dicht ist: der Patient ist dann zusätzlich inkontinent, was besonders bei Frauen eine schwerwiegende Beeinträchtigung darstellt und bei ihnen den operativen Verschluß des Blasenausgangs notwendig machen kann. Dann aber sind die Ureterostien via Stoma endoskopisch kaum mehr zugänglich und die Ureteren nicht mehr sondierbar. Die Vesikostomie gilt daher heute als überholt.

Was bleibt, sind somit nur die supravesikalen Harnableitungen (Abb. 1), die die funktionslose Blase ausschalten und den Urin entweder direkt über die Ureteren oder über ein »Conduit«, sei es aus Ileum, sei es aus Kolon, nach außen leiten.

Die Methoden der Ureterosigmoideostomie und der Rektumblase mit Sigmadurchzug sind speziell für Querschnittgelähmte ungeeignet, weil von ihnen der Sphincter ani nicht kontrolliert werden kann. Künstliche Blasen aus Dünn- oder Dickdarm, die hier gar nicht aufgeführt sind und die, wie die Blase, eine Reservoirfunktion haben sollen, sind inzwischen wieder verlassen, weil durch den langdauernden Kontakt zwischen Darmschleimhaut und Urin zu starke Elektrolytverschiebungen aufgetreten sind.

Am häufigsten verwendet wird der *Ileal-Conduit* und neuerdings der *Kolon-Conduit*.

Wann aber sind so einschneidende, große und risikoreiche Operationen indiziert? (Tabelle 1).

Methods of tubeless cystostomy

	Lateral view	Essential feature
Blocksom		Bladder anastomosed directly to the skin
Lapides		Conduit consists jointly of bladder and skin flaps
Cordonnier		Conduit consists of isolated loop of ileum Partial cystectomy

Abb. 2. (aus H. KRAHN u. Mitarbeiter, 1964)

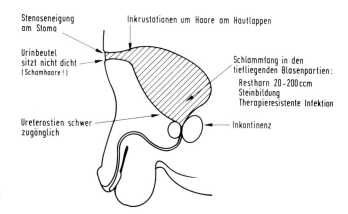

Abb. 3. Nachteile der Vesikostomie

Tabelle 1

Die supravesikale Harnableitung ist bei Querschnittgelähmten in Erwägung zu ziehen bei:
1. therapieresistenter Inkontinenz bei Frauen;
2. zunehmender Ureterdilatation und Infektion infolge
   a) therapieresistentem Reflux,
   b) Schrumpfblase,
   c) nicht zu balancierender Blase;
3. schweren Destruktionen der Harnröhre;
4. Blasenkarzinom.

Voraussetzung ist jedoch:
1. Es darf keine Aussicht auf Besserung des anlaßgebenden Grundleidens mehr bestehen.
2. Die Lebenserwartung des Betroffenen muß noch entsprechend sein.
3. Es darf keine chronische Niereninsuffizienz bestehen.
4. Die Ureteren dürfen nicht zu sehr erweitert und starrwandig sein.

Am leichtesten fällt die Entscheidung zu dieser Operation bei Frauen, die durch eine therapieresistente Harninkontinenz gesellschaftsunfähig sind und die nur auf dem Weg über die Ausschaltung ihrer Blase zu einer annehmbaren Existenz gelangen können. Es handelt sich hier um eine *soziale* Indikation, die Entscheidung zur Operation muß die Betroffene selbst treffen! Bei Männern entfällt diese Indikation, sie werden ja im Rollstuhl durch ein Urinal nicht behindert. Die Entscheidung für eine supravesikale Harnableitung ist bei schweren Destruktionen der Harnröhre kaum zu umgehen

und unterliegt beim Blasenkarzinom den hier üblichen Kriterien.
Voraussetzung ist jedoch stets, daß keine Aussicht auf Besserung des anlaßgebenden Grundleidens mehr besteht, und daß die Lebenserwartung noch entsprechend ist. Chronische Niereninsuffizienz und bereits eingetretene schwere Ureterschädigung stellen eine Kontraindikation dar. Hier gerät man zwangsläufig in Konflikt mit den relativen Indikationen zur supravesikalen Harnableitung unter Punkt 2 der Tabelle 1, der zunehmenden Ureterdilatation und aufsteigenden Harninfektion infolge Reflux, Schrumpfblase oder schlechter Blasenfunktion.
Wann sind diese Veränderungen an den oberen Harnwegen schwer genug, daß man den Harn besser supravesikal ableitet, und wann sind sie bereits so weit fortgeschritten, daß man nicht mehr operieren soll?
Die Meinungen der einzelnen Operateure gehen hier extrem auseinander. Auf die speziellen Probleme beim Reflux in diesem Rahmen einzugehen, würde entschieden zu weit führen. Erwähnt sei nur, daß man bei richtiger Indikationsstellung auch bei der neurogen gestörten Blase mit der einfachen Antirefluxoperation durchaus Erfolg haben kann, so daß man nicht gleich zur supravesikalen Harnableitung greifen muß (HACKLER, 1977). Richtige Indikationsstellung heißt dabei: gut balancierte Blase mit nicht zu hohen Druckwerten während der Miktion, Restharn unter 100 ml, Blasenkapazität

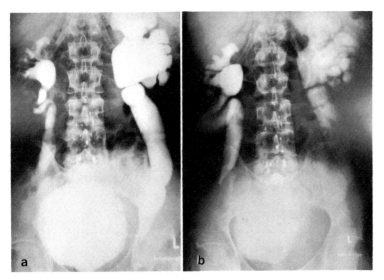

Abb. 4 a und b. Refluxzystogramm und Infusionsurogramm: Schwerster doppelseitiger Reflux und Harnstauungsnieren. Hier bedingt durch atonische Blasenlähmung infolge Neurofibromatose bei einem 32jährigen Mann. (Nach ELSÄSSER, 1972)

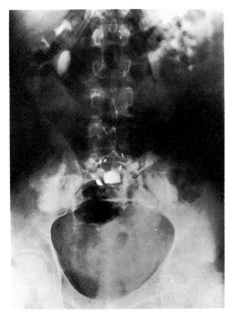

Abb. 5. Infusionsurogramm desselben Kranken wie in Abb. 5, zwei Jahre nach Anlage eines Ileal-Conduit nach BRICKER: Rückbildung der Harnstauung in Harnleiter und Nierenbeckenkelchsystemen. (Nach ELSÄSSER, 1972)

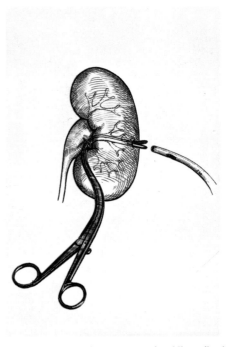

Abb. 6. Schema einer transrenalen Nierenfistelung. (Nach ELSÄSSER, 1971)

über 200 ml und eine noch elastische und kontraktionsfähige Blasenwand.

Daß man bei bereits erweiterten Ureteren auch nicht zu ängstlich in der Indikationsstellung zu sein braucht, zeigt der folgende Fall (Abb. 4 und Abb. 5):

Es handelt sich um einen 32jährigen Mann mit Blasenlähmung bei Neurofibromatose. Abb. 4a zeigt das Refluxzystogramm, Abb. 4b das Ausscheidungsurogramm. Trotz der weit fortgeschrittenen Ureterdilatation und Harnstauungsnieren hat die supravesikale Harnableitung mit einem Ileal conduit eine wesentliche Besserung der Abflußverhältnisse gebracht (Abb. 5).

Manche Operateure empfehlen bei schwerst erweiterten Ureteren und Nierenbecken, wie sie besonders bei Kindern mit angeborenen neurogenen Blasenentleerungsstörungen vorkommen, zunächst transitorische Entlastungsoperationen vorzunehmen. Man kann die Entlastung durch verschiedene Maßnahmen herbeiführen:

a) durch herkömmliche transrenale Nierenfistelung (Abb. 6) (ELSÄSSER, 1971; SCHMIEDT u. Mitarb., 1975);

b) neuerdings durch perkutane Nephrostomie (Abb. 7 A) oder

c) durch Nierenbeckenhautfisteln (Abb. 7 B) oder verschiedene doppelläufige Ureterhautfisteln (Abb. 7 C u. Abb. 7 D).

Im Laufe von Monaten bis ein oder zwei Jahren nehmen die Ureteren wieder annähernd normale Gestalt an und erholen sich, so daß eine endgültige harnableitende Operation durchgeführt werden kann.

Welche Form der supravesikalen Harnableitung wird man im Einzelfall wählen? (Abb. 1).

Die *Ureterhautfisteln* haben, besonders wenn sie nur einseitig angelegt werden, den großen Vorteil des kleinen Eingriffs, der auch Kranken mit schlechter allgemeiner Operabilität zugemutet werden kann. Ihr Nachteil ist die große Stenoseneigung des Stomas, die zu erneuter Drucksteigerung und Dilatation in den oberen Harnwegen mit allen Folgen der Nierenschädigung und Steinbildung führen kann.

Abbildung 8 zeigt das Schema einer *Ureterhautfistel*: der stärker erweiterte Ureter wird zur Stomabildung verwendet, der Ureter der anderen Niere wird End-zu-Seit retroperitoneal in

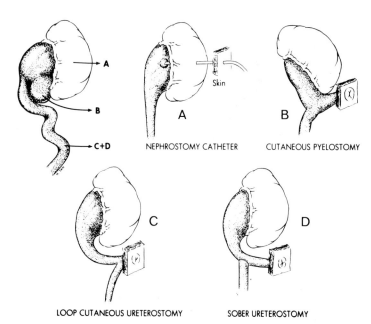

Abb. 7. Schema der transkutanen Nephrostomie (**A**) und verschiedener Ureterhautfisteln (**B, C, D**). (Nach LAPIDES, 1976)

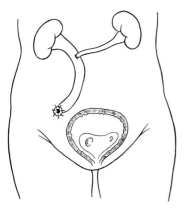

Abb. 8. Schema einer Transureterokutaneostomie. (Nach SIEGEL, 1971)

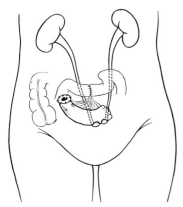

Abb. 9. Schema des Ileal-Conduit nach BRICKER (Nach SIEGEL, 1971)

den erweiterten Ureter eingepflanzt. Die Stomaversorgung mit einem Klebebeutel, eventuell mit einem Gürtel, ist heute unproblematisch. Das Stoma muß an eine für den Patienten bequem erreichbare Stelle des Abdomens gelegt werden.

Wenn der Allgemeinzustand des Kranken es irgendwie zuläßt, greift man zum *Ileal-Conduit* und in letzter Zeit mehr zum *Kolon-Conduit.*

Am häufigsten wurde in den letzten Jahren der *Ileum-Conduit* zur supravesikalen Harnableitung herangezogen (Abb. 9). Aus der untersten Ileumschlinge schaltet man ein 10–12 cm langes, gut ernährtes Segment aus und pflanzt die Ureteren in diese Schlinge ein. Die Ureter-Ileum-Anastomosen müssen sorgfältig retroperitoneal verlagert werden. Das aborale Ende der ausgeschalteten Ileumschlinge wird als Stoma in die Bauchhaut eingenäht. Die Ileumschlinge hat nur eine Conduitfunktion, dient also nur dem Durchfluß des Urins; Reservoir ist, wie bei der Ureterhautfistel, ein aufgeklebtes Urinal.

Beim *Kolon-Conduit* (Abb. 10) wird in entsprechender Weise die ausgeschaltete Sigmaschleife als Conduit verwendet, beide Ureteren werden retroperitoneal zwischen den Mesosigmablättern an das Conduit herangeführt, wo sie refluxsicher implantiert werden können. Das Sigmastoma im linken Unterbauch ist besonders problemlos.

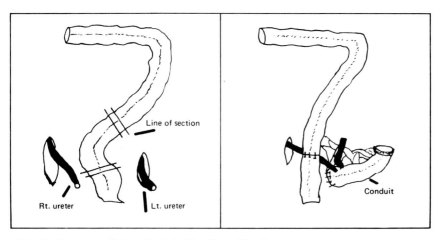

Abb. 10. Schema des Kolon-Conduit. (Aus R. A. MOGG)

Tabelle 2. Primärmortalität und Frühkomplikationen nach Ileal- und Kolon-Conduit

	Ileal-Conduit BORS u. COMARR Lit.-Übersicht	ZINGG Sammelstatistik n = 3383	Kolon-Conduit ALTWEIN n = 64 Kinder
Frühmortalität			
Erwachsene	3,7–25%	11,9%	–
Kinder	–	2,7%	1,5%
Frühkomplikationen insgesamt	8,8–53%	38%	9%
I. Lokal-abdominal		17%	7,5%
Nahtinsuffizienz, Conduitnekrose			
paralyt. u. mechan. Ileus			
Peritonitis, intraabdom. Abszeß			
Darmfistel, Urinfistel – Sepsis			
II. Wundinfektion, Wunddehiszenz		16%	–
III. Ureterstenose – Pyelonephritis		5%	–
IV. Blutungen		vereinzelt	–
aus dem Stoma, aus Ulkus im Conduit			
aus Streßulkus des Magens			

Sowohl Ileal- wie Kolon-Conduit sind große operative Eingriffe mit einer relativ hohen Primärmortalität und Frühkomplikationsrate (Tabelle 2). Kinder vertragen den Eingriff offensichtlich wesentlich besser. Ihre Primärmortalität liegt zwischen 0 und 5%, im Mittel bei 2,7% bzw. beim Kolon-Conduit bei 1,5%. Demgegenüber schwankt die Mortalität bei Erwachsenen in großen Sammelstatistiken zwischen 3,7 und 25% und liegt im Mittel bei etwa 12%. Die Todesfälle sind überwiegend durch die lokal-abdominalen Frühkomplikationen, vor allem Nahtinsuffizienz, Ileus, Peritonitis und Sepsis verursacht.

Es scheint, daß in der Tat das bei Kindern bevorzugt eingesetzte Kolon-Conduit auch bei Erwachsenen zu günstigeren Ergebnissen führt (HOHENFELLNER, 1974; SCHMIEDT).

An Spätkomplikationen (Tabelle 3) wird eine Bakteriurie in 19% bis 81% der Fälle beobachtet, wobei nach BORS und COMARR (1971) nur 10% bis 20% der Fälle tatsächliche Pyelonephritiden aufweisen. Die Nierenfunktion ist unvorhersehbar, sie soll sich nach einer Literaturübersicht von BORS und COMARR in 2–42% im postoperativen Verlauf verschlechtern, jedoch in 6–87% verbessern.

Insgesamt nehmen die Spätkomplikationen entsprechend den Untersuchungen von ALTWEIN u. Mitarb. (1977) linear mit fortschreitender postoperativer Zeitdauer zu. Die auch beim Ileal-Conduit nicht ganz zu unterdrückende Stenoseneigung des Stomas und die Ureterste-

Tabelle 3. Spätkomplikationen nach Ileal-Conduit

Bakteriurie	19–81%
Pyelonephritis	10–20%
Verschlechterung der Nierenfunktion	2–42%
Stoma-Stenose	
Ureter-Stenose	
Nephrolithiasis	
Später mechanischer Ileus	
Elektrolytstörungen	

Tabelle 4. Vorteile des Kolon-Conduits gegenüber dem Ileum-Conduit

1. Möglichkeit der refluxsicheren Ureterimplantation
2. Ureterostien bleiben endoskopisch zugänglich und sondierbar
3. Kaum Elektrolytverschiebungen
4. Optimale Drainage – keine Peristaltik
5. Praktisch keine Stomaprobleme

Kontraindikationen zum Colon-Conduit:
1. Divertikulose
2. Strahlenschäden des Darmes
3. Kurze Ureteren
4. Sphinkter ani Inkontinenz

nosen an der Implantationsstelle in das Conduit mögen hierfür verantwortlich sein.

Offensichtlich bietet der Kolon-Conduit (Tabelle 4), bei dem praktisch keine Stomaprobleme auftreten, hier große Vorteile, zumal auch die Ureteren refluxsicher implantiert werden können und stets endoskopisch zugänglich bleiben. Elektrolytverschiebungen sind bei beiden Conduit-Methoden gering oder zu vernachlässigen.

Während somit die verschiedenen Formen der supravesikalen Harnableitung besonders in der Form des Ileal- und Kolon-Conduits in der Kinderurologie eine breite und auch relativ gefahrlose Anwendung finden und für Kinder mit Myelodysplasien oder Blasenexstrophie vielfach die einzige Möglichkeit darstellen zu überleben und ein menschenwürdiges Dasein zu führen, werden diese großen Operationen in der urologischen Betreuung traumatisch rückenmarkgeschädigter Erwachsener nur selten indiziert sein.

Die moderne Behandlung Querschnittgelähmter mit Blasenpflege, Blasentraining und unterstützenden medikamentösen und operativen Maßnahmen führen in den meisten Fällen zu einer immerhin einigermaßen ausreichenden Blasenfunktion, so daß der Einsatz eines so drastischen Mittels wie der supravesikalen Harnableitung nicht vor Ausschöpfung aller anderen Möglichkeiten – oder mit anderen Worten – kaum je vor Ablauf von zwei Jahren nach dem Trauma, gerechtfertigt erscheint. Das relativ hohe Operationsrisiko und die unvorhersehbare Entwicklung der Nierenfunktion zum Besseren oder Schlechteren beschränkt die Indikationsstellung auf zwingende Umstände, wie vor allem die nicht zu beherrschende Inkontinenz der Frau und schwere Destruktionen oder Malignome an den Harnwegen.

Literaturverzeichnis

ALTWEIN, J. E., JONAS, U., HOHENFELLNER, R.: Long-Term followup of children with colon conduit urinary diversion and ureterosigmoidostomy. J. Urol. *118*, 832–836 (1977).

BELAND, G. A., WEISS, R. M.: Cutaneous vesicostomy in children. J. Urol. *94*, 128–131 (1965).

BLOCKSOM, B. H. jr.: Bladder pouch for prolonged tubeless cystostomy. J. Urol. *78*, 398 (1957).

BORS, E., COMARR, A. E.: Neurological urology. Basel-München-Paris-New York: Karger 1971.

BRICKER, E. M.: Partial and complete pelvic exentration. Cancer *3*, 972–974 (1950).

CORDONNIER, J. J.: Ileocystostomy for neurogenic bladder. J. Urol. *78*, 605 (1957).

ELSÄSSER, E.: Über eine Zange zur transrenalen Nierenfistel. Urologe A: *12*, 1 112–113 (1971).

ELSÄSSER, E.: Urologische Komplikationen nach Rückenmarksverletzungen. Actuel. Traumat. *2*, 21–27 (1972).

HACKLER, R. H.: Modified hutch I Vesicoureteroplasty in paraplegia. J. Urol. *118*, 953–954 (1977).

HOHENFELLNER, R.: Colon-Conduit (Indikation, Technik, Ergebnisse). Verh.-Ber. Deutsch. Ges. Urol. 25. Tg. 1973, S. 26–29. Berlin-Heidelberg-New York: Springer 1974.

KRAHN, H., MORALES, P., HOTCHKISS, R.: Experience with tubeless cystostomy. J. Urol. *91*, 246–252 (1964).

LAPIDES, J.: Fundamentals of urology. Philadelphia-London-Toronto: Saunders 1976.

LAPIDES, J., AJEMIAN, E. P., LICHTWARDT, J. R.: Cutaneous vesicostomy. J. Urol. *84*, 609 (1960).

MOGG, R. A.: Urinary diversion using the colonic conduit. Urol. Int. *23*, 53–62 (1968).

SIEGEL, A.: Lehrbuch der Kinderurologie. Stuttgart: Thieme 1971.

SCHMIEDT, E.: Persönliche Mitteilung.

SCHMIEDT, E., CARL, P., EISENBERGER, F., ELSÄSSER, E.: Die transrenale Nierenfistel. Urologia *XLII*, 1–11 (1975).

ZINGG, E.: Ileum conduit beim Erwachsenen (Indikation, Technik, Ergebnisse). Verh.-Ber. Deutsch. Ges. Urol. 25. Tg. 1973, S. 29–34. Berlin-Heidelberg-New York: Springer 1974.

Einsatz von Kunststoffprothesen

F. Schreiter

Das Dilemma der Behandlung der neurogenen Harninkontinenz offenbart sich oft in der einzigen therapeutischen Konsequenz, nämlich der Harnableitung.

Kann der inkontinente Mann mit einem Urinal oft ausreichend versorgt werden, ist dies bei der Frau nicht möglich, so daß die weibliche Harninkontinenz ein schwerwiegendes soziales Problem darstellt.

In den letzten Jahren wurden hydraulisch arbeitende Kunststoffprothesen zur Behandlung der Harninkontinenz entwickelt, die auf Grund ihrer Konstruktion eine Steuerbarkeit der Miktion erlauben.

Großer Beliebtheit erfreut sich zur Zeit die Rosenprothese auf Grund ihrer technischen Einfachheit. Sie wird am Bulbus urethrae implantiert, wodurch der operative Aufwand gering ist. Nachteilig ist jedoch, daß der Druck, mit dem die Urethra komprimiert wird, nicht steuerbar ist. Für die Patienten mit neurogener Harninkontinenz bedeutet dies, daß unter Umständen Drucknekrosen auftreten können, zumal der Ballon die Harnröhre gegen harte, unnachgiebige Stahldrähte als Widerlager drückt. Wir haben deshalb diese Prothese bisher nicht angewandt.

Das sicherere, wenn auch operativ aufwendigere Verfahren scheint die AMS-Prothese zu sein, die von Scott u. Mitarb. (1974) entwickelt wurde (Abb. 1). Sie besteht aus einer füllbaren Manschette, die meist um den Blasenhals gelegt wird und in gefülltem Zustand die Urethra komprimiert und gegen die Blase abdichtet. Die Implantation ist auch am Bulbus urethrae über einen perinealen Zugangsweg möglich. Der Druck wird über zwischengeschaltete Ventilsysteme gesteuert und übersteigt in der Regel nicht 80 cm H_2O. Durch das rechte Pumpbällchen wird die Sphinktermanschette gefüllt und verschließt die Urethra. Durch das linke Pumpbällchen wird die Sphinktermanschette geleert. Die Pumpbällchen sind im Skrotum bzw. in den großen Labien implantiert. Die erforderliche Flüssigkeit stellt ein Reservoir zur Verfügung, das unter der Rektummuskulatur präperitoneal implantiert wird.

Damit beim Hustenstoß oder bei körperlicher Arbeit kein Urin aus der Blase austritt, wird das Reservoir unter die Rektusmuskulatur gelegt. Erhöhung der Bauchpresse steigert nicht nur den Druck in der Blase, sondern über eine

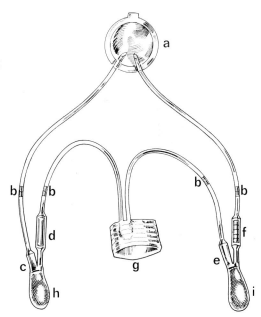

Abb. 1. AMS-Sphinklerprothese nach Scott. *a* Null-Druck Flüssigkeits-Reservoir; *b* Metallverbindungsstück; *c* Ventil 1; *d* Ventil 2; *e* Ventil 3; *f* Ventil 4; *g* Sphinktermanschette; *h* Pumpbällchen zum Aufpumpen der Manschette; *i* Pumpbällchen zum Entleeren der Manschette

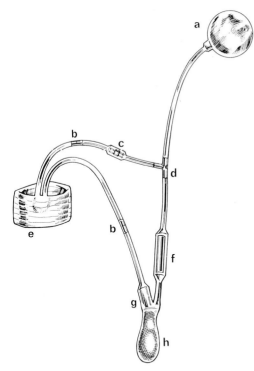

Abb. 2. Neuentwickelte Sphinklerprothese (AMS). *a* druckregulierender Ballon; *b* Stahlverbindungsstück; *c* Füllwiderstand; *d* T-Verbindungsstück; *e* Sphinktermanschette; *f* rostfreies Stahleinwegventil; *g* Rückschlagventil; *h* Entleerungspumpbällchen

Tabelle 1.a AMS-Artefizieller Sphinkter (1973–1978) 36 Patienten

Ursache	Anz.	Erfolg	Mißerfolg
Neurogene Blasenstörung	16	12	4
Zust. n. Prostatektomie	13	9	4
Epispadie	4	2	2
Harnröhrentrauma	1	1	–
Zust. n. Spinkterotomie	2	2	–
Total	36	26	10

Tabelle 1.b AMS-Artefizieller Sphinkter (1973–1978) 16 Patienten mit neurogenen Blasenstörungen

Ursache	Anz.	Erfolg	Mißerfolg
Traumatische Paraplegie	6	4	2 (Infekt)
Meningomyelozele	5	4	1 (Infekt)
Sakralagenesie	1	1	–
Multiple Sklerose	3	3	–
Zust. n. Virusmeningitis	1	–	1 (Infekt)
Total	16	12	4

Druckerhöhung im Reservoir wird sofort entsprechend der Druck in der Sphinktermanschette größer, so daß Urin nicht in die Harnröhre übertreten kann. Da die Druckspitzen kurzfristig sind, ist mit einer Ischämie und möglicher Arrodierung der Urethra nicht zu rechnen.

Ohne zusätzliche Maßnahmen stellen die neurogene Reflexinkontinenz, die Reflexblase und der vesikourethrale Reflux Kontraindikationen für die Behandlung mit der Scott-Prothese dar.

Dadurch wird die Indikation beim Paraplegiker stark eingeschränkt und kommt lediglich für die kaudalen Läsionen in Betracht.

Seit 1973 haben wir bei 36 Patienten die AMS-Sphinkterprothese implantiert. Häufigste Indikationen waren neurogene Störungen der Miktion und Harninkontinenz nach Prostatektomie. Die Erfolgsrate liegt im Beobachtungszeitraum von nunmehr fünf Jahren bei über 70%. Dies beweist die Brauchbarkeit des Verfahrens, auch wenn noch nicht alle Probleme gelöst sind.

Sieht man sich die Ergebnisse bei Patienten mit neurogener Harninkontinenz näher an, so sind die Resultate eher noch besser, nämlich genau 75% Erfolgsrate (Tabelle 1a u. b). Hauptkomplikation ist eine Infektion, die immer zu einer Entfernung der Prothese zwingt. Diese Gefahr ist erwartungsgemäß beim Paraplegiker höher als bei anderen Patienten.

Durch Besprayen der Prothese mit einem polyvalenten Antibiotikum, bzw. durch Tränken der Prothese in Refobacin angereicherter Gelatine, konnten wir die Infektrate drastisch senken. Wir mußten seither keine Prothese mehr wegen eines Infektes entfernen.

In der Anfangsphase der Implantation waren unsere Ergebnisse deutlich schlechter als heute. Dies war einmal durch unseren eigenen Erfahrungsmangel bedingt, zum anderen traten Defekte an der Prothese auf, z. B. ein »leakage«

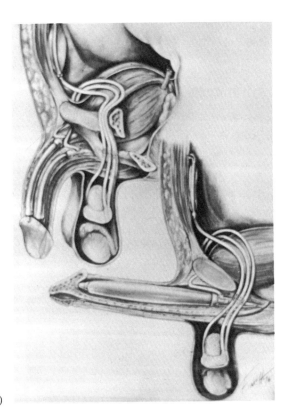

Abb. 3. AMS-Penisprothese nach Scott (in situ)

an einer Nahtstelle des Pumpbällchens. Derartige Defekte haben wir in den letzten Jahren nicht mehr beobachtet, da die Prothese einer ständigen Weiterentwicklung und verbesserten Kontrolle unterliegt.

In dem Bestreben die Prothese weiter zu vereinfachen und besonders die lästig und häufig auftretenden Ventildefekte des Ventils 4 zu eliminieren, wurde ein neues System entwickelt. Die Drucksteuerung geschieht hier durch einen sog. »pressure regulating ballon«, der in verschiedenen Druckstärken – zwischen 60 und 120 cm H_2O – geliefert wird. Das druckregulierende Ventil ist durch einen einfachen Resistor ersetzt worden (Abb. 2). Damit ist die Prothese von einer ähnlichen Einfachheit wie die Rosenprothese, ohne jedoch die Gefahren dieser Prothese zu beinhalten. Wir selbst haben mit dieser Neuentwicklung noch keine Erfahrung. Die Ergebnisse einer amerikanischen Studiengruppe an ca. 60 Fällen sind jedoch zufriedenstellend.

Bei 16 Fällen mit neurogener Blasendysfunktion sahen wir in vier Fällen einen Wundinfekt, zum Teil als Spätinfektion, die zur Entfernung der Prothese in einem Fall nach drei Jahren einwandfreien Funktionierens zwang. Die übrigen Defekte, die vornehmlich auf technische Mängel zurückzuführen waren, konnten durch Reoperation korrigiert werden. Die Zahl der Nachoperationen war relativ hoch, da 8 Patienten insgesamt 11 mal nachoperiert werden mußten. Die Nachoperationen sind jedoch häufig Bagatelleingriffe und konnten in Lokalanaesthesie vorgenommen werden.

Auf Grund unserer jetzt fünfjährigen Erfahrung halten wir dieses Verfahren zur Behandlung der Harninkontinenz für ein gutes und brauchbares operatives Behandlungskonzept. Der artefizielle Sphinkter ist nach unserer Auffassung heute die wichtigste Entwicklung der letzten Jahre in der operativen Behandlung der neurogenen Harninkontinenz.

Zur Korrektur des Erektionsverlustes wurde

von dem gleichen Entwicklungsteam, das die artefiziellen Sphinkter entwickelte, die AMS-Penis-Prothese entwickelt (Abb. 3).

Die Prothese besteht ebenfalls aus einem Flüssigkeitsreservoir, einer Pumpe im Skrotum und zwei füllbaren Silastikschläuchen, die an die Stelle der Corpora cavernosa unter die Bucksche Faszie gelegt werden.

Der Vorteil der Prothese liegt in der naturgetreuen Nachahmung der Erektion. In funktionslosem Zustand liegt der Penis schlaff dem Körper an. Das Tragen leichter Sommer- oder Sportkleidung wirft keine Probleme auf. Die Patienten sind subjektiv zufriedener als mit den starren und halbstarren Prothesensystemen.

Die sich heute bei vielen Operateuren wegen der operativen Einfachheit der Implantation großer Beliebtheit erfreuende Small-Carrion-Prothese wenden wir aus den genannten Gründen nicht an. Auch sind Perforationen in die Urethra, wie sie bei der Pearman-Prothese häufig beobachtet wurden, durch die Stoßbelastung von vorn zu erwarten.

Wichtig ist die Patientenauswahl, die mit größter Sorgfalt und in Absprache mit einem Psychiater erfolgen sollte. Die genaue neurologische und neuro-urologische Untersuchung des Patienten ist unumgänglich. Wir haben lediglich Patienten mit einer organischen Läsion, die zum Verlust der Erektion führte, operiert.

Patienten mit einer neurologischen Indikation stellen bei unserem Krankengut das größte Kontingent von 11 Patienten (Tabelle 2). Die Infektionsgefahr scheint geringer als bei der Sphinkterprothese zu sein.

Von den insgesamt 18 Patienten, die seit 1973 operiert wurden, mußte nur in einem Fall die Prothese wegen einer Infektion entfernt wer-

Tabelle 2. AMS-Penisprothese (1973–1978) 12 Patienten

Indikation	Anz.	Erfolg	Mißerfolg	Kompl.
neurogene Ursache:				
traum. Paraplegie	9	8	1	Infekt
Meningomyelocele	2	2	–	–
	11	10	1	
nicht neurogene Ursache:				
Priapismus	3	2	1	Leck in Prothese
Beckentrauma	3	3	–	
Diab. mell.	1	1	–	
Total	18	16	2	

Tabelle 3. Elektrostimulation (Detrusor, 1973–1978) 9 Patienten

Patient	Alter	Läsionstyp	Zus. Therapie	Erfolg Entl.	Reflex	Mißerfolg	Kompl.
1. B.R./m	25 J	supran. Th6	TUR-Blasenh.	–	–	+	Infekt/Abstoßung
2. G.S./m	29 J	supran. Th6	–	+	+	–	Infekt/Abstoßung
3. J.S./m	24 J	infranukl.	Scott-Sphinkt.	–	–	+	Infekt
4. E.A./m	47 J	infranukl.	TUR-Blasenh.	+	+	–	–
5. L.K./m	34 J	infranukl.	–	–	–	+	–
6. H.H./m	48 J	infranukl.	TUR-Prostata	–	+	–	–
7. A.W./m	35 J	peripher	–	+	+	–	–
8. R.L./w	43 J	peripher	TUR-Blasenh.	+	–	–	–
9. K.H./m	57 J	peripher	TUR-Prostata	+	+	–	–
Total				5	5	3	

den. In 16 von 18 Fällen ist ein gutes Langzeitergebnis zu verzeichnen.
5 Fälle mußten reoperiert werden. Die Prothese funktionierte dann einwandfrei. Ein Patient verweigerte die Reoperation und muß deshalb zu den Mißerfolgen gezählt werden. In zwei Fällen entstand ein Hämatom, das sich spontan zurückbildete und keine nachteiligen Folgen hinterließ.
Subjektiv gaben alle Patienten ca. 4 Wochen lang Schmerzen bei Betätigung der Prothese an, die dann jedoch verschwanden. Alle erfolgreich operierten Patienten haben regelmäßig Kohabitation, auch zur Zufriedenheit der Partner.
Für uns war dabei interessant zu erfahren, daß alle Patienten, die vorher mit einer starren Prothese versorgt waren, mit der hydraulischen und kosmetisch günstigeren AMS-Prothese wesentlich zufriedener waren.
Die Entleerung der neurogenen Retentionsblase mit einem elektrischen Blasenschrittmacher stellt heute noch keine Alternative zu den bewährten Behandlungsverfahren dar. Nachdem die elektrische Blasenstimulation seit ca. 10 Jahren nach einer Phase experimenteller Vorarbeit einmütig von den zuständigen Fachleuten abgelehnt wurde, ist sie in den letzten Jahren durch neu entwickelte Schrittmacher wieder ins Gespräch gekommen. Bei den jetzt vorliegenden Erfahrungen, insbesondere von MERRIL und HALBERSTADT, scheint die Detrusorstimulation der Rückenmarkstimulation überlegen zu sein.
Trotzdem sollte die Elektrostimulation nur für die Fälle vorbehalten sein, bei denen alle bisherigen Verfahren nicht zum Erfolg geführt haben.
Die Mentorelektrode besteht in ihrer Standardausführung aus vier bipolaren Einzelelektroden, die jeweils mit einer eigenen Spannungsquelle verbunden sind. Die beiden Pole einer Elektrodeneinheit sind schraubenförmig umeinandergewunden und in Teflonfilz eingebettet. Die Elektrode arbeitet mittels eines Sender-Empfänger-Prinzips. Der Kunststoffteil der Elektrode wird unter die Bauchhaut implantiert. Die Elektroden selbst werden in einer Duplikatur der Blasenmuskulatur nahe der Nerveneintrittsstellen in die Blase eingenäht und verwachsen dort auf Grund ihrer Teflonfilzanlage mit der Blasenwand. Durch die besondere Bauweise der Elektrode ergeben sich gegenüber früheren Elektroden folgende Vorteile:
– Elektrodenbrüche werden nicht beobachtet;
– Das elektrische Feld ist auf engstem Raum begrenzt.

Dadurch wird eine Mitstimulation der Beckenboden- und Obturatoriusmuskulatur weitgehend vermieden.
In den Jahren zwischen 1973 und 1978 wurden insgesamt 9 Patienten mit einem Blasenschrittmacher versorgt (Tabelle 3). Wir verwandten 8mal den Mentor-Schrittmacher und einmal eine achtpolige Plattenelektrode nach SUSSET.
Die Stimulation der infranukleären bzw. peripheren Läsionstypen ist erfolgreicher als die der supranukleären Läsionstypen. Dies ist verständlich wenn man bedenkt, daß bei supranukleären Läsionstypen der sakrale Reflexbogen intakt ist und eine Sphinkter-Detrusordyssynergie bei der Stimulation nicht zu vermeiden ist. Es wurden sowohl komplette als auch inkomplette Läsionstypen behandelt. Die Schmerzreaktion war bei den Patienten mit inkompletter Läsion in allen Fällen tolerabel.
Von unseren neun Patienten haben zur Zeit fünf Patienten eine ausgeglichene Blasenfunktion, bei vier Patienten versagte die Methode. Der Stimulationserfolg, der bei den Läsionen des unteren motorischen Neurons nicht vor sechs Monaten auftrat – bei einer Patientin dauerte das Ingangkommen der Blasenentleerung sogar 12 Monate – läßt zweierlei Arten der Entleerung zustande kommen.
Erstens gibt es eine stimulationsbedingte Entleerung, das heißt, der Miktionsfluß kommt auf Knopfdruck in Gang. Bei einem weiteren Teil der Patienten stellte sich nach einer Weile der Stimulation ein Detrusorreflex ein, der zu einer koordinierten Miktion führte. Bei drei Patienten, insbesondere bei zwei Patienten mit supranukleärer Läsion, mußten die Elektroden wegen Auftretens einer Infektion entfernt werden. Bei einem Patienten mit supranukleärer Läsion hatte sich jedoch zwischenzeitlich ein koordi-

nierter Blasenreflex eingestellt, so daß auch nach Entfernung des Blasenschrittmachers die Blase mit ausgeglichener Funktion entleert wurde. Bei den meisten Patienten war eine zusätzliche Therapie zur Beseitigung einer Blasenhalsobstruktion notwendig.

Bei Patienten mit epikonalen Läsionen oder mit inkompletten Läsionen des oberen motorischen Neurons besteht oft ein inkompletter Triggermechanismus der Blase, das heißt, der Detrusor kontrahiert sich zwar auf suprasymphysäres Klopfen oder perineale oder anale Reizung, die Blasenentleerung ist jedoch wegen einer inkompletten Detrusorkontraktion oder einer Detrusor-Sphinkterdyssynergie unvollständig. Der Restharn ist entsprechend hoch.

Wir gingen deshalb von der Überlegung aus, ob es nicht möglich sei, mit Hilfe der Elektrostimulation den vorhandenen rudimentären Triggermechanismus im Sinne einer Reflexstimulation zu unterstützen und in Anbetracht der relativ guten Ergebnisse mit galvanischer Reizung der Blase nach KATONA über einen reflexogenen Lernprozeß die noch vorhandenen Nervenbahnen bei inkompletten Läsionen zu trainieren und über eine Reflexschulung zu einer besseren Blasenentleerung zu kommen. Daß letzteres offenbar möglich ist, zeigt das Beispiel von zwei Patienten aus unserem Patientengut, die nach Entfernung der Elektrode einen eigenständigen Miktionsreflex entwickelt hatten. Bei einem weiteren Patienten stellte sich nach drei Monaten eine stimulationsinduzierte, restharnfreie Miktion ein, nachdem er nach einer Schußverletzung im Zweiten Weltkrieg nahezu 28 Jahre seine Blase nicht entleeren konnte, obwohl ein rudimentärer Triggermechanismus, ausgelöst durch Druck auf den Anus, vorhanden war. Der Patient stimulierte nach Implantation des Schrittmachers seine Blase unmittelbar vor der analen Reizung und konnte damit eine wesentlich effektvollere Miktion erzeugen. Während einer Miktion wird dieses Manöver drei- bis viermal hintereinander durchgeführt und führt zur vollständigen Entleerung der Blase.

Bei einem Patienten mit komplettem, traumatischem Rückenmarkquerschnitt Th 6 zeigte die Blasendruckkurve nach suprasymphysärem Klopfen und die Detrusor-Druckkurve vom selben Patienten nach zusätzlicher kurzfristiger Elektrostimulation gute Ergebnisse.

Die Detrusordrucke sind wesentlich höher und auch wesentlich länger anhaltend als ohne Elektrostimulation. Die kurzzeitig durchgeführte Reizung des Detrusors führte über den noch intakten sakralen Reflexbogen zur kurzfristigen Kontraktion des Sphincter externus. Für diesen Punkt überstieg jedoch bereits der Blasendruck den Urethradruck, so daß die Miktion erfolgte.

Da mit dieser Reflexstimulation eines inkompletten Triggermechanismus eine verbesserte Blasenentleerung erreicht würde, sehen wir hierin eine zusätzliche Möglichkeit auch Läsionen oberhalb des zweiten motorischen Neurons mit Detrusorstimulation behandeln zu können.

Literaturverzeichnis

SCOTT F. B., BRADLEY, W. E., TIMM, G. W.: Treatment of urinary incontinence by an implantable prostatic urinary sphincter. J. Urol. *112,* 75 (1974).

SCHREITER, F., BRESSEL, M.: Operative treatment of incontinence secundary to myelodysplasia by an artifical sphincter. Z. Kinderchir. Grenzgeb. *22,* Heft 4, 560 (1977).

SCHREITER, F., SKOLUDER, D., BRESSEL, M.: Die chirurgische Behandlung der erektilen Impotenz mit der AMS-Penisprothese. Urologe A *15,* 276 (1976).

SCOTT, F. B., BRADLEY, W. E., TIMM, G. W.: Urology *II,* 80 (1973).

SCHREITER, F.: Kunststoffimplantate zur Behandlung der neurogenen Blasenentleerungsstörung und der Harninkontinenz. Therapiewoche *27,* 5215 (1977).

MERILL, D. C., CONWAY, C. J.: Clinical experience with the Mentor bladder stimulator. I. Patients with upper motor neuron lessions. J. Urol. *112,* 52 (1974).

MERILL, D. C.: Clinical experience with the Mentor bladder stimulator. II. meningomyelocele patients. J. Urol. *112,* 823 (1974).

Allgemeine urologische Komplikationen

Apparative und medikamentöse Konzeptionen zur Prophylaxe von Harnwegsinfektionen

L. Weissbach und P. Brühl

Bleibendes Risiko einer jeden Form der Blasenentleerungsstörung ist die bakterielle Besiedelung der Harnwege. Mehr als 40% der Todesursachen bei Rückenmarkverletzten sind durch Erkrankungen der Nieren und ableitenden Harnwege bedingt (Saschowa u. Meissner 1976). Hat der Patient die akute Phase des spinalen Schocks überstanden, so ist sein Leben ständig bedroht durch urologische Komplikationen. Infektionen spielen hierbei eine wesentliche Rolle.

Bei Patienten mit Querschnittlähmung kann sich die Infektion in sämtlichen Organen des Urogenitaltraktes von der Harnröhre bis zum Nierenparenchym und von der Prostata bis zum Skrotalinhalt ausbreiten. Die ablaufenden Entzündungsvorgänge können grobschematisch wie folgt eingeteilt werden (Brühl 1978):
1. Entzündungen der parenchymatösen Organe (Niere, Prostata, Hoden, Nebenhoden);
2. Entzündungen der ableitenden Harnwege (Harnleiter, Harnröhre);
3. Entzündungen der Reservoirorgane (Nierenbecken, Blase).

Infektkomplikationen sind am äußeren Genitale die sekundäre Phimose, die Balanitis und die Meatusstenose; im Bereich der Harnröhre die Striktur, das Divertikel und die Fistel; am Skrotalinhalt die Deferentitis, die Epididymitis und der fistelnde Nebenhodenabszeß; an den männlichen Adnexen der Prostata-Abszeß; an der Harnblase der vesikorenale Reflux, die Steinbildung und die Schrumpfung des Organs; an der Niere die abszedierende Pyelonephritis sowie die Schrumpfniere mit erheblicher Funktionseinbuße. Letale Folgen kann die Rückwirkung der Keiminvasion auf den Gesamtorganismus haben. Die transurethral gesetzte urogenitale Infektion steht nach Shubin u. Mitarb. (1963) mit 50–90% ursächlich an der Spitze aller bakteriämischen Schockzustände, die mit einer Letalität von 60–82% belastet sind. Die ständige Aktualisierung des Infektproblems beim Querschnittpatienten resultiert aus folgenden Gegebenheiten:
1. Die Funktion der gestörten Blase muß ersetzt werden (Katheterismus);
2. Die gestörte Funktion muß evtl. wieder in Gang gebracht werden (instrumenteller Eingriff).

Sämtliche Formen der neurogenen Blase können mit einer Harnentleerungsstörung einhergehen. Der Katheter vermeidet den Harnverhalt, die Blasenüberdehnung und letztlich die Überlaufblase mit ihren deletären Folgen für den oberen Harntrakt. Insbesondere beim

Tabelle 1. Infektionsrisiko durch Einmalkatheterismus (nach Kölle, 1976)

Beeson, 1954	4%
Kass, 1956	2–4%
Gillespie, 1962	28%
Turck, 1962	0,5%
Turck, 1962	15%
Higgins, 1966	1%
Wagenbechler, 1968	0,46%

Querschnittsyndrom kommt es darauf an, im Stadium des spinalen Schocks die Blase rechtzeitig und richtig so lange zu entleeren, bis wenigstens ein Teil der Funktion wiederhergestellt ist.

I. Möglichkeiten der instrumentellen Blasenentleerung

Grundsätzlich kann die Blase durch intermittierenden, transurethralen Katheterismus, über einen transurethralen Dauerkatheter oder durch eine suprapubische Blasendrainage entleert werden. Die genannten Formen bergen unterschiedliche Infektionsrisiken, die nur schwer kalkulierbar sind. Entscheidend ist die Art, wie katheterisiert wird. Eine Bakterienausscheidung darf freilich nicht mit einer generellen Infektion der Harnwege gleichgesetzt werden. Sogenannte Einschiebekeime werden bei normalen Harnwegen und guter Diurese innerhalb kurzer Zeit ausgespült. Bei Patienten mit Querschnittsyndrom sind jedoch die Dispositionen für das Angehen einer Infektion äußerst günstig. Der Tonus des Gewebes ist herabgesetzt; der Widerstand gegenüber einer Druckeinwirkung reduziert, die Vasomotorenregulation gestört. Dadurch entsteht eine lokale und allgemeine Resistenzminderung des Organismus. Hierin liegen auch die Ursachen der Spätkomplikationen. Die prämorbide Beschaffenheit des Urogenitaltraktes ist als unspezifische Infektbahnung von maßgeblicher Bedeutung für die Pathogenese der Pyelonephritis (BRÜHL, 1972)

1. Intermittierender Katheterismus

Die intermittierende Entleerung der Blase wurde 1947 von GUTTMANN erstmals beschrieben und wird seitdem in allen Spezialabteilungen für Patienten mit Querschnittläsionen angewandt. Zu festgelegten Zeiten werden beim Erwachsenen, der einem strengen Flüssigkeitsregime unterworfen wird, maximal 500 ml Urin entleert. Der Eingriff soll vom Arzt in »Nontouch«-Technik vorgenommen werden (GUTTMANN, 1954). Die Vorteile dieses Vorgehens liegen auf der Hand: Verhütung einer Infektion durch steriles Arbeiten, Vermeidung von Urethral-, Skrotal-, Vesiko- oder Vaginalfisteln, frühzeitige Herstellung eines Blasenautomatismus, Vermeidung einer Schädigung der Blasenmuskulatur durch Überdehnung. GUTTMANN und FRANKEL (1966) behandelten mit dieser Technik 476 Patienten, die innerhalb von 2 Wochen nach der Rückenmarkläsion eingeliefert worden waren. 59,7% der Männer und 43,5% der Frauen hatten bei der Entlassung einen sterilen Urin.

Die Art der Katheterisierung wird durch denjenigen bestimmt, der den Eingriff vornimmt. Der Katheterismus der akuten Blase bei traumatischen Lähmungen ist ein chirurgischer Eingriff par excellence. Angeblich sind hierzu nicht Schwestern oder Pfleger, sondern nur der mit entsprechender Erfahrung arbeitende Arzt befähigt und berechtigt. Tatsächlich lassen sich bei Berücksichtigung dieser Forderung Harnweginfektionen bei Rückenmarkgeschädigten über einen Zeitraum von mehreren Wochen vermeiden. Der sachgemäße Gebrauch des Katheters sollte auch speziell geschultem Pflegepersonal möglich sein. Der Ausbildungsstand des Personals korreliert offenbar mit der Sorgfalt bei der Durchführung des Eingriffs und mit der Häufigkeit der danach auftretenden Bakteriurien. Erregerinvasionen in die Blase lassen sich vermeiden durch gute Lagerungs- und Lichtbedingungen, Verwendung geeigneter Katheter, Vermeidung von Schleimhautläsionen, sorgfältiger Damm- und Periurethralhygiene sowie Kenntnisse der Anatomie – besonders der männlichen Harnröhre. Die von GUTTMANN (1969) angegebenen Regeln eines aseptischen Katheterismus in Non-touch-Technik haben auch heute noch Gültigkeit: Reinigung der externen Urethralöffnung, Einführen eines Gleitmittels, Benutzung eines steril verpackten und steril einführbaren Katheters. Als Desinfektionsmittel hat sich die gebrauchsfertige wäßrige Lösung eines Polyvenylpyrrolidon-Jodkomplexes bewährt. Die gute keimtötende Wirkung des Jods beruht auf der Oxydation und der Jodierung funktioneller Moleküle im Mikroorganismus. Das Wirkungsspektrum umfaßt alle bekannten pathogenen Keime, die im Bereich des Meatus urethrae von Bedeutung sein können. Auch Sporen werden unter geeigneten Bedingungen inaktiviert. Mit dem genannten Komplex konnte eine bessere Verträglichkeit des Jods erzielt werden. Der Einsatzbereich liegt vor allem dort, wo die Reizwirkung des Alkohols unerwünscht ist (z. B. auf Schleimhäuten). Nach der sorgfältigen Desinfektion wird die Schambehaarung mit einem sterilen Lochtuch abgedeckt. Die unvermeidbare, unangenehme Reibung zwischen der empfindlichen Harnröhrenschleimhaut und dem Katheter wird durch großzügigen Gebrauch vom sterilen Gleitmittel herabgesetzt. Vor dem Katheterismus der männlichen Harnröhre sollen mehrere Milliliter Gleitmittel instilliert werden. Man kann nie zu großzügig, sondern immer nur zu sparsam mit Gleitsubstanzen sein (KLOSTERHALFEN, 1971). Ausschließlich sollten handelsübliche sterile Gleitmittel in Einmaltuben für eine Einzelapplikation bzw. für den Einmalgebrauch zur Anwendung kommen (Endosgel). Gleitmittel in Weithalsflaschen mit Schraubverschluß sind unzeitgemäß, da es durch die Entnahme zahlreicher Einzelproben zur bakteriellen Verunreinigung kommen muß (BRÜHL u. STEINMETZ, 1964). Der Katheterismus darf nur mit steriler Pinzette oder sterilen Handschuhen durchgeführt werden. Bei Gebrauch von Einmalkathetern ist die innere der beiden Katheterhüllen steril, so daß eine unsterile Hand den Katheter in der Sterilhülle halten und einführen kann. Die Technik des Katheterismus wird erleichtert durch die Lagerung des Patienten mit angehobenem Gesäß auf einer festen Unterlage.

Optimal – wenn auch kostenintensiv – sind Einmal-Sets, auf deren Wert MEINECKE bereits 1970 hingewiesen hat. Sie werden heute in verschiedenen Variationen von der Industrie zur Verfügung gestellt (Uroset Fa. Pschorr; PH-Katheterset Dr. Hartmann; Argyle Urethral Katheterisation Kit, Fa. Travenol; Einmalset, Fa. Mölnicke). Folgende Dinge sollten enthalten sein: Wattetupfer zur Reinigung des Meatus urethrae, Mull-Lagen zur Abdeckung des Penis, 2 Plastikpinzetten zur Hautreinigung, Urinauffangschale, Plastiktöpfe für Desinfektionsbzw. Spülflüssigkeit, Arbeitsunterlage aus Vliesstoff und wasserundurchlässiges Abdecktuch mit Schlitz. Wir halten es nicht für erforderlich, daß Katheter, Einmalhandschuhe und Einmalgleitmittel hinzugefügt werden, da sie ohnehin greifbar sein müssen. Nichts spricht dagegen, daß man sich selbst Sets für den Einmalkatheterismus zusammenstellt, in Papier, Kunststoff-Folie oder Tuch abpackt und sterilisiert.

Die guten Erfahrungen, die GUTTMANN und FRANKEL (1966) mit dem intermittierenden Katheterismus gemacht haben, wurden inzwischen von WALSH (1968) bestätigt. Er hat im Verlaufe der letzten 20 Jahre mit dieser Technik querschnittgelähmte Patienten mit ausgezeichneten Ergebnissen behandelt. Der Autor betont jedoch den enormen Zeitaufwand, der erforderlich ist. Auch für andere Autoren steht diese Methode außerhalb jeder Kritik (GIBBON u. Mitarb. 1969). Bei der kritischen Analyse dieses Verfahrens zur Harnentleerung sind auch die Ergebnisse von BORS (1967) zu berücksichtigen, wonach über einen Zeitraum von 18–89 Tagen 4 Patienten infiziert wurden und in einer Zeit von 12–108 Tagen 8 infiziert blieben. Interessant ist in diesem Zusammenhang auch eine Arbeit von MILNER (1963). Danach traten offenbar bei Paraplegikern unter intermittierendem Katheterismus alle die Problem- und Hospital-Keime auf, die uns bei den übrigen Formen der instrumentellen Harnableitung bekannt sind.

2. Transurethraler Dauerkatheter

Bei der Urinableitung durch einen Harnröhren-Verweilkatheter ist die Besiedlung des periurethralen Milieus durch Darmbakterien und die bakterielle Kontamination durch exogene Keime besonders zu berücksichtigen (Abb. 1). Die mukopurulente Membran des Urethralschleims wird zur Keimstraße zwischen Katheter und Urethralwand in das Blasenlumen. Der Dauerkatheter ist die Schiene für die Infektion. Die intensive Katheterpflege, die persönliche Hygiene des Patienten und die generelle Hygiene

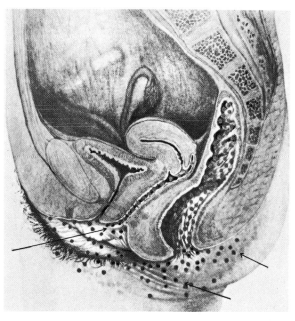

Abb. 1. Bakterielle Besiedlung des periurethralen Milieus (→)

im Krankenhaus sind wichtige Eckpfeiler im Gebäude der Non-Infektion (BRÜHL, 1974). Grundsätzlich sollten zweimal am Tag das Genitale und die Oberschenkel mit einer desinfizierenden Lösung vorsichtig gereinigt werden. Zur Eindämmung der Keiminvasion über den Sekretspalt zwischen Katheter und Harnröhrenschleimhaut soll ein ausgezogener Tupfer um den Katheter in Höhe seiner Austrittsstelle aus dem Meatus gebunden werden. Eigene Untersuchungen zur Keimkorrelation zwischen Balsenurin und Periurethral- bzw. Vaginalsekret weisen auf die Bedeutung sorgfältiger Katheterpflege hin (BRÜHL u. WEISSBACH, 1973).
Auch bei sorgfältiger Asepsis und Verwendung von entsprechenden Ableitungssystemen kommt es früher oder später in allen Fällen zur aszendierenden Infektion. Je länger der Katheter in der Harnblase verbleibt, um so größer ist das Infektionsrisiko. Der Blasenverweilkatheter sollte nur bei eindeutiger Indikation angewendet werden. Er darf nicht der pflegerischen Erleichterung des Krankenhauspersonals dienen. Er sollte so früh wie möglich entfernt und nur so lange wie eben nötig belassen werden (KAIPER, 1976). Nach MADERSBACHER (1972)

Tabelle 2. Infektionsrisiko durch den Verweilkatheter (nach KOLLE, 1976)

KASS, 1955	95%
HIRSCH, 1966	50%
GUINAN u. Mitarb., 1969	10%
HOCHHULI, 1969	15%
DESAUTELS, 1969	20%
LINDAN, 1969	35%
CASTLEDEN, 1971	54%
WETTERWALD u. Mitarb., 1971	26%
KERESTECI u. Mitarb., 1973	33%
CASTLE u. Mitarb., 1974	53%

und WALSH (1968) wird er leider bei frischen Querschnittläsionen auch heute noch häufig angewandt. In der Schockphase dient er der Flüssigkeitsbilanzierung. UNGAR (1972) hat einen Indikationskatalog für den Dauerkatheterismus bei seinen Querschnitt-Patienten aufgestellt: Rekurrierende Pyelonephritis aufgrund einer aszendierenden Infektion; vesikourethraler Reflux; Hydronephrose mit oder ohne Hydroureter; atrophische, chronisch infizierte Blase.
Das durch Anwendung des Dauerkatheters bestehende Infektionsrisiko wird mit 10–95% angegeben (vergl. Tabelle 2). MCLEOD u. Mitarb. (1965) fanden bei ihren mit Blasenverweilka-

thetern behandelten Querschnittpatienten trotz antibiotischer Spülung eine Harnwegsinfektion innerhalb von 10–12 Tagen.

Die differierenden Angaben über die Infekthäufigkeit resultieren aus der unterschiedlichen Pflege von Katheter und Patient sowie dem Gebrauch verschiedener Harnableitungssysteme:

a) Beim offenen System taucht der Katheter in ein offenes Urinsammelgefäß ein;
b) Beim halboffenen System wird der Katheter in einen sterilen geschlossenen Plastikbeutel oder ein Glasgefäß abgeleitet. Beim Auswechseln oder Entleeren des gefüllten Gefäßes muß das System geöffnet werden;
c) Beim geschlossenen System hat der Katheter keine direkte Kommunikation mit der Flüssigkeit des Sammelgefäßes. Wird es ausgewechselt oder entleert, muß das System nicht geöffnet werden.

Bei Ableitung im »offenen System« kann nach 24 Std bei 50%, nach 36 Std bei 100% der Patienten eine Infektion der Harnwege nachgewiesen werden, die fast immer als Mischinfektion imponiert (KASS u. SCHNEIDERMANN, 1957; KASS u. SOSSEN, 1959; REBER u. MASSINI, 1965; BARTSCH u. SCHEIBE, 1966; COX u. HINMANN, 1961). Vor allem während der Klinikbehandlung wird dabei eine Dynamik des Infektionsgeschehens erkennbar. Sie manifestiert sich durch das Erregermosaik der Urinflora. Wenige Stunden nach Einlegen des Katheters entsteht eine Erst- oder Superinfektion der Harnwege mit resistenten Hospitalstämmen (BRÜHL, 1972). Sie ist eine Folge der Kreuzinfektion mit selektionierten Krankheitserregern, die sich gegen jede Chemotherapie durchgesetzt haben. Die Übertragung der Keime erfolgt direkt oder – durch ihre Verbreitung in der Umgebung des Kranken – indirekt von Individuum zu Individuum im prädisponierten Patientenkollektiv. Durch dauernden Wirtswechsel erhalten die Erreger eine maximale Virulenz (STRAUBE u. BRÜHL, 1967).

Durch das Lumen eines Katheters oder einer Drainage können Bakterien aus dem Urinsammelgefäß passiv mit Luftblasen aufsteigen oder in der Harnsäule aktiv gegen den Strom auf-

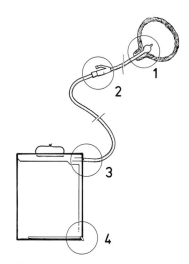

Abb. 2. Infektrisiko beim Dauerkatheter. *1* Urethralsekretion als mukopurulente Keimstraße; *2* Katheterkonus und Plastikverbindungsstück zum Urinsammelgefäß; *3* Keimaszension aus dem Urinsammelgefäß; *4* Kontamination beim Entleeren

wärts wandern (Abb. 2). Der Sammelurin ist ein guter Nährboden für sämtliche Keime, insbesondere für die Mikroflora des Zimmer- und Bettstaubes sowie die Stuhlflora. Die Verunreinigung erfolgt zusätzlich durch primär unsterile Sammelgefäße und Anschlußschläuche.

Auch die Verwendung des Steril-Einmalplastikbeutels in Form eines »halboffenen Systems« bietet keinen Schutz vor Infektionen. Beim Auswechseln oder Entleeren des Reservoirs muß das System geöffnet werden. Die »schwachen Punkte« in der Asepsis sind der Katheterkonus, das Plastikverbindungsstück des Sterilbeutels und die Hände des Pflegepersonals (BRESSEL u. BRÜHL, 1970; BRÜHL u. WEISSBACH, 1973). Anschlußstellen der Enden von Dauerkathetern bleiben auch bei der Verwendung steriler Plastikbeutel kritische Punkte der Asepsis (Abb. 2). Ein besonderes Infektionsproblem entsteht zusätzlich, wenn zur Kontrolle der Durchgängigkeit derart abgeleiteter Verweildrainagen das System angespült wird. Nicht selten kommt es dabei durch die hohen aufgewendeten Drucke und durch zu große Spülflüssigkeitsvolumina zum direkten Einschwemmen von Erregern in das Gewebe.

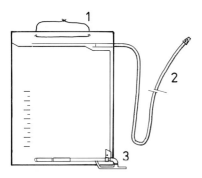

Abb. 3. Grundprinzip des geschlossenen Harnableitungssystems mit Ausflußhahn (nach KUNIN u. MCCORMACK, 1966)

Heute sollten ausschließlich bei der Dauerdrainage der Harnblase »geschlossene Systeme« verwendet werden. Katheter gehen hierbei kontinuierlich in das Sammelgefäß über, haben aber keine direkte Kommunikation mit der Flüssigkeit und stellen eine in sich geschlossene, sterile Einheit dar. Zum Auswechseln oder Entleeren des gefüllten Reservoirs braucht das System selbst nicht geöffnet zu werden. Das Grundprinzip des geschlossenen Systems wurde 1966 von KUNIN u. Mitarb. entwickelt (Abb. 3). Prinzipiell wird dabei die Verbindung des Katheters mit dem Harnableitungsschlauch nicht unterbrochen, da sonst die Harnstraße kontaminiert und das Prinzip des geschlossenen Systems aufgehoben wird. Der Urinsammelbeutel wird mittels einer Abflußeinrichtung am Boden entleert. Der Urinbeutel hat ständig in senkrechter Position zu verbleiben, damit es nicht zum Reflux von Urin in die Blase und damit zur Keimaszension kommt. Die Gefahr des Rückflusses von infiziertem Urin entsteht bei unvorsichtigem Umlagern und Mobilisieren des Patienten sowie bei Überfüllung des Urinsammelbeutels.

Dieses System konnte in den letzten Jahren von verschiedenen Autoren weiter entwickelt werden. Durch Ableitung über ein Glasrohrsiphon bzw. den Einbau einer Plastikventilklappe (GILLESPIE u. Mitarb., 1967; THORNTON u. ANDRIOLE, 1970; KUNIN u. MCCORMACK, 1976) oder einer Luftschleuse im Drainageschlauch (DESANTELS u. Mitarb., 1962; BRESSEL u. BRÜHL, 1970; BAPNA u. BHUJWALA, 1971) werden der Urinrückfluß bzw. die retrograde Bakterienaszension in die Harnwege vermieden. Die Ventilklappe am Verbindungsteil vom Drainageschlauch und Auffangbeutel besteht aus einer dünnen, doppelwandigen Plastikscheide. Sie ermöglicht den Urinfluß in das Reservoir, verhindert aber durch Aneinanderlegen der Scheidewände einen Rückfluß in den Drainageschlauch, wenn der Beutel überfüllt ist oder aus seiner senkrechten Position gebracht wird. Wünschenswert ist die Zwischenschaltung einer Manschette zur Entnahme einer Urinprobe. Dadurch werden chemische Urinanalysen und Konzentrationsbestimmungen ermöglicht. Eine weitere Vervollkommnung der geschlossenen Harnableitung stellt das 1973 von PEARMANN und LYNNETTE entwickelte System dar: Kennzeichnend ist die Möglichkeit, den am Boden des Plastikbeutels befindlichen Auslaßtrichter durch einen verschließbaren Rohrstutzen zu verlängern und diesen in sicherem Abstand vom Fußboden über den Flüssigkeitsspiegel des Urins in einem Halter aufzuhängen. Eine sichere Fixierung des Urinsammelbeutels am Bett des Patienten und die senkrechte Stellung des Ableitungssystems wurde durch Einführung eines Metallhalters erreicht. Er erleichtert die Mobilisierung und Umbettung des Patienten und gibt außerdem dem Drainageschlauch vor seinem Eintritt in den Sammelbeutel eine feste Führung. Dadurch wird das häufige Abknicken des Schlauchs an dieser Stelle und ein dadurch möglicher Harnstau verhindert.

Der allgemeine Trend geht heute dahin, die Drainagebeutel mit einem Fassungsvermögen von 2–4 l, eingebauter Tropfkammer mit Rückflußventil und Bakterienluftfilter, Universalaufhänger und eventueller Vorrichtung zur Entnahme von Frischurin herzustellen (Curity Mono-Flow, Fa. Kendall; Purisole-Auffangbeutel, Fa. Fresenius). In der Anschaffung sind diese Systeme teurer als der übliche Urinbeutel; sie müssen jedoch nicht täglich gewechselt werden.

Wir betreiben in unserer Klinik die Infektionsprophylaxe bei der Harnableitung durch ein Tropf-, Pump- und Saugsystem, das vor allem bei der instrumentellen Harnableitung über Ureterenkatheter, Uretersplints und supra-

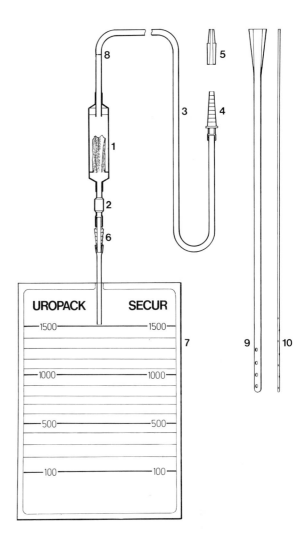

Abb. 4. Tropf-, Pump- und Saugsystem zur Harnableitung im geschlossenen System (Uropack-Secur, Sterimed), schematisch (nach BRESSEL u. BRÜHL, 1970)

pubische Blasendrainagen zur Anwendung kommt. Wesentlicher Bestandteil ist eine dem Urinbeutel direkt vorgeschaltete flexible Luftkammer, die die Harnstraße unterbricht und damit das aktive oder passive Aufsteigen von Keimen verhindert (Uropack-Secur, Sterimed). Der Tropfkörper wird in Höhe der Matratzenunterfläche am Bettrahmen des Patienten mit einem Heftpflasterstreifen fixiert. Hierdurch besteht infolge des Nieveau-Unterschiedes zur Niere ein geringer Dauersog von ca. 10–15 cm/WS. Der volle Urinbeutel, der sich unterhalb der Luftkammer befindet, wird unter Belassen des übrigen Systems durch Lösen eines Latex-Verbindungsstückes ausgewechselt. Das System wird somit nicht geöffnet. Sollen der Urinfluß und somit die Durchgängigkeit des Systems kontrolliert werden, so wird über den flexiblen Tropfkörper nach vorheriger Blockierung des Ablaufs eine Pump- und Saugwirkung ausgeübt. Dieses System wurde 1970 von BRESSEL u. BRÜHL entwickelt (Abb. 4). Modellversuche und klinische Erfahrungen haben uns gezeigt, daß das Infektionsrisiko damit deutlich herabgesetzt werden kann (BRÜHL u. Mitarb., 1975).

Der periurethralen Keimbesiedlung müssen wir nach dem heutigen Kenntnisstand die größte Bedeutung bei der aszendierenden Infektion beimessen. Trotzdem ist die Art der Harnablei-

Tabelle 3. Infektionsrisiko bei verschiedenen Ableitungssystemen ohne medikamentöse Prophylaxe (nach HOCHHULI u. Mitarb., 1969)

Urinableitung	Gruppe I halboffnenes Ableitungssystem	Gruppe II geschlossenes Ableitungssystem (GILLESPIE)
Anzahl d. Patienten	15	51
Infekte am 5. postoperativen Tag	13 (87%)	12 (24%)
Neue Infekte am 10. Tag	2	16
Anzahl Geheilte am 10. Tag	–	4
Totalinfekte am 10. Tag	15 (100%)	24 (47%)

tung zur Infektionsprophylaxe nicht zu vernachlässigen. Der Wert des geschlossenen Drainagesystems geht aus Untersuchungen von HOCHHULI u. Mitarb. (1969) hervor: Am 10. Tag nach halboffener Blasendrainage hatten 100% der Patienten eine Harnwegsinfektion. Unter Verwendung einer geschlossenen Ableitung waren es jedoch zum gleichen Zeitpunkt nur 47% (vgl. Tabelle 3). ANSELL (1965) verglich den Effekt verschiedener Ableitungssysteme. Er fand eine Infektionsquote in nur 3% nach Anwendung des geschlossenen Systems gegenüber 25% bei der halboffenen und 67% bei der offenen Urinableitung. Andere Autoren beobachteten, daß sich bei 50% ihrer Patienten mit geschlossenem Ableitungssystem bis zum 13. Tag nach Beginn der Drainage keine Bakteriurie entwickelte (KUNIN u. MCCORMACK, 1966).

Entscheidend ist die korrekte Anwendung eines geschlossenen Ableitungssystems durch das Pflegepersonal. Die Infektionsrate ist eindeutig abhängig von der richtigen Handhabung und Pflege des Systems. Gerade im praktischen Pflegebetrieb wird bei personell unterbesetzten Stationen die Frage nach einfacher, sicherer Handhabung und leichter Bedienbarkeit im Vordergrund stehen. Stets sollte man bedenken, daß die Kosten für ein gutes, geschlossenes Ableitungssystem weit niedriger liegen, als die Unkosten für Antibiotika bzw. für die Therapie von Komplikationen einer iatrogenen Infektion. Die Vorteile der geschlossenen Drainage sind:

– signifikante Verringerung der Kontaminationsgefahr;
– Urin kann für bakteriologische und chemische Untersuchungen mühelos durch wiederholte Punktion des Saugsystems gewonnen werden;
– ein Rückflußventil hindert den Reflux von kontaminiertem Urin aus dem Auffangbeutel in die Blase;
– kontaminierter Urin verbleibt im geschlossenen System, ohne andere Patienten oder die Umgebung zu kontaminieren.

An ein geschlossenes Urin-Drainagesystem sind folgende Forderungen zu stellen:
– seine Kosten müssen in einem günstigen Verhältnis zu den Vorteilen stehen;
– das System muß gute Abflußmöglichkeiten des Urins garantieren;
– das System muß sich gut am Bett befestigen lassen und bei mobilen Patienten transportabel sein;
– es sollte sich leicht und mühelos entleeren lassen, ohne daß die Möglichkeit der Kontamination gegeben ist.

3. Suprapubische Blasendrainage

Mit der suprapubischen Blasenfistel lassen sich die meisten Komplikationen, die aus der transurethralen Position eines Verweilkatheters resultieren, vermeiden. Die Risiken der transurethralen Katheterdrainage resultieren ja zunächst aus Positionsschwierigkeiten infolge der komplizierten Anatomie der männlichen Harnröhre sowie verschiedener Harnröhrenerkrankungen (Striktur, Enge, Prostata-Adenom, Barre). Bedeutsam für die Prophylaxe einer Infektion ist die Tatsache, daß eine kanalikuläre Keimaszension in die Prostata, die Nebenhoden und Hoden vermieden wird. Eine mukopurulente Membran zwischen Katheterwand und Harnröhrenschleimhaut kann sich nicht ausbilden. Läsionen der Harnröhre beim Katheterismus als Folge des Katheters, wie spätere Strikturen, lassen sich vermeiden.

Wir haben Erfahrungen mit der perkutanen, suprapubischen Blasendrainage gesammelt, indem wir über 2 Jahre verschiedene Systeme getestet haben (WEISSBACH u. BRÜHL, 1977). Die heutigen technischen Möglichkeiten machen es nicht mehr erforderlich, ausschließlich zum Zwecke der Harnableitung eine Sectio alta durchzuführen. Bereits im 2. Weltkrieg wurde routinemäßig bei allen frischen Querschnittpatienten der US-Army eine suprapubische Harnableitung angelegt. Die Ergebnisse waren jedoch enttäuschend (MADERSBACHER, 1972). Heute können diese Form der Blasenentleerung aus zwei Gründen eine Renaissance erfahren:

a) die von der Industrie angebotenen Einmalsysteme erfüllen wichtige Voraussetzungen für eine optimale Punktion und Dauerdrainage der Harnblase;
b) die Harnableitungssysteme wurden gegenüber früher wesentlich verbessert.

Muß bei entsprechender Indikation eine kontinuierliche Harnableitung über mehrere Tage vorgenommen werden, so ist auf jeden Fall der suprapubische Zugang zu bevorzugen. Der Punktionskanal einer suprapubischen Drainage läßt sich leichter keimfrei halten, als die Urethra; der schwächste Punkt der Asepsis, nämlich die mukopurulente Membran des Urethralschleims, ist nicht existent. Generelle Vorteile der suprapubischen Harnableitung sind:
– keine Schleimhautläsion der Urethra;
– keine instrumentelle Harnröhrenstriktur;
– keine Urethritis;
– keine postinfektiöse Harnröhrenstriktur;
– keine Epididymitis;
– Hintanhaltung der Blaseninfektion.

Infektionshäufigkeit und Einsetzen der Spontanmiktion wurden in einem Vergleich zwischen transurethraler und suprapubischer Blasendrainage bei verschiedenen Patientengruppen geprüft (Tabelle 4) (KARIHER u. Mitarb., 1970); Ergebnisse, die mittels moderner Ablei-

Tabelle 4. Häufigkeit der Infektion und Zeitpunkt der Miktion bei suprapubischer bzw. transurethraler Harnableitung (KARIHER u. Mitarb., 1970)

Harnableitung	Suprapubisch (101 Pat.)	Transurethral (77 Pat.)
Infektion	27%	44%
Initiale Miktion nach	3,7 Tagen	4,9 Tagen
Ausreichende Miktion nach	6,6 Tagen	6,4 Tagen

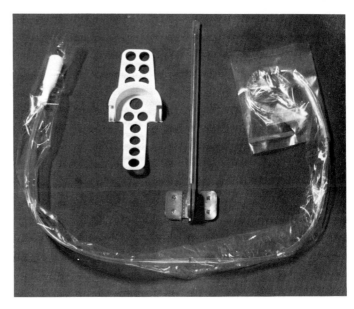

Abb. 5. Cystofix (Braun Melsungen)

tungssysteme bei Paraplegikern erzielt wurden, liegen nicht vor.

Als Beispiel der zahlreichen auf dem Markt befindlichen Systeme zur suprapubischen Harnableitung sei hier nur das z. Z. kostengünstigste der Fa. Braun, Melsungen (Cystofix) vorgestellt:

Das System besteht aus einer 10 cm langen, schräg angeschlossenen Punktionskanüle ohne »mandrain«, einem PVC-Schlauch mit einem Lumen von 10 Charr. und einem Urinbeutel (Abb. 5). Hat die Kanüle die Blase erreicht, was durch den Urinaustritt erkennbar ist, wird der Katheter eingeführt. Sein freies Ende ist durch eine entsprechende Fertigungstechnik aufgerollt und trägt zahlreiche Perforationen. Markierungen sind in Höhe von 10 und 25 cm angebracht. Passiert die zweite Markierung die Kanüle, so wird diese zurückgezogen, der Länge nach aufgerissen und entfernt. Dank dieser entfernbaren Brechkanüle kann der Katheter ein konisches Verbindungsstück für den Urinbeutel tragen, so daß keine instrumentelle zusätzliche Kopplung erforderlich wird. Wahlweise steht neuerdings für adipöse Patienten auch eine längere Punktionsnadel zur Verfügung.

4. Kathetermaterial

Alle Formen der Dauerableitung des Urins über einen Katheter werfen die Frage nach dem geeigneten Kathetermaterial auf. Heute ist der Katheter kein billiges Hilfsmittel mehr, sondern ein hochdifferenziertes urologisches Instrument (DATHE, 1977). Ein Dauerkatheter soll geschmeidig, formstabil, chemisch inaktiv und korrosionsfrei sein (DATHE, 1975). Er soll nicht inkrustieren und somit einen idealen Flow gewährleisten. Die Kristallaggregierung haben wir im Langzeitversuch geprüft, indem wir 2 Schlauchstücke in einen Steinsimulator eingebracht und mit Urin durchgespült bzw. umspült haben (WEISSBACH u. Mitarb.). Dadurch wurde eine Beurteilung von Innen- und Außenfläche möglich. Unter konstanten Temperaturbedingungen wurde der Urin mit einem physiologischen Flow durch eine Rollenpumpe umgewälzt. Unsere Ergebnisse nach einer bzw. drei

Tabelle 5. Inkrustationsneigung verschiedener Natur- und Kunststoffe bei unterschiedlichen Urin-pH- und Zeit-Bedingungen

Ph-Wert	5,8		7,0	
Liegezeiten	1 Wo	3 Wo	1 Wo	3 Wo
Naturgummilatex	++	++	++	++
Silikonkautschuk	∅	(+)	∅	(+)
PVC	+	++	++	++
PUR	(+)	+	(+)	(+)
PE	(+)	++	++	++
EAA	∅	∅	(+)	(+)
PP	(+)	(+)	(+)	+
PTFE	∅	(+)	∅	(+)

Inkrustation: ∅ = keine bis minimal;
(+) = mäßig bzw. herdförmig;
+ = deutlich;
++ = stark.

Wochen bei einem pH-Wert des Urins von 5,8 bzw. 7,0 zeigen sehr gute Materialeigenschaften hinsichtlich der Kristallaggregation für Silikon und Polyurethan (vgl. Tabelle 5). Im alkalischen Milieu ist die Inkrustationsneigung weitaus stärker als im sauren Milieu. Deshalb sollte unter einer Dauerdrainage der Harnblase der Urin einen sauren pH-Wert aufweisen.

5. Apparative Blasendrainage

Als »hauptsächliches Übel des Dauerkatheterismus« bezeichnet GIBBON die Lumenblockade des Verweilkatheters. Dabei wird das Katheterlumen durch Schleim und Phosphattrümmer verstopft. Durch diese Komplikationen kommt es zur Blasenüberdehnung und zwangsläufig zum Reflux, da der Querschnittpatient seine Blasenfüllung meist nur unvollständig verspürt. Einige Autoren haben deshalb Alarmsysteme entwickelt, die bei einem Temperatursturz an der Katheteroberfläche von ca. 5° mit einem Summton reagieren. Ausgangspunkt für diese Entwicklung war die Beobachtung, daß die Drainageschläuche beim Sistieren des Urinflusses einen Konsistenzwechsel erfahren. Demgegenüber ist der Vorteil des intermittierenden Katheterismus der zwangsläufige Eintritt einer gewissen Dehnung der Blase, die ja primär den

physiologischen Reiz für das Ingangkommen der Miktion darstellt. Die Detrusorspontan-Aktivität setzt somit frühzeitig ein. Diese Vorteile können durch eine apparative Blasendrainage übernommen und weiter vervollkommnet werden.
Sollte eine Dauerdrainage der Harnblase erforderlich sein, so sind die von MUNRO und HAHN (1935) angestellten Überlegungen zum Ebbe- und Flut-Mechanismus von Interesse: Bei kontinuierlicher Füllung der Blase mit einer Spülflüssigkeit kommt es nach dem Prinzip des hydrostatischen Druckverhaltens zu einer konsekutiven Entleerung. (MUNRO 1937). Diese erfolgt automatisch durch ein Hebersystem, das bei leerer Blase durch Luftzutritt unterbrochen wird. Somit entfallen alle Nachteile einer Dauerdrainage. Diese Tidal-Drainage oder auch als »Überlauf-Drainage« bezeichnete Form ist in ihrer Originalmethode nach Angaben von RAHM (1971) und MEINECKE (1974) sehr unsicher. Das gelte insbesondere für die fehlende Steuerbarkeit im Hinblick auf eine Blasenwandüberdehnung. Dieser Einwand ist für sämtliche volumengesteuerten Geräte berechtigt, weil sie ohne Berücksichtigung der intravesikalen Druckverhältnisse zu einer Blasenwandüberdehnung und zur Auslösung eines Refluxes führen können. Tatsächlich eignen sich volumengesteuerte Apparate (KLINGEBERG, 1973) nicht für die intermittierende Spüldrainage der Blase bei querschnittgelähmten Patienten. Bereits 1961 hat ASCOLI mit seinem »Deflux-Apparat« das Drainagesystem weiter entwickelt. Die hydrostatische Druckregulation zwischen intravesikalem und extravesikalem Milieu regulierte er manuell durch verschiedene Höhenposition der abführenden Drainageschlinge. Sein Apparat wurde so positioniert, daß die Null-Marke im Niveau der Symphyse liegt. Die von ihm vorgelegten Ergebnisse hinsichtlich des Blasenautomatismus waren gut. Die Infektkomplikationen waren jedoch hoch.
Die späteren Bemühungen waren dadurch gekennzeichnet, unter Einsatz des Ebbe-Flut-Mechanismus Infektkomplikationen zu verhüten und den Blasenautomatismus frühzeitig in Gang zu bringen. Angewendet wurden Antibiotika-haltige Spüllösungen unter Einsatz druckgesteuerter Geräte. Die Begründung für diese Entwicklung gibt ROSENBLUM (1976): Nach ihm ist die Tidal-Drainage ein alternatives Verfahren zum intermittierenden Katheterismus, weil dieser eine Luxusbehandlung darstellt. Der Autor sieht einen wesentlichen Vorteil in der Einsparung von Hilfskräften durch die Automatik der Tidal-Drainage und der Mitarbeit des Patienten an seiner eigenen Rehabilitation, indem er die sensorischen Affektionen der vollen Blase erkennt und seine Auxilarmuskulatur für die Miktion gebrauchen lernt. Als Fortschritt sehen wir das 1970 von HOLM und EGEBLAD entwickelte Einmal-Gerät zur geschlossenen Blasenspülung nach dem Tidal-Prinzip an. Das Prinzip dieses Apparates beruht auf einem intermittierenden Absaugeffekt. Dadurch, daß die Spülflüssigkeit nach und nach in die Blase einfließt, erhöht sich der intravesikale Druck, den man an einer Skala ablesen kann. Wenn der Druck soweit angestiegen ist, daß sich die Flüssigkeitssäule in der Krümmung des U-Rohres befindet, kommt es irgendwann zu einem Überlauf in das absteigende Rohr, der von einem Absaugeffekt gefolgt wird. Während des Absaugvorganges wird die Flüssigkeit aus der Blase entleert und Luft durch die Kapillarröhre zugeführt. Ist die Blase entleert, so erlaubt der Lufteinlaß der Flüssigkeit in der auf-

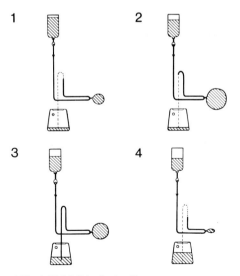

Abb. 6. Tidal-Prinzip des Zystomat

steigenden Röhre frei nach unten zu sinken, wodurch der verbleibende Druck in der Blase angezeigt und abgelesen werden kann. Er bewirkt, daß das absteigende Rohr völlig entleert ist. Das ununterbrochene Nachlaufen von Spülflüssigkeit hat zur Folge, daß sich die Blase wieder füllt und sich der Vorgang wiederholt (Abb. 6). Ebenso wie die Autoren empfehlen wir die suprapubische Saugdrainage mittels Zystomaten zur breiten Anwendung auf urologischen Stationen. Für den Querschnittpatienten kommt sie zumindest dann in Frage, wenn ohnehin eine Dauerkatherisierung der Blase notwendig ist. Die Anwendung des Tidal-Prinzips auf der Basis zystometrischer Kapazitätsbestimmungen unter Beachtung der intravesikalen Druckverhältnisse ist ein Fortschritt in der Dauerdrainage der Harnblase. Es besteht kein Zweifel darüber, daß frühere schlechte Erfahrungen darauf zurückzuführen sind, daß das Drainagesystem über einen transurethralen Verweilkatheter angelegt wurde und volumengesteuert war.

6. Blasenspülung

Die therapeutische Spülung einer infizierten Blase des Querschnittpatienten dient der schnelleren mechanischen Reinigung devitalisierter und Fibrin-belegter Bezirke. Weitere Indikationen ergeben sich dann, wenn eine Blasentamponade transurethral ausgeräumt, die Katheterposition in der Blase kontrolliert und die Katheterdurchgängigkeit geprüft werden muß. Asepsis, Qualität der Spülflüssigkeit, Spültechnik sowie der Einsatz eines geeigneten Instrumentariums sind für das weitere Schicksal des Patienten entscheidend. Die Bereitstellung steriler Spülflüssigkeit ist die wichtigste Forderung. Oft wird dieses alltägliche Problem mit nicht-alltäglichem Aufwand angegangen (BRÜHL u. WEISSBACH, 1973). Infusionsflaschen mit Spülflüssigkeit müssen herangeschafft und geöffnet werden. Handschuhe, Nierenschalen, Pinzetten und Blasenspritzen werden zusammengesucht, ebenso Abfallsammler und Schmutzwassereimer. Oft sind die Funktionsräume mit der entsprechenden Ausstattung weit vom Ort des Geschehens entfernt. So kann die Blasenspülung zu einem arbeitsintensiven und personalaufwendigen Unternehmen werden. Meist wird die Spüllösung in einem geschlossenen Gefäß aufbewahrt und mittels einer Blasenspritze entnommen; oft auch über einen Katheter, der in eine primär sterile Infusionsflasche eingetaucht wird. Bei wiederholten Spülungen wird eine Sterilisation des Entnahmebestecks bzw. der angebrochenen Flüssigkeitsbehälter nach den einzelnen Spülungen in der Regel nicht durchgeführt. Eine Kontamination erscheint unausbleiblich. Für Ärzte, Schwestern und Pfleger gilt es, die »schwachen Punkte der Asepsis« bei der Blasenspülung abzustellen (Abb. 7).

Wir reduzieren die Gefahren der offenen Spülung der Blase durch Anwendung eines geschlossenen Systems. Die Spülung kann erfolgen, wenn das Einweg-Entnahmebesteck über einen Adapter dem Blasenkatheter aufgesetzt und der Urinbeutel an den 2-Wege-Anschluß angebracht wird. Der atmosphärische Druck

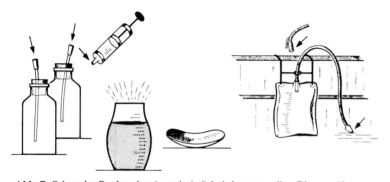

Abb. 7. Schwache Punkte der Asepsis (↗) bei der manuellen Blasenspülung

bewirkt einen ununterbrochenen Flow ohne zusätzliche Belüftung des Plastikbeutels. Über einen speziellen Stopfen mit Latex-Selbstverschluß können Medikamente zum Uromatik-Reservoir zugemischt werden. Ein solches System läßt sich auch an einen Spül- und Pflegewagen integrieren (BRÜHL u. WEISSBACH, 1974).

Wir führen die Blasenspülung nur bei entsprechender Indikation durch. Wir bevorzugen die sog. innere Spülung, indem wir für ausreichende Flüssigkeitszufuhr sorgen. Trüber und übelriechender Urin ist meist die Folge mangelnder Diurese. Diese sollte mindestens 1500 ml in 24 Std betragen. Ist der Urin trübe, so spülen wir mit nicht-antibiotischer Lösung und bevorzugen dabei sterile Kochsalzlösung oder das Antiseptikum Solutium argenticum nitricum 2‰ bzw. Polyidon-Jod 1:100, 1:10 oder Rivanol-Lösung 1:1000 (Stammlösung von 5%). Eine rasche Wirkung auf harnwegspathogene und spezifische Keime konnte durch Spülung mit Natriumhypochlorit (Milton) nachgewiesen werden (HOHENFELLNER, 1978). Für alle Spüllösungen gilt, daß sie steril, pyrogenfrei und in ihren osmotischen Eigenschaften an Gewebe und Blut angepaßt sein müssen. Ihre transurethrale Applikation kann nach Anwendung unphysiologisch hoher Drucke zur parenteralen Einschwemmung führen. Deshalb dürfen Spüllösungen keine systemische toxische Wirkung zeigen und müssen lokal gut verträglich sein. Außerdem sollten sie wirtschaftlich und wirksam sein. Nur bei nekrotisierender bzw. fibrinöser Zystitis wenden wir eine antibiotische Lokal- und Spülbehandlung mit Neomycin, Polymyxin oder einer Sulfonamid-Kombination an. Die intravesikale Applikation von Antibiotika ist in den übrigen Fällen überflüssig.

7. Antibakterielle Chemotherapie

Eine antibakterielle Chemotherapie ist kein Ersatz für die Asepsis bei der instrumentellen Harnableitung. Wenn die Blase gut drainiert ist und der Harn klar abfließt, sind antibakterielle Medikamente meist nicht erforderlich. Die für eine Chemotherapie entscheidenden Fragen hat RUTISHAUSER (1977) wie folgt formuliert: Wie toleriert der Patient den Infekt? Ist sein Urin klar oder enthält er viel Detritus? Wie häufig benötigt der Patient blasenhygienische Maßnahmen? Sind Infektkomplikationen in den oberen Harnwegen und in den Nieren zu befürchten?

Enthält der Urin Leukozyten und Bakterien, so versuchen wir, zwischen Entzündungen der parenchymatösen Organe und solchen der ableitenden Harnwege und der Reservoir-Organe zu differenzieren. Erst unter diesen Gesichtspunkten erfolgt die Auswahl des antibakteriellen Medikaments nach seiner pharmakodynamischen Wirkung. Es ist nicht richtig, nur nach dem bakteriologischen Ergebnis »sensibel« bzw. »resistent« zu behandeln, ohne sich darüber im klaren zu sein, daß zur Behandlung von Schleimhautentzündungen der ableitenden Harnwege bzw. der Reservoir-Organe möglichst hohe Harnspiegel angestrebt werden sollten. Im Rahmen der intermittierenden oder Dauerdrainage der Harnblase ist es sinnvoll, Präparate einzusetzen, die primär hohe Harnspiegel erreichen und im gramnegativen Bereich wirksam sind. Hier kommen vor allem Nalidixinsäure, Nitrofurantoin und die fragliche Anwendung von Carindacillin in Frage. Die Kombination mit Spitzen-Sulfonamiden ist heute deshalb von aktuellem Interesse, weil die aszendierende Re-Infektion bzw. Superinfektion durch den überwiegend hohlraumwirksamen Kombinationspartner limitiert werden kann. Besteht eine Niereninsuffizienz, so ist die Verabreichung der meisten hohlraumwirksamen Medikamente – mit Ausnahme der Nalidixinsäure – problematisch, weil keine ausreichenden Harnspiegel erreicht werden können und eine systemische Toxizität auftreten kann.

Eine kategorische Trennung von Lokal- und Allgemeininfektion hinsichtlich der Therapie ist selten möglich. Infektionen des Urogenitaltraktes breiten sich häufig systemisch aus und beteiligen mehr oder minder stark einzelne Abschnitte des Urogenitaltraktes. Diese sind entsprechend ihrer engen anatomischen und physiologischen Beziehungen entweder gleichzeitig oder aber in kurzer Aufeinanderfolge infiziert.

Diese enge Relation der Entzündungsvorgänge ist bei der Therapieplanung zu berücksichtigen. Zeigen sich die Symptome einer vom Urogenitaltrakt ausgehenden systemischen Allgemeininfektion, so streben wir hohe Gewebskonzentrationen durch die Verabreichung von Breitband-Penicillinen, Trimethoprim-Sulfamethoxazol-Kombinationen oder Cephalosporinen an.

Ampicillin ist nach wie vor im gramnegativen Bereich wirksam, sollte jedoch wegen seiner geringen Resorption nicht oral verabreicht werden. Seit 1972 waren Versuche zur Absorptionsverbesserung erfolgreich. Für die orale Medikation steht das Pivampicillin zur Verfügung, das im Verdauungstrakt durch unspezifische Esterasen gespalten wird, wobei Ampicillin, Pivalinsäure und Formaldehyd entstehen. Der Einschleußester Pivampicillin hat eine doppelt so hohe Resorptionsquote nach oraler Gabe wie das Ampicillin. Die enterale Resorptionsquote wurde dadurch auf das Doppelte erhöht und beträgt 60%. Mit dem Amoxicillin und dem neuen Bacampicillin hat sich das Spektrum der oralen Breitband-Penicilline erheblich vergrößert und ist für den urologischen Bereich wieder interessant geworden (BRÜHL, 1978). Auch die Gruppe der parenteralen Breitspektrum-Penicilline hat eine Weiterentwicklung erfahren. Neue Acylureido-Penicilline sind das Mezlocillin und das Azlocillin. Bekannt ist die gute Wirksamkeit des Azlocillins gegenüber Pseudomonas, die sich auch auf Stämme erstrecken kann, die gegenüber Gentamycin resistent sind und des Mezlocillins bei Infektionen mit Klebsiella, indolpositiven Proteusarten und Serratia. Die Kombination mit Aminoglykosid-Antibiotika ist bei schweren septischen Verläufen von Interesse.

Allgemein bekannt ist das breite antibakterielle Wirkungsspektrum von Cephalotin und Cephaloridin, den halbsynthetischen Cephalosporinen. Mäßig empfindlich sind jedoch Enterokokken, indolpositive Proteusbakterien, Pseudomonas und Aerobacter. Sie spalten und inaktivieren diese Substanzen durch β-Lactamasen. Die Entwicklung des ersten β-Lactamase-festen auch auf anaerobe Bakterioidesstämme wirkende Cephamycin-Antibiotikums Cefoxitin (1970) ergab gute Behandlungsmöglichkeiten vor allem bei therapieresistenten Mischinfektionen. Die Aminoglykosid-Antibiotika sind als Reservesubstanzen bekannt. Die Anwendung von Gentamycin, Sisomycin, Tobramycin und Amicacin hat in vielen Fällen bei systemischen Infektionen zum Erfolg geführt. Eine Neuentwicklung ist das Netilmicin. Für eine sinnvolle klinische Anwendung bietet diese Substanz Vorteile, da ihre Toxizität geringer erscheint, und keine komplette Kreuzresistenz bei einigen Erregern von Harnwegsinfektionen mit anderen Aminoglykosiden besteht.

Die antibakterielle Chemotherapie ist kein Ersatz für Asepsis beim Katheterismus! Der afebrile Patient mit intermittierender oder andauernder Harnableitung braucht eine saubere Blase, einen sauberen Meatus und einen freien Harnfluß (RUTISHAUSER, 1976). Durch banale Pflegemaßnahmen, die wir unter dem Begriff »Blasenhygiene« oder »Katheterhygiene« zusammenfassen, lassen sich diese Ziele erreichen. Die infektfreie Blase des Paraplegikers sollte durch Maßnahmen der allgemeinen Krankenhaushygiene und der persönlichen Hygiene garantiert werden und nicht durch den Einsatz von Antibiotika. Der großzügige Gebrauch von Antibiotika ohne strenge Indikationsstellung führt zu Mehrfachresistenzen bei Erregern von Harnwegsinfektionen. Deshalb bleibt nach wie vor die sorgfältige, aseptische Instrumentierung der Harnwege – und das in besonderem Maße bei Querschnittpatienten – eine Selbstverständlichkeit.

Literaturverzeichnis

ANSELL, J.: Some observations on catheter care. Northw. Med. (Seattle) *64*, 349 (1965).

ASCOLI, R.: Meine Erfahrungen über die »neurologische Blase« nach Rückenmarkstrauma. Z. Urol. *5*, 261 (1971).

BAPNA, B. C., BHUJWALA, R. W.: Development of a closed urinary drainage system suitable for Indian conditions. Indian J. Med. Res. *59*, 276 (1971).

BARTSCH, W. M., SCHEIBE, G.: Die Infektionsgefährdung durch Behandlung mit einem Dauerkatheter. Bruns Beitr. Klin. Chir. *213*, 243 (1966).

Bors, E.: Intermittent catherisation in paraplegic patients. Urol. Int. *22*, 236 (1967).

Bressel, M., Brühl, P.: Infektionsprophylaxe bei der Harnableitung durch ein Tropf-, Pump- und Saugsystem. Urologe A *9*, 28 (1970).

Brühl, P., Steinmetz, U.: Ein bakteriologischer Beitrag zur Anwendung von Gleitmitteln in der Urologie. Urologe *3*, 340 (1964).

Brühl, P.: Epidemiologische Aspekte der Pyelonephritis in der Urologie. In: Pyelonephritis, B. III: Experimentelle, epidemiologische u. klinische Probleme (H. Losse, M. Kienitz, Hrsg.) Stuttgart: Thieme 1972.

Brühl, P.: Urologische Aspekte der postoperativen Chemotherapie. Z. Urol. *65*, 833 (1972).

Brühl, P., Weissbach, L.: Experimentelle Untersuchungen zur Keimkorrelation zwischen Blasenurin und Periurethral- beziehungsweise Vaginalsekret bei Harnwegsinfektionen. Urol. Int. *28*, 332 (1973).

Brühl, P., Weissbach, L.: Zur Blasendauerspülung nach transurethralen bzw. transvesikalen urochirurgischen Eingriffen. Urologe A *12*, 153 (1973).

Brühl, P.: Aktuelle Hospitalismusprobleme in der Urologie. Zbl. Bakt. Abt. I, Orig. A *228*, 22 (1974).

Brühl, P., Weissbach, L.: Ein neuer Spül- und Pflegewagen für die Urologie. Urologe B *14*, 61 (1974).

Brühl, P.: Der Harninfekt in der Urologie. Therapiewoche (im Druck).

Brühl, P., Bressel, M., Weissbach, L.: 7 Jahre Infektionsprophylaxe bei der Harnableitung durch ein Tropf-, Pump- und Saugsystem: In: Asepsis und Antisepsis in der Urologie (P. Porpaczy, Hrsg.) Wien: Egermann 1975.

Brühl, P.: Die Katheterdrainage der Harnblase. In: Praxis der klinischen Hygiene in Anästhesie und Intensivpflege (O. H. Just, Hrsg.). Stuttgart: Thieme 1978.

Cox, C. E., Hinmann, F.: Experiments with induce bacteriuria vesical emptying and bacterial growth on mechanism of bladder defense to infection. J. Urol. *86*, 739 (1961).

Dathe, G.: Katheter und Asepsis. In: Asepsis und Antisepsis in der Urologie (P. Porpaczy, Hrsg.). Wien: Egermann 1975.

Dathe, G.: Differenzierung verschiedener Kathetermaterialien nach Oberfläche, Form und Funktion. Therapiewoche *28*, 5185 (1977).

Desantels, R. E., Walter, C. W., Graves, R. C., Harrison, J. H.: Technical advances in the prevention of urinary tract infection. J. Urol. *87*, 487 (1962).

Gibbon, N. O., Ross, J. C., Silver, J. R.: Changes in the upper urinary tract following various types of initial treatments. Some basic considerations and a follow-up report. Paraplegia *7*, 63 (1969).

Gibbon, N. O.: The immediate managment of paraplegia. The immediate care of the bladder. Ann. R. coll. Surg. Engl. *48*, 16 (1971).

Gillespie, W. A., Lennon, G. G., Linton, K. B., Phippen, G. A.: Prevention of urinary infection by means of closed Drainage into a sterile plastic bag. Brit. med. J. *1967 III*, 90.

Guttmann, L.: Initial treatment of traumatic paraplegia. Proc. Roy. Soc. Med. *47*, 1103 (1954).

Guttmann, L., Frankel, H.: The value of intermittent catheterisation in the early managment of traumatic paraplegia and tetraplegia. Paraplegia *4*, 63 (1966).

Guttmann, L.: Erfahrungen mit der konservativen Behandlung neurogener Blasenentleerungsstörungen. In: Neurogene Blasenstörungen (M.-L. Allert, M. Bressel, J. Sökeland, Hrsg.). Stuttgart: Thieme 1969.

Hochhuli, E., Huber, H. R., Blatter\ R.: Zur Prophylaxe des Harnwegsinfektes bei Dauerkatheter nach vaginalen Operationen. Schweiz. med. Wschr. *93*, 81 (1969).

Hohenfellner, H.: Blasenspülungen. Dtsch. med. Wschr. *103*, 852 (1978).

Holm, H. H., Egeblad, K.: Disposable apparatus for closed bladder tidal drainage. J. Urol. *104*, 753 (1970).

Kaiper, G.: Komplikationen und Prognose der definitiven Dauerkatheterbehandlung beim Blasenhalsadenom in der heutigen Zeit. Z. Urol. *69*, 627 (1976).

Kariher, D. H., Fernandez, I. A., Trombetta, G. C., Amstey, M. S.: Use of suction with suprapubic bladder drainage. Obstet. Gynec. *35*, 401 (1970).

Kass, E. H., Schneidermann, L. J.: Entry of bacteria into the urinary tracts of patients with inlying catheters. New. Engl. J. Med. *3*, 556 (1957).

Kass, E. H., Sossen, H.: Prevention of infection of urinary tract in presence of indwelling catheters: Description of electro mechanical valve to provide intermittent drainage of bladder. J. Amer. med. Ass. *169*, 1181 (1959).

Klingeberg, J.: Die maschinelle Spülbehandlung der Harnblase mit dem »Vesikomaten«. Urologe A *12*, 148 (1973).

Klosterhalfen, H.: Urologie-Fibel für die Praxis. Stuttgart: Thieme 1971.

Kolle, P.: Urologische Komplikationen nach allgemein-chirurgischen Operationen. In: Postoperative Komplikationen (A. Pichelmayr, Hrsg.). Berlin-Heidelberg-New York: Springer 1976.

Kunin, C. M., McCormack, R. C.: Prevention of catheterindiced urinary tract infections by sterile closed drainage. New. Engl. J. Med. *274*, 1156 (1966).

Madersbacher, H.: Der Wert des intermittierenden Katheterismus zur Vermeidung von Harnwegsinfektionen bei frischen Querschnittsläsionen. Z. Urol. *65*, 915 (1972).

McLeod, J. M., Mason, J. M., Neill, R. W., Glasg, M.: Survey of the different urinary infections which olevelop in the paraplegic and their relative significance. Paraplegia *3,* 124 (1965).

Meinecke, F. W.: Einmal-Katheter-Set zum sterilen Katheterisieren. In: Neurogene Blasenstörungen, Aktuelle Probleme, II. Bericht (M. L. Allert, P. Dollfuß, Hrsg.). Stuttgart: Thieme 1972.

Meinecke, F. W.: Stellungnahme zur Arbeit J. Klingeberg: Die maschinelle Spülbehandlung der Harnblase mit dem »Vesikomaten«. Urologe A *13,* 47 (1974).

Milner, P. F.: The differentiation of Enterobacteriaceae infecting the urinary tract. J. clin. Path. *16,* 39 (1963).

Munro, D., Hahn, J.: Tidal-drainage of the urinary bladder. New. Engl. J. Med. *1935,* 212.

Munro, D.: The treatment of the urinary bladder in cases with injury of the spinal cord. Amer. J. Surg. *38,* 120 (1937).

Pearmann, M. B., Lynnette, A.: The Shenton park urodrain – an urine collection bag for continous closed drainage of an indwelling catheter. Paraplegia *10,* 161 (1973).

Ram, M.: Intermittent irrigation as treatment of neurogenic bladder. Urol. int. *26,* 65 (1971).

Reber, H., Massini, M. A.: Verhütung von Katheterinfektionen. Schweiz. med. Wschr. *95,* 551 (1965).

Rosenblum, R.: Urological care of patients with acute spinal cord injury using tidal drainage. J. Urol. *116,* 587 (1976).

Rutishauser, G.: Einige Bemerkungen zur Problematik des Dauerkatheters und zur Betreuung des Dauerkatheterträgers. Akt. geront. *6,* 161 (1976).

Rutishauser, G.: Einige Aspekte des Harnwegsinfektes aus der Sicht des Urologen. Schweiz. Rdsch. Med. (Praxis) *66,* 730 (1977).

Saschowa, P., Meissner, R.: Neurogene Blasenentleerungsstörungen nach Querschnittsläsionen. – Ihre Behandlung und urologischen Komplikationen im Bereich des unteren Harntraktes. Z. ärztl. Fortbild. *70,* 1071 (1976).

Shubin, H., Weil, M. H.: Bacterial shock; A serious complication in urological practice. J. Amer. med. Ass. *185,* 850 (1963).

Straube, W., Brühl, P.: Über Antibiotikaresistenz. Die Bedeutung der Mehrfachresistenz bei Harnwegsinfektionen. Münch. med. Wschr. *109,* 1473 (1967).

Thornton, G. F., Andriole, V. T.: Bacteriuria during indwelling catheter drainage. J. Amer. med. Ass. *214,* 339 (1970).

Ungar, G. H.: Urinary tract complications after spinal cord lesions. Their prevention and treatment in hospital and at home. Practitioner *209,* 800 (1972).

Walsh, J. J.: Intermittent catheterisation in paraplegia. Paraplegia *6,* 168 (1968).

Weissbach, L., Brühl, P.: Die suprapubische Blasendrainage. Urologe B *17,* 195 (1977).

Weissbach, L., Lunow, R., Gebhardt, M., Bastian, H.-P.: Rasterelektronenmikroskopische Untersuchungen verschiedener Natur- und Kunststoffe nach Urineinwirkung in vitro. In Vorbereitung.

Zippel, C.: Die Therapie der chronischen Pyelonephritis bei Paraplegikern. Z. ärztl. Fortbild. *70,* 1078 (1976).

Ursachen, Therapie und Prophylaxe bei Steinbildungen

H. Kracht und M. Broda

In den ersten Wochen der Erkrankung sind bei Patienten mit einer hohen Querschnittlähmung insbesondere Komplikationen von seiten des Kreislaufs, der Atmung und der Thermoregulation für das Überleben bestimmend.

Die Rehabilitation und das spätere Lebensschicksal bei allen Graden und Arten eines Querschnittleidens sind aber weitgehend davon abhängig, ob es gelingt, durch eine gezielte Behandlung in der ersten Phase Folgeschäden, die sich aus der durch die Rückenmarksläsion bedingten Blasenlähmung ergeben, besonders Harnwegsinfekte und Schäden am Detrusor, z. B. durch Überdehnung, zu vermeiden (Büscher, 1965). Dieses Ziel ist durch die von Guttmann als Methode der Wahl in die Frühbehandlung der gelähmten Blase eingeführte »Non-touch«-Technik weitgehend zu erreichen (Guttmann, 1965; Guttmann u. Frankel, 1966; Madersbacher, 1972).

Damit ist es möglich, die Rate an Komplikationen im Bereich der Harnwege, der bis vor einigen Jahren noch etwa 60–80% aller Querschnittpatienten zum Opfer fielen (Comarr, 1961; Kaufmann u. Götze, 1968) erheblich zu senken.

Eine wesentliche Komplikation ist die Harnsteinbildung, deren Schrittmacher u. a. der Harnwegsinfekt ist.

I. Harnsteinbildung

In den letzten 10–20 Jahren hat man sich im großen Umfang unter Mitarbeit von Vertretern anderer Fachdisziplinen wie Biochemikern, Mineralogen, Stoffwechselpathologen, Elektronenmikroskopikern usw. bemüht, Einblicke in das komplexe Geschehen der Harnsteingenese zu bekommen.

Von diesen Arbeiten zeugen neben zahlreichen Veröffentlichungen u. a. die von Hienzsch und Schneider in Jena, von Vahlensieck und Gasser in Bonn bzw. Wien und die von Fleisch in Davos veranstalteten Symposien.

Trotz dieser vielfältigen Bemühungen in der Grundlagenforschung hat man bisher nur zum Teil Einblicke in die Kausal- und Formalgenese der Harnsteinbildung erhalten.

Auf die einzelnen Theorien zur Harnsteinbildung (Dulce, 1956; Boyce u. King, 1959; Lichtwitz, 1961; Bastian u. Gebhardt, 1976; Bichler, 1975; Robertson, 1976) soll im Rahmen dieses Beitrages nicht näher eingegangen werden.

1. Physikalisch-chemische Voraussetzungen der Harnsteinbildung

Die Entstehung eines wachstumsfähigen Kristallkeimes submikroskopischer Dimension stellt nach Überschreiten der kritischen Übersättigung immer den ersten Schritt, das Weiterwachsen dieses Keimes zu einem mikroskopisch bzw. makroskopischen Kristall den zweiten Schritt der Steinbildung dar.

Zunächst kommt es also durch entsprechend große Schwankungen der Ionendichte und der kinetischen Energie zur Kristallkeimbildung. Die Anlagerung von weiteren Bausteinen (Aggregation) an die Kristallkeimoberfläche im Sinne eines Steinwachstums ist dann dort am wahrscheinlichsten, wo der Energiegewinn am größten ist, d. h. die Kinetik des Wachstumprozesses wird durch den dabei erzielten Energie-

gewinn weitergesteuert (GASSER u. Mitarb., 1973).
Steuernd greifen auch die sog. »Hemmkörper«, z. B. Magnesium, Pyrophosphat usw., in die beiden Prozesse der Harnsteinbildung – nämlich den der Kristallkeimbildung und den der Aggregation – ein (FLEISCH, 1972; ROBERTSON, 1976).

2. Pathogenetische Faktoren der Harnsteinbildung

Nach GASSER u. Mitarb. (1973) kommen folgende Faktoren in Betracht.
1. Erhöhung der Ionenaktivitätsprodukte;
2. Erniedrigung der kritischen Übersättigung;
3. Störungen im hydrodynamischen System.

Eine *Erhöhung der Ionenaktivitätsprodukte* kann u. a. gegeben sein durch
a) eine Hyperkalziurie, z. B. bei Patienten mit einem Hyperparathyreoidismus;
b) Änderungen des Urin-pH-Wertes, z. B. können bei pH-Werten von mehr als 6,2 Phosphatsteine ausfallen;
c) einen Harnwegsinfekt, z. B. kommt es bei Erhöhungen der Ammonium-Konzentration durch harnstoffspaltende Bakterien zu einer Erhöhung des Ionenaktivitätsproduktes des Struvits;
d) Enzymdefekte, z. B. finden sich diese bei einer Oxalose oder einer Zystinurie.

Eine *Erniedrigung der kritischen Übersättigung* liegt zum Beispiel nach Einbringen eines Fremdkörpers in die Harnwege an dessen Oberfläche vor.
Es kommt dann an der Oberfläche zu einer sog. »heterogenen« Kristallkeimbildung.
Wie ein Fremdkörper kann jede pathologische Veränderung am Epithel der Harnwege, z. B. Infektion, Tumor, Trauma, Intoxikation usw. Anlaß zu einer Erniedrigung der kritischen Übersättigung sein. Von besonderer Bedeutung sind Infektionen insbesondere mit harnstoffspaltenden Bakterien, z. B. Proteus mirabilis und Proteus vulgaris. Sie führen durch das freiwerdende Ammoniak zu einem stark alkalischen Urin, in dem Phosphate ausfallen, da ihr Lösungsbereich überschritten wird.

Störungen im hydrodynamischen System finden sich bei Änderungen der Strömungsgeschwindigkeit des Harns, z. B. bedingt durch Obstruktionen sowie toxische und nervale Störungen. Hierdurch wird die Aggregation von Kristallkeimen zu manifesten Harnsteinen ermöglicht.
Untersuchungen von Patienten mit rezidivierenden Kalziumsteinbildungen und Normalpersonen ergaben, daß Steinbildner im allgemeinen mehr und größere Kristalle ausscheiden als Normalpersonen und daß die Kristalle der Steinbildner stärker aggregieren (ROBERTSON, 1976).
Steinpatienten zeigen höhere Übersättigungskonzentrationen und niedrigere Hemmstoffkonzentrationen als Normalpersonen, d. h. die Steinbildung resultiert aus einem Ungleichgewicht des Verhältnisses zwischen Sättigung und Hemmaktivität.

II. Steinbildung bei querschnittgelähmten Patienten

1. Häufigkeit der Steinbildung bei einer Querschnittlähmung

In der Bevölkerung West-Europas und den Vereinigten Staaten muß im Durchschnitt in etwa bei 1–2% der Bevölkerung mit einer Steinbildung gerechnet werden (BOSHAMER, 1961; SARRE, 1967; HIENZSCH, 1973).
Bei Querschnittgelähmten fanden sich in den ersten Jahren nach dem 2. Weltkrieg je nach Blasenfunktion bei bis zu 20–30% Steinbildungen (DAMANSKI, 1963; SMITH u. Mitarb., 1969; DONELLY u. Mitarb., 1972).
Durch die konsequente Durchführung entsprechender Maßnahmen, auf die später noch eingegangen werden soll, konnte in den bekannten anglo-amerikanischen Querschnittzentren dieser hohe Prozentsatz auf eine Zahl – nämlich 2–3% – gesenkt werden, die nur wenig über der in der Allgemeinbevölkerung gefundenen Prozentzahl – um 1–2% – liegt (SMITH u. Mitarb., 1969; MEISSNER, 1975).

Andere Behandlungszentren berichteten über eine Häufigkeit von etwa 10% (BORS u. COMARR, 1971; KOWALCZYK u. Mitarb., 1975). In unserem Krankengut, das wir vor 1963 beobachteten und zum Teil über eine Vielzahl von Jahren (erster Patient aus dem Jahre 1930) behandelten (BÜSCHER u. FEDERSCHMIDT, 1963), fanden wir, wie auch STÖHR in seiner Zusammenstellung aus dem Jahre 1968, eine Steinbildung bei ca. 20%. Bei den von uns seit 1971 mitbehandelten Patienten sahen wir bei inkompletten Läsionen keine Steinbildung mehr im Bereich der oberen Harnwege. Bei kompletten Läsionen fanden wir sie in 6,5% unserer Patienten, d. h. die Steinbildungsrate betrug jetzt nur noch $1/3$ gegenüber den Zahlen aus dem Jahre 1963.

2. Ursachen der Steinbildung bei querschnittgelähmten Patienten

Alle die Faktoren, die bei der Harnsteinentstehung allgemein von Bedeutung sind, spielen in unterschiedlicher Ausprägung naturgemäß auch bei Querschnittpatienten eine Rolle.
Hinzu kommen allerdings spezifische, durch die Querschnittlähmung bedingte und durch sie verstärkt in Erscheinung tretende Kausalfaktoren, durch die ein Harnsteinleiden häufig ausgelöst wird.
Bei einem Querschnittleiden kommen als Schrittmacher einer Steinbildung – bis ins Letzte ist die Ätiopathogenese allerdings noch nicht geklärt – folgende pathologische Veränderungen in Betracht:
1. die durch die Immobilisation hervorgerufenen metabolischen Störungen, vor allem im Bereich des Kalzium-Phosphor-Stoffwechsels;
2. der Harnwegsinfekt;
3. Störungen der Urodynamik infolge
   a) der neurogenen Schädigung durch die Grundkrankheit,
   b) der Erschwerung des Urintransports aus den oberen Harnwegen, bedingt z. B. durch die Rückenlage der immobilisierten Patienten bzw. durch konsekutiven Aufstau bei erhöhtem infravesikalem Abflußwiderstand,
   c) der Urintransportstörungen, bedingt durch Entzündungen, und die Wirkungen von Bakterientoxinen.

Querschnittpatienten zeigen, wie die Erhebungen mehrerer Untersuchergruppen und auch die eigenen Untersuchungen beweisen, in den ersten 4–8 Wochen eine Zunahme der Kalziumausscheidung im Urin (BURR, 1972; PACOVSKY, 1975; REINEKE u. Mitarb., 1975). Nach Untersuchungen von BASTIAN (1975) findet sich eine erhöhte Kalziumausscheidung sogar in den ersten 6 Monaten der Immobilisation. Im Anschluß daran nimmt die Ausscheidung in den meisten Fällen wieder ab.
Bilanzuntersuchungen mit und ohne radioaktiv markiertem Kalzium (^{47}Ca) ergaben, daß die Hyperkalziurie nicht durch eine erhöhte Kalziumresorption aus dem Darm, sondern durch eine Kalziumfreisetzung aus den Knochen (Immobilisations-Osteoporose) bedingt ist (PACOVSKY, 1975). Auch die Phosphatausscheidung ist – jedoch über einen kürzeren Zeitraum – erhöht.
Die vermehrte Ausscheidung dieser Substanzen führt zu einer Erhöhung der Ionenaktivitätsprodukte ihrer Salze.
Sowohl die Hyperkalziurie als auch die Hyperphosphaturie können jedoch, von Einzelfällen vielleicht abgesehen, nicht alleinige Ursache der Harnsteinbildung beim querschnittgelähmten Patienten sein. Einmal finden sich bei der Mehrzahl dieser Patienten keine Harnsteine; zum anderen handelt es sich bei diesen Steinen überwiegend nicht um Kalziumphosphatsteine, sondern um Magnesiumammoniumphosphat-Mischsteine. Für die Bildung dieser Steine aber gelten Veränderungen im pH-Bereich als entscheidendes Moment.
Um den Faktor 10^4–10^8 nimmt nämlich die Sättigung und damit die Ausfällung von Phosphatsalzen bei zunehmenden pH-Wert zu (REINEKE u. Mitarb., 1975). Änderungen des Urin-pH-Wertes haben beim immobilisierten Patienten mehrere Ursachen.
Zum einen findet sich gegenüber gesunden Vergleichspersonen allgemein schon eine leichte Erniedrigung der Wasserstoffionenkonzentration im Urin; diese ist bedingt durch die bei

fehlender Muskeltätigkeit geringer anfallenden sauren Valenzen.

Zum anderen fördert eine bei immobilisierten Patienten verminderte Zink-Ausscheidung ebenfalls die Alkalisierung des Urins (BASTIAN, 1975). Gravierender als diese geringen pH-Verschiebungen ist jedoch die pH-Erhöhung durch eine Harnwegsinfektion mit Urease-spaltenden Bakterien, vor allem Proteus mirabilis und Proteus vulgaris (BRÜHL u. BASTIAN, 1976). Durch diese Veränderungen des physiologischen Milieus können die Löslichkeitsprodukte verschiedener harnsteinbildender Salze, insbesondere der Phosphate, beträchtlich verändert werden.

Dadurch kommt es zur Kristallbildung und kann es eventuell durch Aggregation zur Harnsteinbildung kommen, wie die in vitro- und in vivo-Untersuchungen von GRIFFITH und MUSHER (1976) eindrucksvoll zeigten.

Begünstigt wird die Infektion der Harnwege durch die neurogene Schädigung der Organe des harnableitenden Systems und die damit verbundene Urinstase.

Gesetzt wird die Harnwegsentzündung zumeist durch eine unsachgemäße Behandlung, z. B. Einlegen eines Dauerkatheters statt Durchführung eines intermittierenden Katheterismus.

1970 berichteten wir über 29 Patienten (23 Para- und 6 Tetraplegiker) mit Nierenausgußsteinen (KRACHT u. BÜSCHER, 1974). Von diesen 29 Patienten wurden 28 von uns nicht primär behandelt. Alle diese Patienten trugen, zumindest zeitweise, einen Dauerkatheter und wiesen eine schwere Mischinfektion der Harnwege auf. Kulturell fand sich als einer der Erreger Bacterium proteus bei allen Patienten.

3. Therapie der Harnsteine bei querschnittgelähmten Patienten

Eine Steinbildung kann bei Querschnittpatienten einen deletären Krankheitsverlauf einleiten, der oft in einer Niereninsuffizienz endet. Bei den uns heute zur Verfügung stehenden therapeutischen Möglichkeiten ist Resignation gegenüber dieser unter Umständen problematischen Entwicklung allerdings nicht angebracht.

Durch Verbesserung der Narkoseverfahren und Operationstechniken sowie der Möglichkeiten, Störungen im Wasser- und Elektrolythaushalt auszugleichen, und eine erfolgreiche Schockprophylaxe zu betreiben, konnte die Indikationsstellung zur Operation von Steinen der Harnwege erweitert werden. Hinzu kommt, daß es durch die Entwicklung von Antibiotika mit breiterem Wirkungsspektrum möglich geworden ist, Infektionen der Nieren und Harnwege nach Entfernung der Steine auszuheilen sowie durch gezielte Eingriffe, z. B. am Blasenauslaß, die urodynamischen Verhältnisse erheblich zu verbessern und damit eine der wesentlichen Ursachen weitgehend zu eliminieren.

Die Indikationsstellung zur operativen Steinentfernung hat gerade bei einem querschnittgelähmten Patienten sehr sorgfältig zu erfolgen. Störungen im Wasser-, Elektrolyt- und Eiweißhaushalt sollten ausgeschlossen bzw. zuvor behandelt werden.

Es ist daran zu denken, daß bei Tetraplegikern die vitale ventilatorische Kapazität stark reduziert ist (SMITH u. Mitarb., 1969). Intraoperativ muß infolge der gestörten Gefäßregulation vom Operateur auf eine genaue Blutstillung und vom Anaesthesisten auf eine exakte Kontrolle der Herz- und Kreislaufverhältnisse Wert gelegt werden.

Die Operation sollte wegen der beim Querschnittgelähmten zumeist beiderseitigen infektbedingten Nierenschädigungen so Parenchymschonend wie möglich erfolgen.

Postoperativ können unabhängig von den bei diesen Patienten vorliegenden strukturellen und funktionellen Veränderungen im Bereich der Nieren und ableitenden Harnwege pathologische Reaktionen der vom autonomen Nervensystem gesteuerten Funktionsabläufe im Gesamtorganismus, wie der Herz-Kreislauf-Regulation, der Temperaturregulation, der Magen-Darm-Funktion und der Urinausscheidung, auftreten. (GUTTMANN, 1965; KRACHT u. BÜSCHER, 1974).

a) Behandlung von Nierensteinen

Zwei Ziele muß jede Therapie anstreben:
1. Entfernung aller Steine;
2. Ausheilung der Infektion und Verbesserung der urodynamischen Situation als wesentlicher infektunterhaltender Faktor.

Bei 180 Nachuntersuchungen nicht-querschnittgelähmter Patienten, die wegen Nierensteinen operiert wurden, fand BUDEVSKI (1975), daß die mittlere Rezidivwahrscheinlichkeit von 14% auf 34% stieg, wenn ein Infekt bestand, und ein Anstieg auf 52% zu verzeichnen war, wenn ein Reststein verblieben war.

Die Rezidivsteinbildung stieg auf 75% der Patienten an, wenn ein Reststein und ein nichtbeherrschbarer Harninfekt vorlagen. Die sich aus diesen Untersuchungen ableitende Forderung nach vollständiger Steinentfernung – sie gilt sowohl für nicht-querschnittgelähmte als auch für querschnittgelähmte Patienten – ist trotz Anwendung aller modernen operationstechnischen Maßnahmen im Einzelfall nicht immer zu erfüllen.

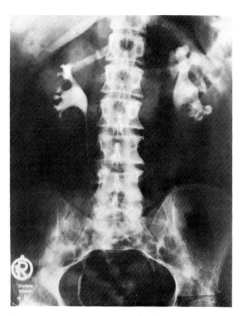

Abb. 1. Nierenbeckenkelchausgußstein li. bei einem 31jährigen Tetraplegiker mit in kurzen Intervallen rezidivierenden, hochfieberhaften pyelonephritischen Schüben

Eine vollständige Steinentfernung ist am sichersten durch die Nephrektomie zu erreichen. Die Entscheidung zu dieser Operation ist aber gerade bei querschnittgelähmten Patienten sehr sorgfältig zu bedenken.

Wenn keine anderweitigen schwerwiegenden Kontraindikationen vorliegen, besteht nach unserer Meinung dann eine absolute Operationsindikation, wenn ein stauender Stein vorhanden ist (Abb. 1).

Bei diesen Patienten, bei denen praktisch immer ein chronisch-entzündlicher Nierenprozeß vorliegt, kann es sehr schnell zu einem Untergang des Organs und zu lebensbedrohlichen Allgemeinreaktionen kommen.

Eine relative Indikation zur Operation ist bei allen Ausgußsteinen, Nierenbeckensteinen und größeren Kelchsteinen im Bereich des Nierenpols gegeben.

Diese Steine sollten, wenn es der Allgemeinzustand des Patienten zuläßt, operativ entfernt werden.

Im Frühstadium der Steinbildung besteht bei den Steinen, um die es sich hier zumeist handelt, die Möglichkeit der medikamentösen Auflösung. Sie wird erreicht durch Ansäuerung des Urins z. B. mit Glukonsäurelakton und Verminderung der Phosphatresorption aus dem Darm durch Gaben von z. B. Aludrox.

Diese frühe Phase der Steinbildung konnten wir allerdings bei einem Querschnittpatienten nicht beobachten.

Wir sahen sie aber bei einem 13jährigen Jungen, bei dem wir eine rechtsseitige Nierenbeckenplastik durchgeführt hatten.

Hier hatten sich postoperativ in beiden Nieren Nierenbeckensteine gebildet, die wir durch die oben beschriebene Therapie in Verbindung mit einer kalziumarmen Kost (Weglassen von Milch und Milchprodukten in der Nahrung) wieder auflösen konnten.

b) Behandlung von Ureter- und Blasensteinen

Eine absolute Operationsindikation bzw. eine Indikation zu einem instrumentellen Eingriff stellen Uretersteine mit Stauung und Fieber dar.

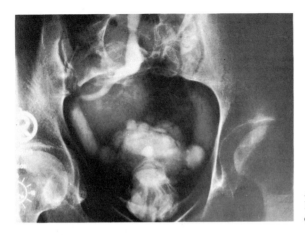

Abb. 2. Blasenstein bei einem 31jährigen Patienten mit inkompletten Querschnittsyndromen

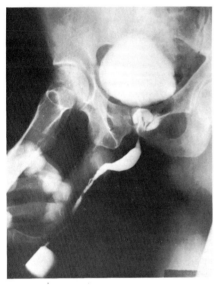

Abb. 3. Steine in Abszeßhöhlen im Bereich der prostatischen Harnröhre bei einem 32jährigen Patienten mit inkomplettem Querschnittsyndrom

Bei langsam tiefertretenden Harnleitersteinen ohne Stauung und fieberhaften Reaktionen ist unter sorgfältiger Beobachtung ein konservatives Vorgehen indiziert.

Blasensteine sollten – wenn möglich – mittels Lithotrypsie bzw. elektrohydraulischer oder Ultraschall-Lithotrypsie entfernt werden (Abb. 2).

Sollte ein mechanisches Abflußhindernis vorliegen, so muß es in der gleichen Sitzung beseitigt werden.

Gelegentlich beobachtet man Steine in Abszeßhöhlen der prostatischen Harnröhre (Abb. 3).

Hier gelingt es oft durch Eröffnung der Höhle mittels Elektroresektion die Steine freizulegen und sie nach dem Zurückschieben in die Blase zu zertrümmern.

4. Prophylaktische Maßnahmen zur Verhütung von Steinbildungen bei querschnittgelähmten Patienten

Klinische Beobachtung und Ergebnisse der Grundlagenforschung gaben Hinweise auf die Ursachen der Lithiasis bei querschnittgelähmten Patienten.

Diese Erkenntnisse waren der Anlaß, prophylaktische Maßnahmen zu ergreifen (Tabelle 1). Nach Eintritt einer Querschnittlähmung ist es eines der wichtigsten therapeutischen Ziele, einen Harnwegsinfekt zu verhüten.

Dieses ist nur durch einen intermittierenden Katheterismus zu erreichen sowie später durch medikamentöse oder auch operative Maßnahmen, z. B. bei nachgewiesenem erhöhten Blasenauslaßwiderstand. Unterstützt wird dieses Bemühen durch eine forcierte Diurese, eine prophylaktische Infekttherapie und eine Ansäuerung des Urins. Die bei einer Immobilisation vermehrt ausgeschiedenen lithogenen Substanzen können so besser in Lösung gehalten und ausgeschieden werden. Durch eine frühe partielle Mobilisierung wird die Ausscheidung saurer Valenzen im Urin erhöht, die Knochen-

Tabelle 1. Prophylaktische Maßnahmen zur Steinverhütung bei Querschnittpatienten u. a.

---
a) intermittierender Katheterismus
b) forcierte Diurese
c) prophylaktische Infekttherapie
d) Ansäuerung des Urins
e) partielle Mobilisierung

---

entkalkung mit konsekutiver Hyperkalziurie verzögert und der Urinabfluß aus den oberen Harnwegen durch eine Fußtieflagerung mechanisch verbessert. Je nach Unfallfolgezustand sollten nach Überwindung der akuten Phase in regelmäßigen Intervallen Urinuntersuchungen (zumindest alle 3–4 Wochen) sowie Kontrollen der Nieren- und Blasenfunktion durch z. B. Blutuntersuchungen, Ausscheidungsurographie sowie isotopennephrographische und urodynamische Untersuchungen durchgeführt werden.

Literaturverzeichnis

BASTIAN, H. P.: Die Spurenelemente im Urin und die Elektrolytausscheidung bei Immobilisation: Ein pathogenetischer Faktor der Harnsteinbildung. Harnsteinsymposium ČSSR – DDR, Symposiumsbericht S. 187, 1975.

BASTIAN, H. P., GEBHARDT, M.: Eine neue Versuchsanordnung des Harnsteinwachstums und der Harnsteinauflösung. Zit. b. Brühl/Bastian.

BICHLER, K. H.: Proteinurie beim Harnsteinleiden mit Infekt. Harnsteinsymposium ČSSR – DDR, Symposiumsbericht S. 60, 1975.

BORS, E., COMARR, A. E.: Neurological Urology. Basel: Karger 1971.

BOSHAMER, K.: Morphologie und Genese der Harnsteine. In: Handbuch der Urologie, Bd. X, Berlin-Heidelberg-New York: Springer 1961.

BOYCE, W. H., KING, J. S.: Crystal-matrix interrelations in calculi. J. Urol. 81, 351–354 (1959).

BRÜHL, P., BASTIAN, H. P.: Nephrolithiasis und Harnwegsinfektion. Therapiewoche 26, 5941–5954 (1976).

BUDEVSKI, G.: Die Harnsteinbildung bei Harnwegsinfektionen in unserem Krankengut Harnsteinsymposium ČSSR – DDR. Symposiumsbericht S. 65, 1975.

BÜSCHER, H.-K.: Probleme der Erstversorgung Querschnittsgelähmter. 21. Tg. Dtsch. Ges. Urol. 6. 9.–9. 9. 1965, Düsseldorf.

BÜSCHER, H.-K., FEDERSCHMIDT, K.: Probleme der urologischen Versorgung der Querschnittgelähmten. Urologe 2, 384–391 (1963).

BURR, R. G.: Urinary calcium, magnesium, crystals and stones in paraplegia. Paraplegia 10, 56–63 (1972).

COMARR, A. E.: Chronic infection of the urinary tract among patients with spinal cord injuries. J. Urol. 85, 983–987 (1961).

DAMANSKI, M.: Stone disease in paraplegia. Paraplegia 1, 149–156 (1963).

DONNELLY, J., HACKLER, R. H., BUNTS, R. C.: Present urological status of the world war II paraplegic: 25-year follow up. Comparison with status of the 20-year korean war paraplegic and 5-year vietnam paraplegic. J. Urol. 108, 558–562 (1972).

DULCE, H.-J.: Untersuchung über die Bedeutung der Schutzkolloide und Kristallite für die Löslichkeit von Calciumoxalat im Harn. Ärztl. Wschr. 11, 445–450 (1956).

FLEISCH, H.: Die Aggregation von Calciumoxalatkristallen. Pathogene und Klinik der Harnsteine II. 2. Symposium, 24. 11.–25. 11. 1972, Bonn.

GASSER, G., PREISINGER, A., ÜBELHÖR, R.: Harnsteingenese. In: Der Harnstein. Jena: VEB G. Fischer-Verlag 1973.

GRIFFITH, D. P., MUSHER, D. M.: Urease: Hauptursache der Harnsteinbildung bei Harnwegsinfektion. In: Urolithiasis. Erlangen: Dr. D. Straube 1976.

GUTTMANN, L.: Die Pathophysiologie und Behandlung der neurogenen Blase. 21. Tg. Dtsch. Ges. Urol. 6. 9.–9. 9. 1965, Düsseldorf.

GUTTMANN, L., FRANKEL, H.: The value of intermittent catheterisation in the early management of traumatic paraplegia and tetraplegia. Paraplegia 4, 63–84 (1966).

HIENZSCH, E.: Der Harnstein als Endprodukt des Steinleidens. In: Der Harnstein. Jena: VEB G. Fischer-Verlag 1973.

KAUFMANN, J., GÖTZE, H.: Über die Bedeutung der Harnwegsinfektion für das Schicksal der Querschnittgelähmten. Urologe 7, 326–330 (1968).

KOLLWITZ, A.-A.: Untersuchungen zur Entstehung und Behandlung der Harnsäuresteine. Fortsch. Med. 84, 259 (1966).

KOWALCZYK, J., KLECZ, K., ZIELINSKI, J., CZOPIK, J.: Die Harnsteinkrankheit bei Paraplegie. Z. Urol. 68, 799–802 (1975).

KRACHT, H.: Harnsteinbildung, insbesondere Ausgußsteine bei querschnittgelähmten Patienten. In: Neurogene Blasenstörungen. Stuttgart: Thieme 1972.

KRACHT, H., BÜSCHER, H.-K.: Formation of staghorn calculi and their surgical implications in paraplegics and tetraplegics. Paraplegia 12, 98–110 (1974).

LICHTWITZ: Zit. bei K. Boshamer.

MADERSBACHER, H.: Der Wert des intermittierenden Katheterismus zur Vermeidung von Harninfekten bei frischen Querschnittsläsionen. Z. Urol. 65, 915–925 (1972)

MEISSNER, R.: Harnsteinbildung bei Immobilisation nach orthopädischen Operationen. Harnsteinsymposium ČSSR – DDR. Symposiumsbericht S. 173, 1975.

PACOVSKY, V.: Kalziummetabolismus bei Immobilisation. Harnsteinsymposium ČSSR – DDR. Symposiumsbericht S. 170, 1975.

REINEKE, F., BURCHARDT, P., KALLISTRATOS, G.: Nierensteine bei immobilisierten Patienten. Harnsteinsymposium ČSSR – DDR. Symposiumsbericht S. 193, 1975.

ROBERTSON, W. G.: Physikalisch-chemische Aspekte der Kalziumsteinbildung in den harnableitenden Wegen. In: Urolithiasis. Erlangen: Dr. D. Straube 1976.

SARRE, H.: Nierenkrankheiten. Stuttgart: Thieme 1967.

SMITH, P. H., COOK, J. B., ROBERTSON, W. G.: Stone formation in paraplegic. Paraplegia 7, 77–85 (1969).

STÖHR, Ch.: Verhütung von Steinbildungen im Harnsystem der Querschnittgelähmten. Münch. med. Wschr. 170, 2308–2310 (1968).

Plastische Eingriffe an Harnröhre und äußerem Genitale

P. CARL und E. ELSÄSSER

I. Einleitung

Unter den zahlreichen Eingriffen, die die moderne Urologie zur Rekonstruktion der Harnröhre und des äußeren Genitales anwendet, soll nur auf diejenigen Behandlungsmethoden näher eingegangen werden, die bei Querschnittgelähmten indiziert, häufiger erforderlich und mit geringen Komplikationsraten durchführbar sind.

Ein großer Teil der in diesem Zusammenhang zu besprechenden Sekundärerkrankungen ist Folge der bei neurogenen Blasenentleerungsstörungen angewandten ärztlichen und pflegerischen Maßnahmen. Die meisten dieser urologischen Komplikationen sind durch eine sachgemäße, nach modernen Gesichtspunkten durchgeführte Pflege vermeidbar. Dennoch muß weiterhin mit ihrem Auftreten gerechnet werden (Tabelle 1).

Die durch das Tragen eines Kondomurinals hervorgerufenen Hautveränderungen führen mitunter zu einer Balanoposthitis. Harnbenetzung, Mazeration, trophische Störungen und Sekundärinfektionen verursachen eine Sklerosierung der Vorhaut mit sekundärer Phimosenbildung. Am Meatus entstehen – nicht selten nach einer Zircumzision – Stenosen. Eine Katheterbehandlung – auch die intermittierende Katheterung unter sterilen Kautelen – kann zu Harnröhrenstrikturen führen. Fisteln und Divertikel der Urethra sind meist Folge einer Dauerkatheterbehandlung, welche leider auch heute noch mancherorts bei Querschnittgelähmten durchgeführt wird.

Bakterielle aszendierende Infektionen der männlichen Samenwege manifestieren sich vor allem in rezidivierenden Epididymitiden. Abszeßbildungen, rezidivierende Fisteln oder sekundäre Hydrozelenbildungen sind nicht selten die Folge.

Die operativen Eingriffe am äußeren Genitale, insbesondere rekonstruierende Maßnahmen an Penis und männlicher Harnröhre, müssen die Besonderheiten der Entleerung der neurogen gestörten Blase berücksichtigen: Patienten mit Reflexblasen soll das Tragen eines Kondomurinals postoperativ weiterhin möglich sein. Die nach Harnröhrenplastiken vorübergehend notwendige Harnableitung soll einerseits nicht Ausgangspunkt einer chronischen Harninfektion sein, andererseits ist jedoch der unfreiwillige Harnabgang durch eine rekonstruierte Urethra möglichst zu vermeiden.

II. Eingriffe am Penis

Die operative Behandlung der Phimose ist unbedingt erforderlich, wenn die Genitalhygiene nicht mehr gewährleistet ist, vor allem aber,

Tabelle 1. Ursachen für Erkrankungen der Harnröhre und des männlichen äußeren Genitale bei Querschnittgelähmten

Ursache	Folge
Kondomurinal:	Phimose, Balanitis Meatusstenose
Katheterbehandlung:	Harnröhrenstriktur Harnröhrendivertikel Harnröhrenfistel
Aszendierende Infektion:	Deferentitis Epididymitis (Abszedierung, Skrotalfistel)

wenn vor einer intermittierend notwendigen Katheterung die exakte Desinfektion der äußeren Harnröhrenmündung nicht mehr möglich ist. Die alleinige Erweiterung des engen Vorhautanteils, z. B. nach SCHLOFFER, ist meist unzureichend. Nicht selten kommt es anschließend durch entzündliche und sklerosierende Vorgänge zu einem Rezidiv. Dies wird durch die radikale Zirkumzision vermieden, welche meist eine rasche Abheilung der Balanitis zur Folge hat. Gleichzeitig sollte ein kurzes Frenulum quer inzidiert und längs vernäht werden.

In der postoperativen Phase hat sich das Eincremen der Glans penis mit 3%iger Bor-Vaseline, insbesondere in der Umgebung des Meatus, bewährt. Eine durch zu starke Austrocknung des Meatus bedingte sekundäre Meatusenge wird hierdurch vermieden.

Die Meatotomie der eingeengten Harnröhrenmündung erfolgt am einfachsten mit einem Scherenschlag, wobei anschließend li. und re. die Harnröhrenschleimhaut durch 1–2 Einzelknopfnähte mit dem Epithel der Glans penis vereinigt wird. Manchmal ist zur Erhaltung des Düseneffekts und Gewährleistung eines geschlossenen Harnstrahls das Einschlagen eines Vorhautlappens nach COHNEY (1963) angebracht. Ein ähnliches Verfahren wurde von MICHALOWSKI (1971) angegeben. An die Erhaltung eines entsprechenden Hautlappens an der Ventralseite muß bei gleichzeitig durchgeführter Zirkumzision gedacht werden. Eine Alternative zur üblichen Meatotomie stellt die dorsale, also bei 12 Uhr lokalisierte Inzision mit einem neuen von SACHSE (1977) entwickelten Meatotom dar, welches in seiner Schneidfläche verstellbar ist und ebenfalls das sog. »Gießkannenphänomen« vermeiden soll.

III. Eingriffe bei Harnröhrenstrikturen

Die operative Behandlung von Harnröhrenstrikturen wurde in den letzten Jahren durch die Urethrotomia interna mit dem Sichturethrotom etwas in den Hintergrund gedrängt. Auch bei Querschnittgelähmten mit Harnröhrenengen haben wir gute Erfolge gesehen. Obwohl mit diesem einfachen Verfahren z. B. die bei offenen Rekonstruktionen erforderliche Harnableitung vermieden wird, erscheint die Urethrotomie bei Para- und Tetraplegikern nicht unproblematisch: Einmal wissen wir aufgrund der inzwischen aus mehreren Kliniken mitgeteilten Spätergebnisse, daß bei Vorliegen einer Harninfektion die Ergebnisse der Urethrotomia interna weit weniger gut sind als bei infektfreien Patienten. Strikturpatienten mit neurogenen Blasenentleerungsstörungen sind aber selten infektfrei. Weiterhin ist die nach der Urethrotomia interna von SACHSE (1977) geforderte Selbstbougierung nur Kranken mit kontrollierter Spontanmiktion möglich. Die allgemein empfohlene mehrwöchige Instillationsbehandlung nach der Harnröhrenschlitzung ist bei unkontrollierter Harnentleerung nicht ungefährlich, da eine reflektorische Harnentleerung bei liegender Penisklemme zu einer Harnröhrendehnung mit Divertikelbildung führen kann.

So ist die große Palette offener Harnröhrenoperationen in der urologischen Paraplegiologie weiterhin unverzichtbar. Diese Operationen erfordern meist eine suprapubische Harnableitung. Um eine Harninfektion zu vermeiden, und der gerade bei der Reflexblase gefürchteten Blasenschrumpfung vorzubeugen, ist die Punktion der Blase mit einem der im Handel befindlichen geschlossenen Blasenpunktionssysteme zu empfehlen. Bakteriologische Untersuchungen, welche an der urologischen Universitätsklinik München durchgeführt wurden, zeigten, daß der Blasenurin nach Einlegen eines dünnlumigen PVC-Katheters auch nach 2–3 Wochen in der Mehrzahl der Fälle steril bleibt.

Bei Strikturen der penilen Harnröhre stehen den klassischen, *in mehreren Sitzungen durchgeführten* Operationsverfahren die *einzeitigen* Korrekturen gegenüber.

Für nicht zu lange penile Strikturen, welche sich nicht bis in den Penoskrotalwinkel erstrecken, eignet sich die sog. »subkutane Urethrotomie« nach MICHALOWSKI und MODELSKI 1962). Die Penishaut sollte hierbei möglichst keine Vernarbungen aufweisen. Nach zirkulärer Umschneidung wird die Haut des Penisschafts mobilisiert. Die freigelegte Urethra wird über die Striktur hinaus nach proximal gespalten. Die Ränder der Harnröhrenschleimhaut werden durch atraumatische Chromcatnähte 3 × 0 ektropioniert. Dadurch wird die Blutung aus dem Corpus spongiosum gestillt. Anschließend wird die Penishaut wieder nach vorn geschoben.

Eine einzeitige Operation mit Deckung des Urethraldefekts durch einen versenkten Lappen aus Vorhaut, Penishaut oder Skrotalhaut wurde u. a. von TURNER-WARWICK (1974) diskutiert. Es scheint jedoch häufig nicht einfach zu sein, die Größe dieser »island-skin«-Lappen der Größe der Urethralöffnung nach der Schlitzung exakt anzupassen.

Bei den *zweizeitigen* Verfahren stellt die Johansonsche Operation nach wie vor eine Standard-Methode dar. Die strikturierte Harnröhre wird dabei in eine hypospadische Urethra umgewandelt und mit der äußeren Haut zu einer Epithelplatte vereint. In der zweiten Sitzung wird der Epithelstreifen umschnitten und durch Mobilisation der Ränder eine Rinne gebildet. Das hierfür angegebene Originalverfahren der Deckung nach DENIS-BROWNE hatte zur Folge, daß die Naht der Penishaut über der Urethralrinne zu liegen kam. In großen Statistiken waren daher 10–30% Fistelbildungen zu verzeichnen, auch wenn die Penisschafthaut zur Entlastung dorsal inzidiert wurde.

Wesentlich sicherer ist die Deckung des versenkten Epithelstreifens durch einen asymmetrischen Verschiebelappen nach MARBERGER (1966). Hierbei wird durch Rotation des penilen Hautzylinders die Hautnaht nach lateral verschoben und kommt dann nicht über der versenkten Urethra zu liegen.

Das ebenfalls zweizeitige Operationsverfahren nach CECIL (1946) und MICHALOWSKI (1971) wurde primär zur Korrektur der penilen Hypospadie angewandt. Schon durch die Originalmethode nach CECIL konnte die Fistelfrequenz gegenüber dem Denis-Browneschen Verfahren auf 7% verringert werden. Die Modifizierung dieses Verfahrens durch MICHALOWSKI bietet nach unseren Erfahrungen weitere Vorzüge: Die Versenkung eines Epithelstreifens nach DENIS-BROWNE verhindert Restrikturierungen.

Die Harnröhrenmündung wird nach Entfernung von Epithelstreifen aus der Haut der Glans in den physiologischen Bereich verlagert. Die Versorgung des Patienten mit einem Kondomurinal im Intervall zwischen beiden Sitzungen ist allerdings nicht möglich. Zur Vermeidung unerwünschter Erektionen in der postoperativen Phase – insbesondere nach der »Einmuffung« des Penis in das Skrotum – werden Tranquilizer verwendet; gelegentlich wird auch eine vorübergehende Oestrogentherapie durchgeführt.

Bulbäre Strikturen werden meist nach dem von JOHANSON (1953) angegebenen Verfahren operiert. Bei der Ektropionierung der eröffneten strikturierten Urethra wird ein Skrotalhauttrichter verwendet. TURNER-WARWICK (1973) hat dieses Verfahren weiterentwickelt und den gestielten Skrotalhautlappen bis in den Sphinkterbereich eingezogen. Die Johansonsche Operation bei bulbären und hinteren Strikturen setzt eine zuverlässige Harnableitung voraus. Der unkontrollierte Harnabgang bei neurogenen Blasen und der hierdurch verursachte Harnübertritt in das Operationsgebiet kann zu Fisteln und Phlegmonen führen. Problematisch ist bei Gelähmten auch die Lagerung, da eine extreme Beugung und Adduktion in den Hüftgelenken notwendig ist, um einen übersichtlichen perinealen Zugang zu schaffen. Die gleichen Schwierigkeiten ergeben sich beim Skrotallappeneinzug nach GIL-VERNET (1966) und ZOEDLER (1968), bei welchem ein breitgestielter perinealer Hautlappen mit dem Harnröhrentrichter verbunden wird.

Zu vermeiden sind Druckverbände, welche trotz augenscheinlicher guter intraoperativer Durchblutung der Hautlappen zu Druckschäden führen können.

Zur einzeitigen Operation hinterer Harnröhrenstrikturen haben MICHALOWSKI und MODELSKI (1962) ein Verfahren angegeben, welches einem grundsätzlich anderen Prinzip folgt: Nach perinealer Freilegung wird die Harnröhre unmittelbar distal der Striktur durchtrennt und der Bulbus mobilisiert. Über eine suprapubische Fistel wird eine gebogene Metallsonde in die hintere Harnröhre eingeführt. Die Striktur wird über der Sondenspitze inzidiert. Der

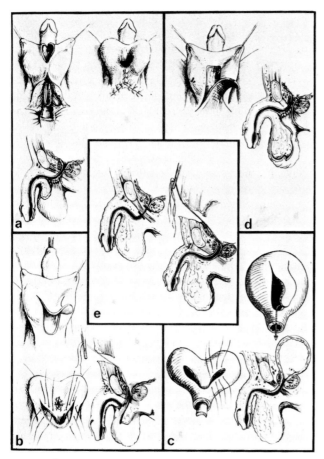

Abb. 1. Übersicht der verschiedenen Prinzipien bei der Korrektur der hinteren Harnröhrenstriktur. **a** Skrotalhauttrichter nach JOHANSON, **b** Skrotalhautlappen nach MICHALOWSKI, **c** Invagination eines Blasenlappens nach ZIELINSKI, **d** Perineal gestielter Skrotallappen nach GIL VERNET-ZOEDLER, **e** Invagination der Harnröhre nach SOLOWOW-BADENOCH. (Aus ELSÄSSER, E.; SCHMIEDT, E., Urol. int. 25, 563, 1970)

Tabelle 2. Möglichkeiten der Beseitigung von Harnröhrenstrikturen

A) *Offene Operationen*
   I. *bei vorderen Strikturen*
     1. *einzeitig:*
       a) subkutane Urethrotomie
         nach MICHALOWSKI und MODELSKI
       b) Deckung durch versenkte
         sog. »island-skin«-Lappen

     2. *zweizeitig:*
       a) nach JOHANSON
         2. Sitzung nach DENIS BROWNE
           o. Rotationslappen nach MARBERGER
       b) nach CECIL-MICHALOWSKI

   II. *bei hinteren Strikturen*
     1. *einzeitig:*
       a) Invagination der Harnröhre
         nach SOLOWOW-BADENOCH
         oder MICHALOWSKI und MODELSKI
       b) Invagination eines Blasenlappens
         nach ZIELINSKI

     2. *zweizeitig:*
       a) Skrotalhauttrichter nach JOHANSON
       b) Skrotalhautlappen
         nach TURNER-WARWICK
       c) Perineal gestielter Skrotallappen
         nach GIL-VERNET-ZOEDLER

B) *Transurethrale Operation*
   Urethrotomia interna
   (bei vorderen und hinteren Strikturen)

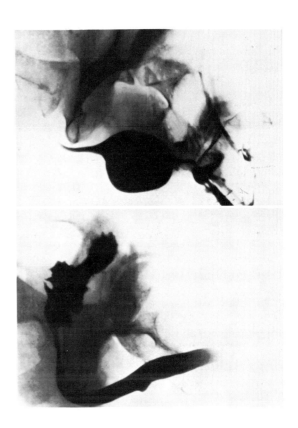

Abb. 2. Urethrozystogramm vor und 2 Monate nach Abtragung eines Harnröhrendivertikels bei einem Tetraplegiker

Harnröhrenstumpf wird reseziert und durch Nähte konisch geformt. Außerdem wird der Harnröhrenrand so geschlitzt, daß der in die hintere Harnröhre eingezogene Urethralstumpf die Ductus ejaculatorii freiläßt. Die Haltenähte werden suprapubisch herausgeleitet und an der Bauchdecke fixiert.

Diese Harnröhrenplastik führt nicht zu einer Inkontinenz. Treten Miktionsstörungen auf, weil sich die Ränder des Harnröhrenstumpfs segelartig aufstellen, so kann dieses Abflußhindernis durch eine transurethrale Resektion mühelos beseitigt werden. Dieses Durchzugsverfahren wurde in ähnlicher Weise schon von SOLOWOW (1935) und von BADENOCH (1950) entwickelt. ZIELINSKI (1966) zieht dagegen in umgekehrter Richtung einen Lappen aus der Blasenvorderwand in die strikturierte hintere Harnröhre ein. Abb. 1 gibt einen Überblick über die unterschiedlichen Prinzipien bei der Korrektur hinterer Harnröhrenstrikturen. Während die zweizeitigen Verfahren mit der Gefahr einer Phlegmone oder Abszeßbildung verbunden sind – besonders bei Einsickern von Urin in das Operationsgebiet –, ist bei allen Invaginationsverfahren die Retraktion des Invaginals zu befürchten, wenn kein spannungsfreier Einzug gelingt. Einen Überblick über die operativen Verfahren zur Beseitigung von Harnröhrenstrikturen gibt Tabelle 2.

Die Beseitigung von bisher nicht operierten *Harnröhrendivertikeln* bringt keine nennenswerten technischen Schwierigkeiten mit sich. Notwendig ist eine sorgfältige Präparation des Divertikels und eine exakte Abtragung an der Basis (Abb. 2). Die Abbildung zeigt das Urethrozystogramm vor und 2 Monate nach Abtragung eines Divertikels bei einem Tetraplegiker. Kleinere divertikelartige Aussackungen nach vorangegangenen Harnröhrenplastiken oder auch nach einer Urethrotomia interna sollten nur nach sorgfältigem Abwägen operiert werden, da hier mit Restrikturierungen oder auch mit Rezidiven zu rechnen ist.

Harnröhrenfisteln treten vorwiegend im Penoskrotalbereich auf. Nach Exzision des Fistelkanals und Harnröhrenverschluß muß ein gut durchbluteter Verschiebelappen – möglichst aus der Skrotalhaut – gebildet werden. Die Versenkung von Nahtmaterial spielt bei ausreichender Anfrischung der Harnröhrenwand und Verwendung von ausschließlich resorbierbarem Material keine nachteilige Rolle. Eine sehr zuverlässige Methode – vor allem bei Rezidiven – stellt die schon geschilderte zweizeitige Methode nach CECIL (1946) und MICHALOWSKI (1971) dar.

IV. Eingriffe im Skrotalbereich

Die häufigsten operativen Maßnahmen im Skrotalbereich werden bei Para- und Tetraplegikern durch aszendierende Infektionen der Samenwege erforderlich. Die Entzündungssymptomatik der akuten Epididymitis ist bei Querschnittgelähmten oft relativ gering. Da auch die Schmerzempfindung fehlt, wird selbst eine fortgeschrittene Nebenhodenentzündung häufig spät bemerkt und behandelt. Gelegentlich macht eine Abszedierung und das Übergreifen auf den Testis die Semicastratio unumgänglich. Bei Skrotalfisteln als Folge einer nichtoperierten abszedierenden Epididymitis ist ebenfalls die Entfernung des gesamten Skrotalinhaltes der betroffenen Seite anzuraten.

Liegt allerdings ein Resthoden vor und ist die Potenz bei einem Querschnittgelähmten noch vorhanden, so sollte bei der Revision die Nebenhodenresektion angestrebt werden. Hierbei ist die Gefäßversorgung des Testis zu beachten: Die in Hodenmitte dorsal eintretende Arteria spermatica muß bei der Freipräparation des Nebenhodens geschont werden. Die Anastomose zwischen Arteria deferentialis und Arteria spermatica im Bereich des Nebenhodenschwanzes wird dagegen ligiert. Findet sich eine eitrige Deferentitis, so ist gelegentlich das Einnähen des Samenleiterstumpfs in die Skrotalhaut indiziert, um eine Entlastung zu erreichen und eine abszedierende Stumpfdeferentitis in der Inguinalregion zu vermeiden.

Als Differentialdiagnose zu entzündlichen Erkrankungen des Skrotalinhalts kommen Tumoren des Hodens oder Nebenhodens in Frage. Der Adenomatoidtumor des Nebenhodens ist selten und wird mitunter als Zufallsbefund nach Resektion eines vermeintlich chronisch entzündeten Nebenhodens entdeckt. Bei Verdacht auf einen Hodentumor ist eine *inguinale* Freilegung unumgänglich. Im Gegensatz zur Semicastratio bei entzündlichen Erkrankungen ist im Anschluß an die Semicastratio beim Neoplasma die Implantation einer Teflon-Hodenprothese möglich. Solche Implantate werden in verschiedenen Größen im Handel angeboten und zeigen ein kosmetisch gutes Ergebnis.

Abschließend sei noch die *Elephantiasis penis et scroti* erwähnt. Ist insbesondere nach Streptokokkeninfekten ein chronisches Lymphödem der Genitalregion zurückgeblieben, so ist die operative Behandlung unumgänglich. Der Penis kann bei der Elephantiasis scroti völlig in der ödematösen Skrotalhaut verschwinden, was zu schwierigen pflegerischen Problemen führt. Bei der operativen Rekonstruktion werden zwei Leistenschnitte angelegt, welche knapp unterhalb des äußeren Leistenrings beginnen, nach medial und distal divergieren und sich knapp unterhalb der Peniswurzel vereinigen. Samenstrang und Skrotalinhalt werden freigelegt und mobilisiert. Die Skrotalhaut wird zirkulär unter Mitnahme des sulzigen Subkutangewebes reseziert. Auch im verbleibenden Skrotalhautanteil wird das Subkutangewebe subtil abgetragen. Die lateralen Anteile der Skrotalhaut sind allerdings häufig frei von elephantiastischen Veränderungen.

Bei der Elephantiasis penis wird das ödematöse Unterhautgewebe bis auf die Bucksche Faszie entfernt. Bei der in manchen Fällen notwendigen Resektion der Penisschafthaut werden die freipräparierte Skrotalhaut oder intakte Anteile des Präputiums zur Deckung verwendet.

Literaturverzeichnis

BADENOCH, A. W.: A pull-through operation for impassable stricture of the urethra. Brit. J. Urol. *22*, 404 (1950).

BLANDY, J. P., SINGH, M.: Einzeitige Lappen-Harnröhrenplastik bei Harnröhrenstrikturen. aktuelle urol. *5,* 207 (1974).

CECIL, A. B.: J. Urol. *56,* 237 (1946). Repair of hypospadias und urethral fistula.

COHNEY, B. C.: A penile flap procedure for the relief of meatal stricture. Brit. J. Urol. *35,* 182 (1963).

EISENBERGER, F., KECK, W., PRAETORIUS, M., HOFSTETTER, A.: Zur operativen Therapie der Elephantiasis von Penis und Scrotum. aktuelle urol. *6,* 169 (1975).

ELSÄSSER, E., SCHMIEDT, D.: Zur Behandlung der supra- und intradiaphragmalen posttraumatischen Harnröhrenstrikturen. Urol. int. *25,* 563 (1970).

ELSÄSSER, E., SCHMIEDT, E., STAEHLER, G.: Erfahrungen mit der Harnröhrenplastik nach Cecil-Michalowski. Urologe A *11,* 245 (1972).

GIL-VERNET, J. M.: Un traitement des stenoses traumatiques et inflammatives, de l'urètre postérieur. Nouvelle méthode d'ureteroplastie. J. Urol. Nephrol. *72,* 97 (1966).

GLENN, J. F.: Urological Surgery. New York: Harper & Row, 1975.

JOHANSON, B.: Reconstruction of the male urethra in strictures. Acta Chir. Scand. Suppl. 176 (1953).

MADERSBACHER, H., MARBERGER, H.: Die postoperative Behandlung bei Operationen an der Harnröhre. Urologe A *11,* 248 (1972).

MARBERGER, H., FRICK, J.: Ergebnisse der Johanson-Plastik bei 258 Patienten mit Harnröhrenstenosen. Urol. int. *21,* 465 (1966).

MARBERGER, H., BANDTLOW, K. H.: Ergebnisse der Harnröhrenplastik nach Johanson. Urologe A *15,* 269 (1976).

MAYOR, G., ZINGG, E.: Urologische Operationen. Stuttgart: Thieme 1973.

MELLIN, P.: Kinderurologische Operationen. Stuttgart: Thieme 1969.

MICHALOWSKI, E., MODELSKI, W.: Zur operativen Behandlung der Strikturen der hinteren Harnröhre. Urol. int. *13,* 374 (1962).

MICHALOWSKI, E.: Zur operativen Behandlung erworbener Harnröhrenstrikturen. Urologe A *10,* 101 (1971).

SACHSE, H.: Meatotom zur dorsalen Schlitzung der Meatusstenose. Urologe A *16,* 172 (1977).

SOLOWOW, P. D.: Wiestnik Chir. *37,* 36 (1935).

TURNER-WARWICK, R. T.: The management of traumatic urethral strictures and injuries. Brit. J. Surg. *60,* 775 (1973).

TURNER-WARWICK, R. T.: The surgical treatment of urethral strictures. In: Current Operative Urology (E. D. Whitehead, ed.). New York: Harper & Row 1974.

ZIELINSKI, J., SZKODNY, A.: Die Behandlung der posttraumatischen Harnröhrenstriktur. Urol. int. *21,* 209 (1966).

ZOEDLER, D.: Rekonstruktionsverfahren der proximalen Harnröhre. Z. Urol. *61,* 19 (1968).

Urologische Behandlungsprinzipien

H. Madersbacher

Dank intensiver Betreuung und neuer Behandlungsmethoden ist die Frühsterblichkeit bei Halsmarkgelähmten auf etwa 10%, bei Paraplegikern auf 5% (Paeslack, 1968) zurückgegangen. Da Rückenmarkverletzungen fast immer Funktionsstörungen der Blase und des Blasenauslasses verursachen, die ohne adäquate Behandlung zum Nierenversagen führen können, hängt die Lebenserwartung der Querschnittpatienten weitgehend von ihrer urologischen Betreuung ab. Sie umfaßt im wesentlichen drei Abschnitte:
1. die Harnentleerung während der Phase des spinalen Schockes;
2. die eigentliche Blasenrehabilitation, deren Ziel es ist, dem Patienten eine geeignete Form der Harnentleerung zu ermöglichen und
3. die Langzeitbetreuung.

I. Die Blasenentleerung während des spinalen Schockes

Pathophysiologische Vorbemerkungen: Die frische, komplette Querschnittläsion ist neurologisch durch eine Areflexie unterhalb der Verletzungsstelle charakterisiert. Diese sog. spinale Schockphase dauert im Durchschnitt 2 bis 8 Wochen; in dieser Zeit fehlt der Detrusorreflex, eine selbständige Blasenentleerung ist nicht möglich. Diese klassische Vorstellung vom spinalen Schock bedarf allerdings ergänzender Bemerkungen: sie trifft eigenartigerweise für den Conus medullaris nur zum Teil zu: Bei einer Reihe von Patienten mit sog. kompletten hohen Läsionen bleiben die somatomotorische Reflexaktivität der sakralen Segmente und damit Anal- und Bulbocavernosusreflex sowie der Analtonus erhalten; die urologische Bedeutung liegt darin, daß der Blasenauslaßwiderstand während der spinalen Schockphase vor allem im Bereich des sog. äußeren quergestreiften Schließmuskels hoch bleibt und die folgende Rehabilitation erschwert. Daher ist auch die manuelle Expression der Blase zur Harnentleerung im spinalen Schock nicht nur ungeeignet, sondern gefährlich, da sie zum Reflux und damit zu Frühschäden am oberen Harntrakt führen kann. Bemerkenswert sind die experimentellen Untersuchungen von Edvardsen (1967) und Phillips (1970); sie sprechen dafür, daß es sich beim spinalen Schock eher um eine Unausgeglichenheit des vegetativen Nervensystems, im besonderen um eine Überfunktion des Sympathikus, als um eine Depression aller Funktionen handeln könnte. Diese Annahme würde auch die Therapie mit α-Rezeptoren-Blockern bei Rückenmarkverletzten in ein besonderes Licht rücken.

Die wichtigste urologische Maßnahme bei frischen Rückenmarkverletzten besteht darin, während der spinalen Schockphase die Harnentleerung aus der gelähmten Blase sicherzustellen und das Auftreten von Harntraktskomplikationen, insbesondere von Infekten und Harnröhrenläsionen zu verhindern, um so optimale Voraussetzungen für die Blasenrehabilitation zu schaffen.

Zur Blasenentleerung stehen drei Methoden zur Verfügung: die Drainage durch Dauerkatheter, die suprapubische Blasenfistel und der intermittierende Katheterismus.

1. Dauerkatheterbehandlung

Der Dauerkatheter ist auf den ersten Blick hin eine einfache, scheinbar problemlose und – leider – noch immer häufig angewandte Methode, zumal der Reflex Querschnittläsion = Dauerkatheterbehandlung noch immer im ärztlichen Denken verankert ist. Daß gerade der Dauerkatheter maximale Risiken mit sich bringt, wird kaum bedacht. Die Reizung der Harnröhren-

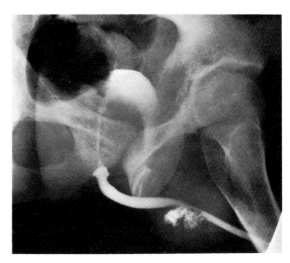

Abb. 1. Injektionsurethrogramm. Kontrastmittelextravasat am penoskrotalen Übergang bei paraurethralem Abszeß infolge Harnröhrendekubitus bei Dauerkatheterbehandlung zur Harnableitung wegen Blasenlähmung bei frischer Rückenmarkverletzung

schleimhaut führt rasch zu einer zunächst abakteriellen Urethritis. In dem sich zwischen Katheter- und Urethraoberfläche bildenden Schleimzylinder erfolgt in kurzer Zeit eine Keimaszension. In 3 bis 4 Tagen ist ein Harnwegsinfekt etabliert (SHOCKMANN u. MESSENT, 1954), Nebenhodenentzündung, Steinbildung sowie eine chronisch entzündete Schrumpfblase sind häufig die Folge. Harnröhrenentzündung und urethraler Dekubitus durch permanenten Katheterdruck, vor allem an penoskrotalen Übergang führen zur Periurethritis mit Abszeß und Fistelbildung (Abb. 1); häufig entstehen dadurch Harnröhrendivertikel (Abb. 2), die später als Energievernichter die Blasenentleerung behindern und als Schlammfang für Bakterien zur Quelle rezidivierender Infekte werden.

Eine Dauerkatheterbehandlung bei frischen Rückenmarkverletzten ist unserer Meinung nach nur angezeigt, wenn, etwa im Rahmen eines Polytraumas, eine stündliche Harnbilanzierung nötig ist oder ein schwerer fieberhafter Infekt besteht. Für solche Fälle verwenden wir den ballonlosen Gibbonkatheter (12 Charr.), der die Harnröhre weit weniger traumatisiert und weniger zur Inkrustation neigt (Abb. 3). Um den urethralen Dekubitus am penoskrotalen Übergang möglichst zu vermeiden, sollte

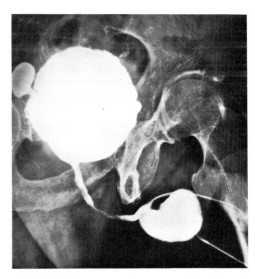

Abb. 2. Miktionszystourethrogramm. Harnröhrendivertikel am penoskrotalen Übergang 7 Jahre nach »abgeheiltem« paraurethralem Abszeß (sog. Reflexblase bei hoher Querschnittläsion)

man den Penis nach oben schlagen und locker am Unterbauch fixieren (Abb. 4). Inkrustationen am Katheter lassen sich weitgehend vermeiden, wenn man jeweils täglich 2×20 ml einer harnansäuernden Lösung – wir verwenden ein Gemisch von verdünnter Mandelsäure

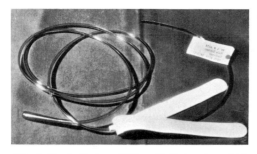

Abb. 3. Der ballonlose Gibbon-Katheter, der mittels Schlaufen am Penis und Unterbauch fixiert wird

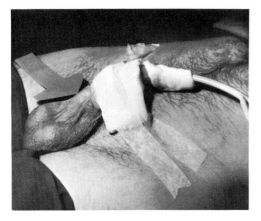

Abb. 4. Prophylaxe des paraurethralen Abszesses bei Rückenmarkverletzten mit Indikation zur kontinuierlichen Harnableitung durch Dauerkatheter (s. Text). Meatuspflege und Lagerung des Penis auf den Unterbauch

und Ammoniumzitrat[1] – instilliert und für etwa 30 min in der Blase beläßt. Die Infektprophylaxe bei Dauerkatheterbehandlung ist an anderer Stelle ausführlich dargestellt (s. Beitrag von WEISSBACH und Brühl).

2. Suprapubische Harnableitung

Sie kann durch die herkömmliche Blasenfistel oder durch eine perkutane Trokarfistel erfolgen. Die konventionelle Blasenfistel wurde im 2. Weltkrieg routinemäßig bei allen frischen

---

[1] Mandelsäure 1,7%, Ammoniumzitrat 8%, Aqua bidest od. 250,0 steril.

Querschnittpatienten der US-Army durchgeführt, die Ergebnisse waren jedoch enttäuschend, die hohe Infektrate konnte die Vorteile, nämlich die Ausschaltung von Harnröhrentraumen, nicht aufwiegen. Möglicherweise führt die Trokarfistel mit verfeinerter Technik und besseren Materialien, wie sie in Form von Zystostomie-Sets im Handel sind, zu besseren Resultaten. Die Ergebnisse von SMITH u. Mitarb. (1976) mit einer Trokarfistel bei frischen Rückenmarkverletzten sind gut, 46% blieben während der gesamten Ableitungsperiode steril. Eine Beurteilung der Methode ist derzeit noch verfrüht, es bleibt abzuwarten, ob und inwieweit die Trokarfistel für den Patienten mögliche Vorteile bringt.

3. Intermittierender Katheterismus

Dabei wird der Patient mehrmals täglich unter sterilen Bedingungen katheterisiert. Der intermittierende Katheterismus (i. K.) wurde seit 1947 von GUTTMANN und seinen Schülern propagiert (Zusammenstellung der wichtigsten einschlägigen Publikationen s. bei MEINECKE, 1976). Wir verwenden diese Methode seit 1969 (MADERSBACHER u. Mitarb., 1976).

Durchführung und Technik: Katheterisiert wird im allgemeinen dreimal, in polyurischen Phasen auch vier–fünfmal täglich, zu fixen Zeiten; an der Klinik Innsbruck durch den diensthabenden Urologen; am Rehabilitationszentrum Bad Häring durch besonders geschultes Personal: der Katheterisierende trägt sterilen Mantel, Haube, Maske und Handschuhe. Nach sorgfältiger Reinigung des äußeren Genitales (Zephirol 0,5%ig) wird steril abgedeckt, so daß nur noch die Glans freiliegt, nach nochmaliger sorgfältiger Reinigung wird ein viskoses Gleitmittel aus einer Einmalpackung instilliert und ein 14 Charr. starker Plastikkatheter mit Nelaton oder Mercier-Spitze eingeführt. Der Harn wird in einer sterilen Tasse aufgefangen, Volumen und spezifisches Gewicht werden gemessen und registriert. Bei Infektverdacht wird sofort, sonst routinemäßig einmal wöchentlich, eine Harnkultur angelegt und die Leukozyten im frischen Harn gezählt. Der akute Harnwegsinfekt wird gezielt behandelt. Zur Infektprophylaxe – die distalen Abschnitte der vorderen Harnröhre sind ja keimbesiedelt – geben wir eine niederdosierte Langzeitchemotherapie (Trimethoprim in Kombination mit Sulfomethoxazol oder Sulfomethrol, Terizidon oder ein harnansäuerndes Desinfiziens wie Methenamin-Hippurat), andere,

Tabelle 1. Urologische Universitäts-Klinik Innsbruck: Infektraten beim intermittierenden Katheterismus von 67 frischen Querschnittpatienten

Katheterisierungsdauer	immer steril	1× positiv	bis zu 3× pos.	mehr als 3× pos.	
unter 8 Wochen	22	8	1	0	31
über 8 Wochen	16	8	6	6	36
	38 (57%)	16 (24%)	7 (10%)	6 (9%)	67

Tabelle 2. Rehabilitationszentrum Bad Häring: Infektraten beim intermittierenden Katheterismus bei 33 »frischen« Querschnittpatienten

Katheterisierungsdauer	immer steril	1× positiv	bis zu 3× pos.	mehr als 3× pos.	
unter 10 Wochen	6	1	2	2	11
11–20 Wochen	1	2	2	3	8
21–30 Wochen	0	0	2	4	6
30 Wochen	1	0	3	4	8
	8 (25%)	3 (9%)	9 (27%)	13 (39%)	33

Tabelle 3. Rehabilitationszentrum Bad Häring: Infektraten beim intermittierenden Katheterismus in Abhängigkeit vom Harnbefund bei der Aufnahme

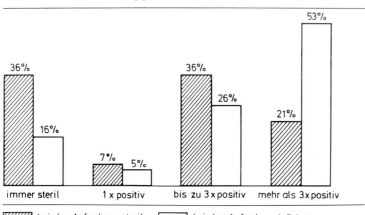

wie PEARMAN (1971) der über eine besonders niedrige Infektrate berichtet, geben lokal Chemotherapeutika oder Desinfektionsmittel (STÖHRER, 1977).
Aus ökonomischen und medizinischen Gründen verzichten wir auf die handelsüblichen Katheter-Sets. Sie werden von uns selbst zusammengestellt und sterilisiert. Den Katheter geben wir nicht ins Set, sondern führen die gängigsten Typen in einem entsprechenden Wagen mit: dadurch können wir für jeden Patienten den für ihn am besten geeigneten Katheter wählen. Zur Eliminierung einer Bakteriurie im Rahmen des Katheterismus ist die vollständige Blasenentleerung besonders wichtig (HINMAN, 1977). Da das manuelle Ausdrücken der Blase zeitaufwendig und bei Bauchdeckenspasmen mitunter kaum möglich ist, verwenden wir zur möglichst vollständigen Harnentleerung Saugflaschen aus Plastik.

Eigene Ergebnisse:
Bei 67 frischen Rückenmarkverletzten, die an der Urol. Univ.-Klinik Innsbruck intermittierend katheterisiert wurden, blieben 38 (= 57%) während der gesamten Katheterisierungsdauer steril, bei 16 (= 24%) waren eine, bei 7 (= 10%) bis zu 3 Harnkulturen positiv, lediglich bei 6 Patienten (= 9%), die alle länger als 8 Wochen katheterisiert wurden, waren

mehr als 3 Harnkulturen positiv (Tabelle 1). Tabelle 2 zeigt die entsprechenden Daten des Rehabilitationszentrums Häring: hier waren nur 25% der Harne immer steril, bei 9% war die Kultur einmal, bei 27% bis zu dreimal und bei 39% mehr als dreimal positiv. Ein Grund für die deutlich schlechteren Ergebnisse im Rehabilitationszentrum mag darin liegen, daß die Rückenmarkverletzten unmittelbar nach dem Unfall an die Klinik kommen: 88% der Harne sind bei der Aufnahme steril und nur 12% infiziert, im Rehabilitationszentrum ist das Verhältnis nahezu umgekehrt. Wie schwer es ist, den einmal infizierten Harn infektfrei zu bekommen bzw. infektfrei zu halten, zeigt Tabelle 3, in der die Infektraten primär steriler und primär infizierter Harne verglichen werden: nur 16% der primär infizierten Harne bleiben im weiteren steril, bei den primär sterilen sind es immer 36%; andererseits haben 53% der primär infizierten Patienten in der Folge mehr als 3 positive Harnkulturen, bei primär steriler Kultur sind es nur 26%.

a) Vorteile des intermittierenden Katheterismus

Die außerordentlich niedrige Infektrate des i. K. ist sicher ein großer Vorteil gegenüber dem Dauerkatheter: paraurethrale Abszesse und Nebenhodenentzündungen, die bei der Dauerkatheterbehandlung in etwa 25% auftreten, haben wir seither nicht mehr beobachtet. Weitere Vorteile sind: durch das regelmäßige Füllen und Entleeren ist von Behandlungsbeginn an ein Blasentraining gewährleistet, das die Ausbildung von Schrumpfblasen verhindert, die Bahnung des Miktionsreflexes nach der spinalen Schockphase begünstigt und den Patienten frühzeitig anhält, auf seine Blasenfunktion zu achten. Durch den i. K. ist ein fließender und gänzlich unproblematischer Übergang zur selbständigen Blasenentleerung möglich. Darüber hinaus können Männer und Frauen, bei denen eine zufriedenstellende Harnentleerung zunächst konservativ nicht erreicht werden kann, den i. K., sofern sie ihre Hände gebrauchen können, selbst erlernen.

b) Gefahren des intermittierenden Katheterismus

Eine, wohl die einzige Gefahr des technisch richtig durchgeführten i. K. ist die Überdehnung der Harnblase bei zu seltenem Katheterismus oder zu starker Diurese. Überdehnungen führen zu Mikrotraumen mit sekundärer Narbenbildung, verlangsamen die Blasenrehabilitation und können in Extremfällen die Blase zu einem schlaffen, fibrotischen Sack werden lassen (LLOYD u. Mitarb., 1971; MAYO u. Mitarb., 1973; THOMAS, 1976). Blasenüberdehnungen können nur durch ein strenges Flüssigkeitsregime, über dessen Sinn das Pflegepersonal, der Patient und seine Besucher aufgeklärt werden müssen und adäquate Katheterisierungsintervalle verhindert werden.

II. Die Blasenrehabilitation

Das Ziel der eigentlichen Blasenrehabilitation ist es, dem Patienten eine geeignete Form der Blasenentleerung zu ermöglichen.

1. Urologische Untersuchungen bei Rückenmarkverletzten im Rahmen ihres Erstaufenthaltes am Rehabilitationszentrum

Neben wiederholten klinischen Kontrollen und regelmäßigen Harnuntersuchungen mit Harnkultur und Leukozytenkammerzählung (bei

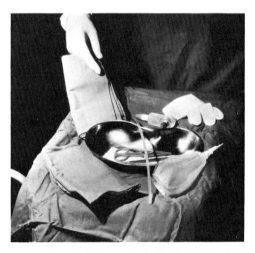

Abb. 5. Katheterisierungsset (s. Text), ergänzt durch Katheter, Gleitmittel, Handschuhe und Plastik-Saugflasche

Männern mit bereits selbständiger Harnentleerung Mittelstrahlurin, sonst Katheterharn) führen wir, sobald die Mobilisation vertretbar ist, bei jedem Patienten ein intravenöses Urogramm, wenn möglich mit Tomogramm, sowie ein Zystogramm bzw. Miktionszystourethrogramm unter Videokontrolle meist in Kombination mit einer CO_2-Zystomanometrie, bei Männern zusätzlich ein Injektionsurethrogramm sowie eine Urethrozystoskopie durch. Das Miktionszystourethrogramm unter Fernsehkontrolle informiert über die Dynamik der Blasenentleerung, insbesondere über die Verhältnisse am Blasenauslaß, die Gas-Zystomanometrie als rasche Screeningmethode über die Aktivität und Kontraktilität des Detrusors. Sie kann im Rahmen eines jeden Katheterismus als »bed-side«-Test durchgeführt werden.

Die routinemäßige Durchführung eines Zystogrammes bzw. Miktionszystourethrogrammes einige Wochen nach Eintritt der Läsion zeigt, daß der primäre neurogene Reflux äußerst selten ist und wohl in der Mehrzahl sekundär durch die Funktionsstörungen am Blasenauslaß sowie durch sekundäre strukturelle Veränderungen der Blase bedingt ist. Da bei 60% der Rückenmarkverletzten, die an einem Nierenversagen sterben, der Reflux eine ursächliche Rolle spielt (HACKLER u. Mitarb., 1965), gehören Patienten mit Reflux besonders sorgfältig kontrolliert. Der persistierende vesiko-renale Reflux ist eine absolute Indikation für Maßnahmen, die zu einer drastischen Erniedrigung des Blasenauslaßwiderstandes führen.

Die zeitlich aufwendigen kombinierten urodynamischen Untersuchungen (MADERSBACHER, 1975 u. 1977) führen wir dann durch, wenn Miktionszystourethrogramm und CO_2-Zystomanometrie die Funktionsstörung der Blase und des Blasenauslasses nicht klären können oder transurethrale Eingriffe am Blasenauslaß erwogen werden.

Vor der Entlassung führen wir bei jedem Patienten ein Nierenleerbild, ein 20-min-Ausscheidungsbild, evtl. ein Miktionsbild, auf jeden Fall aber ein Postmiktionsbild sowie bei Bedarf eine Kontrollendoskopie durch, um uns nochmals über den oberen und unteren Harntrakt sowie über die Blasenentleerungsverhältnisse zu informieren (Tabelle 4).

Im folgenden sollen die Rehabilitationsmaßnahmen der wichtigsten neurogenen Blasentypen dargestellt werden.

Tabelle 4. Urologische Untersuchungen bei Rückenmarkverletzten im Rahmen ihres Erstaufenthaltes am Rehabilitationszentrum

Anamnese
Klin. urolog. Untersuchung mit wiederholten Kontrollen (Reflexaktivitäten der sakralen Segmente!)
Wöchentliche Harnanalyse mit Leukozytenkammerzählung und Harnkultur

Urogramm
Zystogramm bzw. Miktionszystourethrogramm
Injektionsurethrogramm
Zystomanometrie (CO_2)
Endoskopie
Komb. urodynamische Untersuchung (ev.), Nierenisotopenuntersuchung (ev.)

Vor Entlassung
Nierenleerbild und 20' Ausscheidungsbild
 + (Miktionsbild)
 + Postmiktionsbild
Endoskopie (ev.)

a) Die Reflexblase (automatische Blase, Upper-Motor-Neuron-Lesion – UMNL – nach BORS und COMARR):

Pathophysiologische Vorbemerkungen: der Detrusorreflex ist normalerweise ein Hirnstammreflex, der über lange spinale Bahnen abläuft (BRADLEY u. Mitarb., 1974). Die völlige Unterbrechung aller auf- und absteigenden Rückenmarkbahnen oberhalb der Segmente S 2 bis S 4 führt nach Abklingen des spinalen Schockes im allgemeinen zur sog. Reflexblase: afferente Impulse führen über einen sakralen Reflexbogen zu einer Detrusorkontraktion. Durch den Ausfall der zerebralen Regulation hat der Patient die Fähigkeit zur willkürlichen Steuerung der Miktion sowie zur Perzeption von Harndrang etc. verloren; die Reflexmiktion unterscheidet sich aber auch ganz wesentlich von einer normalen Blasenentleerung: vor allem ist das feine Zusammenspiel zwischen Detrusorkontraktion und Sphinkterrelaxation in vielfacher Weise gestört. Das klassische Beispiel ist die Dyssynergie zwischen Detrusor und Beckenboden. Sie ist dadurch charakterisiert, daß es gleichzeitig mit der Detrusorkontraktion zu einem Beckenbodenspasmus kommt, der jeweils beim Einsetzen der Blasenkontraktion zunimmt, bei ihrem Abklingen wieder abnimmt. Diese Dyssynergie ist die Hauptursache dafür, daß die Reflexmiktion lediglich einen Kompensationsmechanismus mit vielen Nachteilen darstellt. Sie verursacht eine funktionelle Obstruktion und führt zu strukturellen Veränderungen am Blasenauslaß (MADERSBACHER, 1976), die ihrerseits die Blasenentleerungsverhältnisse weiter beeinträchtigen können.

Klinisch ist die Reflexblase durch Restharn und durch eine Reflexinkontinenz gekennzeichnet, deren Ausmaß von der Aktivität des enthemmten Detrusors bestimmt wird. Inkomplette suprasakrale Läsionen motorischer und (oder) sensorischer Bahnen führen im Prinzip zum selben pathologischen Miktionsmuster, lediglich ihr Ausmaß ist, abhängig vom Grad der Schädigung, verschieden.

Bei der Mehrzahl von frischen Rückenmarkverletzten mit suprasakralen Läsionen kommt es innerhalb von 2 bis 8 Wochen zu spontanen, zunächst vor allem nachts auftretenden Reflexentleerungen. Zu diesem Zeitpunkt soll das »Blasentraining« einsetzen. Es beginnt damit, daß tagsüber alle 2 bis 3 Std versucht wird durch Triggern, etwa durch Beklopfen der suprapubischen Gegend, eine reflektorische Detrusorkontraktion zu induzieren und damit eine Harnentleerung zu erzielen. Dieses Triggern darf sich jedoch nicht im stereotypen Beklopfen der suprapubischen Gegend erschöpfen, man muß herausfinden, durch welchen Triggermechanismus der Detrusor am besten anspringt. Das kann auch lediglich ein Kneifen der Glans oder ein Bestreichen der Oberschenkelinnenseite sein, mitunter ist der kräftige Reiz einer rektalen Stimulation notwendig. Mit zunehmender Effizienz der Reflexmiktion sollte die Flüssigkeitszufuhr gesteigert und das Katheterisierungsintervall schrittweise vergrößert werden. Bei Restharnmengen um 100 ml katheterisieren wir nurmehr einmal täglich, bei solchen um 80 ml werden lediglich Restharnbestimmungen in zunächst noch wöchentlichen Intervallen durchgeführt. Gleichzeitig werden die Klopfintervalle als Vorbereitung zur sozialen Wiedereingliederung auf 3 bis 4 Std erhöht.

Auf diesem Weg erlernt der Patient indirekt die Blasenentleerung zu steuern und die Reflexinkontinenz auf ein Minimum zu reduzieren; Voraussetzung ist allerdings ein konsequentes, vor allem aber regelmäßiges Triggern, zu dem Patienten und Pflegepersonal immer wieder ermuntert werden müssen.

b) Die autonome Blase (Areflexic Bladder nach SCOTT, Lower-Motor-Neuron-Lesion – LMNL – nach BORS und COMARR)

Pathophysiologische Vorbemerkungen: Bei diesem Blasentyp sind die sakralen Segmente und Nervenfasern zerstört, der Reflexbogen des zweiten Neurons ist sowohl für den N. pelvicus als auch für den N. pudendus unterbrochen. Eine vom zentralen Nervensystem induzierte Detrusorkontraktion kommt nicht mehr zustande, gleichzeitig ist die komplette Läsion mit einer schlaffen Beckenbodenparese kombiniert. Eine passive Blasenentleerung durch Bauchpresse oder Credè ist im allgemeinen möglich. Die besondere Mechanik dieser passiven Blasenentleerung führt jedoch zu einer funktionellen Verengung der Harnröhre am Beckenboden: sie entsteht dadurch, daß die Harnröhre während der Betätigung der Bauchpresse von der umgebenden Muskelmasse des Beckenbodens komprimiert wird. Man nimmt an, daß neben mechanischen Faktoren auch sympathisch gesteuerte pathologische Reflexmechanismen eine Rolle spielen (ABEL u. Mitarb., 1974). Dadurch tritt die paradoxe Situation ein, daß diese Patienten trotz hoher intravesikaler Druckwerte, die sie durch die Bauchpresse erzeugen, die Blase nur ungenügend entleeren. Dazu kommt, daß auch bei der passiven Blasenentleerung die funktionelle Stenose mit zunehmender Krank-

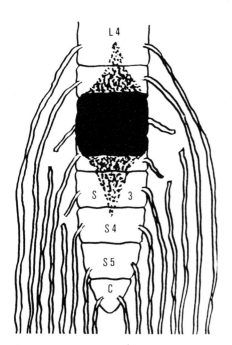

Gebiet massiver Zerstörung: schwarz
Gebiet teilweiser Zerstörung: punktiert
Teilweise Zerstörung der sakralen Segmente mit partieller Durchtrennung der sakralen Wurzeln

Abb. 6. Schematische Darstellung einer epikornalen Läsion als Ursache sog. komb. neurogener Blasentypen (nach ROSSIER Act. Urol. *2*, 241, 1971)

heitsdauer zu strukturellen, die Entleerungsstörung verstärkenden Veränderungen am Blasenauslaß führt.

Patienten mit Areflexie des Detrusors und Beckenbodenparese lehren wir, die Blase mittels Bauchpresse oder Credè regelmäßig – alle 3 Std – zu entleeren. Da diese Maßnahmen Schmerzen im Frakturbereich verursachen, ist diese Art der Blasenentleerung erst 4 bis 6 Wochen nach dem Trauma möglich. Auch hier gilt, daß mit sinkenden Restharnmengen die Flüssigkeitszufuhr erhöht, die Katheterisierungsfrequenz vermindert und die Intervalle für die passive Blasenentleerung schrittweise auf etwa 4 Std gesteigert werden.

c) Kombinierte neurogene Blasentypen

Je nach Lokalisation und Ausmaß der Läsion können autonome und somatische Zentren und Fasern unterschiedlich betroffen sein. So kann für den Detrusor ein Reflexbogen erhalten bleiben, während gleichzeitig ein solcher für den Beckenboden fehlt und umgekehrt. Im ersten Fall finden wir klinisch eine Reflexblase mit einer Beckenbodenparese, es besteht eine schwer beeinflußbare Reflexinkontinenz mit überwiegend restharnfreier Entleerung, im zweiten Fall ist eine Areflexie des Detrusors mit einem meist vom infraläsionellen Segment reflektorisch innervierten und daher spastischen Beckenboden kombiniert (Abb. 6).

Besondere Schwierigkeiten der Blasenrehabilitation ergeben sich, wenn eine Areflexie des Detrusors oder ein schwacher Detrusor mit einem spastischen Beckenboden kombiniert ist. Dies ist vor allem bei sog. epikonalen Läsionen (ROSSIER, 1971) durch Wirbelsäulentraumen im thorakolumbalen Übergang der Fall. Patienten mit diesem Läsionstyp sind weder in der Lage ihre Blase über einen Reflex zu entleeren, noch gelingt es ihnen mit Hilfe der Bauchpresse den spastischen Beckenboden zu überwinden. Da sie auf Grund ihres Läsionstyps kontinent sind, ist für sie der intermittierende Selbstkatheterismus häufig die Therapie der Wahl (s. unten). Auf operativem Wege ist eine ausreichende Blasenentleerung im allgemeinen nur durch transurethrale Sphinkterotomie und Blasenhalskerbung (s. unten) allerdings um den Preis der Kontinenz möglich.

2. Restharn

Restharn ist eine der Hauptursachen rezidivierender Infekte, indem er die Selbstreinigung der Blase stören und ihre lokalen Abwehrmechanismen beeinträchtigen kann. Die kritische Grenze, ab der rezidivierende Infekte zu erwarten sind, liegt erfahrungsgemäß, sowie auf Grund theoretischer Überlegungen bei etwa 100 ml (PEARMAN u. ENGLAND, 1973), allerdings sind die tolerierten Restharnmengen individuell recht unterschiedlich und hängen nicht zuletzt auch von der Blasenkapazität ab. Dazu kommt, daß die zu verschiedenen Zeiten und an verschiedenen Tagen gemessenen Restharnmengen bei ein und demselben Patienten erheblich schwanken können. Darüber hinaus darf die Restharnmenge nicht das alleinige Kriterium zur Beurteilung der Blasenentleerungsverhältnisse sein. Unter diesem Aspekt gilt für uns die grobe Regel: Restharnmengen um 80 ml sprechen für eine zufriedenstellende Blasenentleerung, solche zwischen 100 und 150 ml für eine mäßig gute, und Restharn über 150 ml für eine unbefriedigende Blasenentleerung.

3. Maßnahmen bei der neurogenen Harninkontinenz

Die gut trainierte neurogene Blase zeichnet sich dadurch aus, daß der Patient zwischen den Entleerungszeiten im allgemeinen trocken bleibt. Trotzdem kommt es auch bei noch so gut trainierten Blasen, bei hohen Läsionen, etwa durch einschießende Spasmen, bei der autonomen Blase mit Beckenbodenparese, durch plötzliche Steigerungen des intraabdominellen Druckes zu unkontrollierbaren Harnabgängen. Deshalb müssen diese Patienten mit einem passenden Urinal versorgt werden. Für Rollstuhlfahrer eignet sich dazu am besten ein sog. Kondom-Urinal; das mit dem ableitenden System verbundene Kondom wird mit einem Klebstoff an die Penishaut fixiert. Das Kondom sollte täglich gewechselt werden, da diese hygienische Maßnahme die Akkumulation von Bakterien am Meatus verhindert und die Häufigkeit der Reinfektionen senkt (GOVAN u. Mitarb., 1968). Bei Unverträglichkeit für Hautkleber verwenden wir kondomartige Urinale mit anderem Befestigungsmechanismus (Urinar-Set[1], Urosan[2]). Für gehfähige Patienten ist das Kondom-Urinal nicht geeignet, da Torsionen im freihängenden Kondomabschnitt den Harnfluß blockieren. Wir verwenden in solchen Fällen das im Vergleich zu anderen Typen relativ handliche »Zieharmonikaurinal«[3] oder das erwähnte Urinar-Set, wobei wir zur Prophylaxe von Hautmazerationen in dieser feuchten Kammer ein Silikonspray auf die Penishaut applizieren.

Leider gibt es für Frauen bis jetzt keine geeignete Harnauffangvorrichtung. Mitunter kann ein striktes Schema für Flüssigkeitszufuhr und Blasenentleerung die Inkontinenz auf ein sozial akzeptables Maß reduzieren. Ist Restharn die Hauptursache für eine Reflex- oder Überlaufinkontinenz, so kann mitunter intermittierender »Selbst-Katheterismus« zur Kontinenz führen (MADERSBACHER u. WEISSTEINER, 1977). Die Behandlung mit Dauerkatheter oder gar eine Harnableitung erscheint uns nur dann gerechtfertigt, wenn vorher alle anderen konservativen und operativen Möglichkeiten genutzt worden sind.

Der Kunstsphinkter nach SCOTT, sein Prinzip, die Technik der Implantation sowie die Vor- und Nachteile bzw. Komplikationen dieser Methode sind an anderer Stelle ausführlich behandelt (s. Beitrag SCHREITER). Unserer Meinung nach sollte man die Implantation eines Scott-Sphinkters nur bei inkompletten gehfähigen Rückenmarkverletzten bei praktisch restharnfreier Blasenentleerung und Areflexie bzw. Hyporeflexie des Detrusors in Erwägung ziehen. Im allgemeinen sind dazu eine oder mehrere Voroperationen, wie die Sphinkterotomie, Blasenhalskerbung oder sakrale Rhizotomie notwendig. Die komplexe Art der Funktionsstörung, die bei Rückenmarkverletzten zur Inkontinenz führt, bringt es wohl auch mit sich, daß übereinstimmend die Erfolgsquoten mit dem Kunstsphinkter nach SCOTT bei neurogenen Blasenstörungen niedriger sind als bei anderen Formen der Inkontinenz.

---

[1] Fa. Bertram, BRD.
[2] Fa. Kontron, BRD.
[3] The Wye, Fa. Franklin, Großbritannien.

4. Konservative und operative Behandlungsmaßnahmen bei der neurogenen Blasenentleerungsstörung

Wie die Pathophysiologie neurogener Blasenentleerungsstörungen zeigt, können eine Reihe von funktionellen und (oder) mechanischen Faktoren allein oder gemeinsam für die Harnentleerungsstörung verantwortlich sein: Voraussetzung für eine gezielte Therapie ist die exakte Information für die zugrundeliegende Störung. Dazu eignen sich alle jene dynamischen Untersuchungen, die eine Beurteilung der Blasenentleerung erlauben und alle jene Parameter erfassen, die zur Aufdeckung einer Dysfunktion nötig sind: Methoden, die simultan den Druck in Blase und Rektum, den Harnfluß und das EMG des Beckenbodens registrieren und diese Untersuchungen mit einem Miktionszystourethrogramm kombinieren können, sind dazu besonders geeignet (SCOTT u. Mitarb., 1967; MADERSBACHER, 1975, 1977). Sie informieren, unter welchem Blasendruck die Entleerung zustandekommt, und wo sich die Zonen des höchsten Widerstandes befinden, Faktoren, die für die Langzeitprognose weit bedeutungsvoller sind als etwa die Höhe des Restharnes.

1. Die medikamentöse Therapie: Sie umfaßt in erster Linie die Besserung einer insuffizienten Blasenentleerung (a) sowie die Dämpfung eines hyperaktiven Detrusors (b).

a) Die Besserung einer insuffizienten Blasenentleerung ist theoretisch durch Kräftigung des Detrusors sowie durch Senkung des Blasenauslaßwiderstandes möglich. Die Kräftigung des Detrusors durch Parasympathikomimetika ist seit langem (KREITMAIR, 1932) bekannt. Daß sie, zumindest als Monotherapie, bei einem Großteil neurogener Blasentypen heute nicht mehr das Mittel der Wahl darstellen, ja häufig sogar als kontraindiziert angesehen werden müssen, liegt am Phänomen der Detrusor-Sphinkter-Dyssynergie. Die Kräftigung des Blasenmuskels durch Parasympathikomimetika bei bestehender infravesikaler funktioneller Obstruktion, die sich unter dieser Therapie sogar noch verstärken kann, führt zur Detrusorhypertrophie mit Trabekel- und Divertikelbildung, mitunter sogar zum Reflux in den oberen Harntrakt (YALLA u. Mitarb., 1976). Auch bei der autonomen Blase haben Parasympathikomimetika keinen Effekt.

Bei der Mehrzahl der Patienten bleibt somit der Versuch, den Blasenauslaßwiderstand zu senken. Dazu haben sich in den letzten Jahren α-Rezeptoren-Blocker als Therapie der Wahl erwiesen (KRANE u. OLSSON, 1973; STOCKAMP u. SCHREITER, 1973). Besondere Bedeutung kommt diesen Substanzen dadurch zu, daß man bei einer Reihe von neurogenen Blasentypen eine Störung des Gleichgewichts zwischen Parasympathikus und Sympathikus mit einem Übergewicht des letzteren annehmen muß. Dies bedeutet nicht nur Erhöhung des Blasenauslaßwiderstandes, sondern auch Dämpfung der Detrusoraktivität. Möglicherweise ist der günstige Effekt sympatholytisch wirkender Substanzen bei der beginnenden Reflexblase auf eine verbesserte Bahnung und damit auf eine Erleichterung des Detrusorreflexes zurückzuführen. α-Rezeptoren-Blocker erleichtern vor allem die passive Blasenentleerung mittels Bauchpresse und Credé. Sie können aber auch als unangenehme Nebenwirkung bei tiefen Läsionen eine bereits bestehende Streßinkontinenz verstärken und die Gefühlsqualitäten, die über noch intakte sympathische Fasern laufen, am Rezeptor blockieren. Der spastische Beckenboden, dem als Ursache einer ungenügenden Blasenentleerung besondere Bedeutung zukommt, ist medikamentös schwierig zu beeinflussen. Eine gewisse Besserung läßt sich über eine allgemeine Dämpfung der Reflexaktivität durch Diazepam (Valium) oder γ-Aminobuttersäure (Lioresal) erzielen.

b) Die hyperaktive neurogene Blase entsteht, wenn jene Strukturen, die normalerweise die afferenten und efferenten Impulse kontrollieren, lädiert sind. Daraus ergeben sich verschiedene therapeutische Angriffspunkte: Man kann die afferenten Impulse verringern, z. B. durch lokale Anaesthesie der Schleimhaut von Blase, Harnröhre und Rektum (BORS u. BLINN, 1957). Auf der efferenten Seite kann man den Detrusor durch Reduktion der ihn treffenden Impulse (Anticholinergika) sowie durch direkte Erschlaffung seiner Muskelzellen (Flavoxate) dämpfen. Die Tatsache, daß zahlreiche Substanzen mit verschiedenen Angriffspunkten angeboten und gegeben werden, zeigt, daß es das ideale Medikament derzeit nicht gibt. Allerdings kann man durch die Kombination von Medikamenten mit verschiedenen Angriffspunkten den Therapieeffekt verbessern, die Einzeldosis verringern und so auch einer raschen Gewöhnung vorbeugen.

2. Operative Maßnahmen zur Verbesserung der Blasenentleerung: Sie beschränken sich heute im wesentlichen auf transurethrale Eingriffe am Blasenauslaß. Während diese Operationen selbst technisch relativ einfach sind, erfordert die Indikation eine besondere Sorgfalt: Kenntnisse in der Pathophysiologie neurogener Blasenentleerungsstörungen sowie eine exakte urodynamische Abklärung sind dazu unerläßlich. Darüber hinaus sollte der Operateur nicht nur mit den Blasenverhältnissen, sondern auch mit dem gesamten Problem dieser Patienten vertraut sein.

Grundsätzlich ist ein transurethraler Eingriff zur Senkung des Blasenauslaßwiderstandes immer dann indiziert, wenn das gestörte Gleichgewicht zwischen Detrusorkraft und Blasenauslaßwiderstand zu einer ungenügenden Harnentleerung führt und sich die Ursache durch konservative Maßnahmen nicht beeinflussen läßt. Das Grundprinzip der Rehabilitationsmedizin, erhaltene Funktionen voll zu nützen und destruierende Eingriffe möglichst zu vermeiden, gelten auch für den urologischen Bereich. Man muß daher von Fall zu Fall und nach Rücksprache mit dem Patienten und seinen Verwandten bzw. den Pflegepersonen abwägen, ob etwa bei einer gemischten Läsion mit Areflexie des Detrusors und Beckenbodenspasmus die Blasenentleerung durch intermittierenden Katheterismus bewerkstelligt und damit die Kontinenz erhalten bleiben, oder die Harnentleerung um den Preis einer unter Umständen auftretenden Inkontinenz durch einen transurethralen Eingriff erreicht werden soll.

Indikation und Zeitpunkt zu transurethralen Eingriffen am Blasenauslaß hängen nicht nur vom Patienten und seinem Läsionstyp, sondern auch von den Pflegemöglichkeiten und nicht zuletzt der persönlichen Einstellung des Urologen ab. Die Entwicklung einer Reflexblase kann mitunter viele Monate, bei einem von uns beobachteten Fall sogar 2 Jahre dauern. Wir warten derzeit etwa 6 Monate und haben in unserem Krankengut bisher bei frischen Rückenmarkverletzten im Rahmen des ersten Aufenthalts bei etwa 15% die Indikation zu transurethralen Eingriffen, im besonderen zur 12-Uhr-Sphinkterotomie (SCOTT u. MADERSBACHER, 1975) gestellt.

Indikationen zur operativ-transurethralen Senkung des Blasenauslaßwiderstandes sind: rezidivierende Harnwegsinfekte infolge Restharn, Dilatation des oberen Harntraktes, zunehmende Detrusorhypertrophie, persistierender vesikorenaler Reflux, neurogene Inkontinenz, wenn sie vorwiegend durch hohe Restharnmengen verursacht wird sowie die Detrusor-Sphinkterdyssynergie, wenn ein hyperkontraktiler Detrusor zu einer zunehmenden Trabekelblase führt. Sphinkterotomie, Kerbung bzw. Resektion des Blasenhalses und transurethrale Prostatektomie sind heute vorwiegend standardisiert und haben ihre speziellen Indikationen (MADERSBACHER, 1978).

5. Intermittierender Katheterismus als »Dauerlösung«

Der intermittierende Katheterismus kann als Selbstkatheterismus praktiziert oder durch Verwandte bzw. Pflegepersonen durchgeführt werden. Er ist eine brauchbare Alternative für Patienten, bei denen eine adäquate Blasenentleerung auf konservativem Wege nicht erreicht werden kann, die aber auf Grund ihres Läsionstyps kontinent sind, und bei denen andererseits ein operativer Eingriff, wie Sphinkterotomie und (oder) Blasenhalskerbung mit hoher Wahrscheinlichkeit zur Inkontinenz führt. In solchen Situationen besprechen wir die therapeutischen Möglichkeiten mit Patient und Pflegeperson und überlassen, wenn keine zwingende medizinische Indikation für die eine oder andere Methode besteht, diesen die Entscheidung. Eine wertvolle Hilfe ist die Methode besonders für weibliche Patienten, bei denen eine adäquate Blasenentleerung nicht erreicht werden kann und bei denen hohe Restharnmengen eine Reflex- oder Überlaufinkontinenz verursachen.

Die von unseren Patienten geübte Technik des Selbstkatheterismus sowie die Ergebnisse bei 12 weiblichen Patienten, die sich vor allem wegen einer neurogenen Harninkontinenz selbst katheterisieren, haben wir kürzlich (MADERSBACHER u. WEISSTEINER, 1977) publiziert. Im Gegensatz zu LAPIDES (1972) glauben wir, daß auch der Selbstkatheterismus unter möglichst aseptischen Bedingungen durchgeführt werden sollte. Wir haben in unserem Krankengut einen jetzt 48jährigen Paraplegiker, der sich seit 28 Jahren täglich dreimal katheterisiert: der obere Harntrakt ist nach wie vor zart und die Harn-

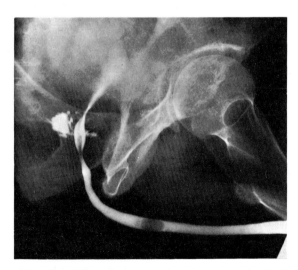

Abb. 7. Injektionsurethrogramm. Annähernd normal weite Harnröhre, Reflux in die Adnexe; intermittierender Selbstkatheterismus durch 27 Jahre nach Fraktur des 1. LWK am 6. 5. 1950 mit Querschnittläsion ab L 1. (L. Wilhelm, geb. am 13. 12. 1929). Urogramm o. B., kein Reflux in den oberen Harntrakt

röhre zeigt im Urethrogramm trotz der bisher durchgeführten mehr als 30 000 Katheterisierungen keine Zeichen einer Verengung (Abb. 7). Wichtig ist, daß in regelmäßigen Intervallen, wenn möglich im Sinne einer Restharnmessung, katheterisiert wird und Blasenüberdehnungen vermieden werden. Wir haben 2 Patienten, bei denen sich 1½ bzw. 2 Jahre nach dem Trauma noch eine kompensierte Reflexblase einstellte, so daß letztlich der Katheterismus aufgelassen werden konnte.

6. Die Stellung der Harnableitung bei Rückenmarkverletzten

Man ist heute der Auffassung, daß die Obstruktion des Blasenauslasses beim Mann in allen Fällen durch transurethrale Eingriffe beseitigt werden kann. Schwierigkeiten bereiten mitunter Patienten mit Areflexie des Detrusors und tonisiertem Beckenboden mit höhergradiger allgemeiner Spastizität; in solchen Fällen ist sicherlich der i. K., wahrscheinlich auch der Dauerkatheter einer Harnableitung vorzuziehen. Als einzige Indikation für eine Harnableitung (Methode der Wahl ist das Ileum-Conduit), werden Frauen mit Reflexblase angeführt, bei denen eine nicht-beherrschbare Reflexinkontinenz besteht. In solchen Fällen sollte man aber zumindest versuchen, durch eine selektive sakrale Rhizotomie (ROCKSWOLD u. Mitarb., 1973, DIOKNO u. Mitarb., 1977) eine Dämpfung der Detrusoraktivität, evtl. sogar eine Areflexie zu erreichen, wobei dann die Blase mittels Katheterismus entleert werden könnte.

7. Die autonome Dysreflexie

Bei Rückenmarkverletzungen oberhalb D 5 kommt es als Antwort auf proprio- und (oder) nozizeptive Reize aus dem infraläsionellen Segment zu überschießenden Reaktionen von seiten des Sympathikus. Auch die volle Blase kann diesen Reflex auslösen: durch Gefäßspasmen im infraläsionellen Abschnitt (Splanchnikusgebiet) kommt es zu einer Blutüberfüllung oberhalb der Läsion, die nun zu paroxysmaler Hypertonie mit Kopfschmerz, Schwitzen und Bradykardie führt. In Extremfällen kann sie zu Hirnblutungen, ja sogar zum Tod führen.

Vom urologischen Standpunkt aus ist dieses Syndrom aus folgenden Gründen wichtig:
1. Bei Patienten mit Detrusor-Sphinkter-Dyssynergie kann die gegen den spastischen Sphinkter ankämpfende Detrusorkontraktion zur autonomen Dysreflexie führen. Wenn α-Rezeptoren-Blocker (MCGUIRE u. Mitarb., 1976) nicht den gewünschten Erfolg bringen, kann die transurethrale Sphinkterotomie die Symptome zumindest bessern.
2. Transurethrale Eingriffe bei Patienten mit Halsmark- und hohen Brustmarklähmungen: die dabei auftretende rasche Füllung und Überdehnung der Blase kann ebenfalls zur autonomen Dysreflexie führen. Sie kann mit Sicherheit durch eine rückenmarknahe Regionalanaesthesie vermieden werden. 3. Überdehnungen der Blase etwa infolge Verstopfung des Katheters durch Blutkoagel nach solchen Eingriffen kann ebenfalls zu diesem Syndrom führen; die Symptome können durch Deblockierung des Katheters im allgemeinen rasch beseitigt werden.

III. Die Langzeitbetreuung des Rückenmarkverletzten

Die Tatsache, daß die gelähmte Blase auf dem einen oder anderen Weg zufriedenstellend entleert werden kann, darf nicht darüber hinwegtäuschen, daß es sich dabei lediglich um Kompensationsmechanismen mit zahlreichen Nachteilen handelt. Die Pathophysiologie der Harnentleerung bei verschiedenen neurogenen Blasentypen bringt es mit sich, daß sekundäre morphologische Veränderungen auftreten, die mit der Zeit auch die Harnentleerungsverhältnisse wesentlich ändern und zu Schädigungen am oberen Harntrakt führen können. Daher ist eine lebenslange urologische Betreuung erforderlich. Dazu gehört, daß Verletzter und Pflegepersonen über mögliche Komplikationen aufgeklärt und über einfache Maßnahmen der Harnuntersuchung, wie die Differenzierung einer Harntrübung, die Bestimmung des Harn-pH und des spezifischen Gewichtes orientiert sind.

Grundlage für eine sinnvolle Langzeitbetreuung ist das Verständnis der zugrundeliegenden Pathophysiologie. Die Nachsorge muß bestehende Risikofaktoren berücksichtigen, die Intervalle und Ausmaß der Nachuntersuchungen bestimmen. Darin liegt ja auch der Wert der vorhin angeführten funktionellen Untersuchungen, da man mit ihrer Hilfe Risikofaktoren, wie etwa einen hyperkontraktilen, zur Trabekelbildung neigenden Detrusor (sog. aggressive Reflexblase nach PALMTAG, 1977) oder einen Reflux in die oberen Harnwege rechtzeitig erfassen kann.

Im allgemeinen sollte der Patient im 1. Jahr alle 3 Monate, im 2. Jahr alle 6 Monate, anschließend bei stabilen Verhältnissen in etwa 2jährigen Intervallen im Rahmen eines sog. »Uro-Check« kontrolliert werden. Es hat sich bewährt, für solche Patienten einige Betten freizuhalten.

Neben Zwischenanamnese, klinischer Untersuchung, Harnanalyse und einschlägigen Blutproben führen wir dabei im allgemeinen ein Nierenleerbild sowie ein 20-min-Ausscheidungsbild mit anschließendem Postmiktionsbild durch: Größe, Form und Funktion der Nieren, die Darstellung von Harnleiter und Blase sowie das Postmiktionsbild sind zur Verlaufskontrolle unerläßlich. Bei Bedarf kann diese Untersuchung durch Urethrogramm, Miktionszystourethrogramm, Zystomanometrie und Endoskopie ergänzt werden. Zur genauen Erfassung der Nierenfunktion, etwa bei Fällen von Reflux, veranlassen wir eine Nierenisotopenclearance als Basis für weitere Funktionskontrollen, für die dann mitunter das zeitlich weit weniger aufwendige Nephrogramm genügt. Ein weiterer Vorteil der Nierenisotopenuntersuchung ist die im Vergleich zu den Urogrammen doch deutlich niedrigere Strahlenbelastung (Tabelle 5).

Ursache chronisch rezidivierender Harnwegsinfekte sind mitunter chirurgisch nicht beeinflußbare morphologische oder funktionelle Veränderungen, die die Selbstreinigung des Harntraktes beeinträchtigen und die lokalen Abwehrmechanismen stören. In solchen Fällen kann zwar ein Antibiotikastoß die Pyurie beherrschen, das Rezidiv aber nicht verhindern. Dies ist unserer Erfahrung nach nur durch eine mitunter intermittierend durchgeführte niederdosierte Langzeitchemotherapie möglich, zu der wir in erster Linie die Wirkstoffkombination Trimethoprim-Sulfomethoxazol $1/2$ bis 1 Tabl. abends verwenden (MADERSBACHER u. Mitarb., 1978).

Die Bedeutung der urologischen Langzeitbetreuung geht aus verschiedenen Statistiken hervor, die sich mit den Spättodesursachen von Rückenmarkverletzten befassen: nach wie vor ist renales Versagen mit 32% die häufigste Todesursache (NYQUIST u. BORS, 1967). Die Bedeutung der Harntraktsverhältnisse für die Lebenserwartung der Rückenmarkverletzten geht auch aus den Verlaufskontrollen (DONELLY u. Mitarb., 1972) hervor: 25 Jahre nach Eintritt der Läsion waren noch 50% der Patienten mit guter, aber nur mehr 20% mit schlechter Blasenfunktion am Leben. Daraus ziehen auch diese Autoren den Schluß, daß eine schlecht funktionierende neurogene Blase wohl die schwerwiegendste Konsequenz der Rückenmarkverletzung darstellt. Es ist zu hoffen, daß sich durch eine adäquate urologische Betreuung, die am Unfallstag beginnen und lebenslang dauern muß, Früh- und Spätkomplikationen am Harntrakt auf ein Minimum reduzieren lassen und sich dadurch die Lebenserwartung der Rückenmarkverletzten entscheidend bessert.

Tabelle 5. Uro-Check bei Rückenmarkverletzten

Die Pathophysiologie der Blasenentleerung sowie bestehende Risikofaktoren bestimmen Intervall und Ausmaß des Uro-Check.

Basisuntersuchung
  Zwischenanamnese
  Klin. Untersuchung
  Harnanalyse (mit Leukozytenkammerzählung und Harnkultur)
  Blutchemie (UN, Kreatinin)
  Nierenleerbild und 20′ Ausscheidungsbild + Postmiktionsbild

Ergänzende Untersuchungen
  Urethrogramm
  Zystogramm bzw. Miktionszystourethrogramm
  Endoskopie
  Urodynamische Untersuchungen
  Nierenisotopenuntersuchung (Isotopenclearance, seitengetrennt, als Basisuntersuchung oder Nierenfunktionsszintigramm zur Verlaufskontrolle).

Literaturverzeichnis

ABEL, B. J., GIBBON, N. O. K., JAMESON, R. M., KRISHNAU, K. R.: The neuropathic urethra. Lancet *1974 II,* 1229.

BORS, E., BLINN, K.: Spinal reflex activity from the vesical mucosa in paraplegic patients. Arch. Neurol. Psychiat. *78,* 339–354 (1957).

BRADLEY, W. E., TIMM, G. W., SCOTT, F. B.: Innervation of the detrusor muscle and urethra. Urol. Clin. N. Amer. *1,* 3–28 (1974).

DIOKNO, A. C., VINSON, R. K., Mc GILLICUDDY: Treatment of the severe uninhibited neurogenic bladder by selective sacral rhizotomy. J. Urol. *118,* 229 (1977).

DONELLY, J., HACKLER, R. H., BUNTS, R. C.: Present Urologic Status of the World War II Paraplegic: 25 year Follow-up. Comparison with status of the 20 year Korean War Paraplegic and 5 year Vietnam Paraplegic. J. Urol. *108,* 588 (1972).

EDVARDSEN, P.: Nervous control of urinary bladder in cats. Acta neurol. scand. *43,* 543–563 (1967).

GUTTMANN, L.: Discussion on the treatment and prognosis of traumatic paraplegia. Proc. Roy. Soc. Med. *40,* 219 (1947).

GOVAN, D. E., BUTLER, E. D., ENGELSJERD, G. L.: Pathogenesis of urinary tract infections in patients with neurogenic bladder dysfunction. Urol. Dig. *7,* 16–24 (1968).

HACKLER, R. H., DALTON, J. J., BUNTS, R. C.: Changing concepts in the preservation of renal function in the paraplegic. J. Urol. *94,* 107 (1965).

HINMAN, F.: Intermittent catheterization and vesical defenses. J. Urol. *117,* 57–60 (1977).

KRANE, R. J., OLSSON, A. C.: Phenoxybenzamine in neurogenic bladder dysfunction. I. A theroy of micturition. J. Urol. *110,* 650–652 (1973).

KREITMAIR, H.: Eine neue Klasse Cholinester. Arch. Exp. Path. Pharmak. *164,* 346–356 (1932).

LAPIDES, J., DIOKNO, A. C., GOULD, F., LOWE, S. B.: Further observations of self catheterization J. Urol. *116,* 169 (1976).

LLOYD-DAVIES, R. W., HINMAN, F. jr.: Structural and functional changes leading to impaired bacterial elimination after overdistension of the rabbit bladder. Invest. Urol. *9,* 136 (1971).

MADERSBACHER, H.: Technik und Erfahrungen mit der modifizierten urodynamischen Untersuchung nach Scott. Verh. Dtsche Ges. Urol., 26. Tagung, München, S. 240. Berlin-Heidelberg-New York: Springer 1975.

MADERSBACHER, H.: Die neurogen gestörte Harnröhre: Urethrogramm und pathophysiologische Aspekte. Urologe A *15,* 1–12 (1976).

MADERSBACHER, H., SCOTT, B. F.: Twelve o'clock sphinctertomy: technique, indications, results. Paraplegia *13,* 261–267 (1976).

MADERSBACHER, H., WEISSTEINER, G.: Intermittent self-catheterization, an alternative in the treatment of neurogenic urinary incontinence in women. Eur. Urol. *3,* 82–84 (1977).

MADERSBACHER, H.: Combined pressure, flow, EMG and x-ray studies for the evaluation of neurogenic bladder disturbance: technique. Urol. int. *32,* 176–183 (1977).

MADERSBACHER, H., SPANUDAKIS, ST., SACHERER, K.: Der Wert des intermittierenden Katheterismus bei der urologischen Betreuung von frischen Querschnittspatienten. Verh. Dtsch. Ges. Urologie, 28. Tagung, Innsbruck; S. 489. Berlin-Heidelberg-New York: Springer 1977.

MADERSBACHER, H., SEMENITZ, E., MÄRK, R., SPANUIDAKIS, ST.: Niederdosierte Langzeitchemotherapie zur Infektprophylaxe bei Patienten mit neurogenen Blasenstörungen. Kongreßband »Aktuelle Fragen zur Behandlung bakterieller Infektionen des Harntraktes«. Internat. Symposium, Wien 24. u. 25. Februar 1978.

MAYO, M. E., LLOYD-DAVIES, R. W., SHUTTLEWORTH, K. E. D., TIGHE, J. R.: The damaged human detrusor: functional and electron microscopic changes in disease. Brit. J. Urol. *45,* 116 (1973).

MC. GUIRE, E. J., WAGNER, F. M., WEISS, M. R.: Treatment of autonomic dysreflexia with phenoxybenzamine. J. Urol. *115,* 53–55 (1976).

MEINECKE, F.-W.: Behandlung und Rehabilitation Querschnittverletzter. Die Wirbelsäule in Forschung und Praxis *67,* 12–73 (1976).

MOBLEY, D. F.: Phenoxybenzamine in the management of neurogenic vesical dysfunction. J. Urol. *116,* 737 (1976).

PAESLAK, V.: Querschnittslähmung – Behandlung, Pflege, Rehabilitation. Stuttgart-Köln-Berlin-Mainz: Kohlhammer 1968.

PALMTAG, H.: Praktische Urodynamik, S. 67. Stuttgart-New York: Fischer 1977.

PEARMAN, J. W.: Prevention of urinary tract infection following spinal cord injury. Paraplegia *9,* 95–104 (1971).

PEARMAN, J. W., ENGLAND, E. J.: In: Handbook of Clinical Neurology, Vol. 26, Unjuries of the spine and spinal cord, Part II: The urinary tract, p. 427 Amsterdam-Oxford: North-Holland Comp. 1976.(PHILLIPS, C. G.: An outline of recent work on the spinal cord of the cat. Paraplegiy *8,* 86–100 (1970).

ROCKSWOLD, G. L., BRADLEY, W. E., CHOU, S. N.: Differential sacral rhizotomy in the treatment of neurogenic bladder dysfunction. Preliminary report pf six cases. J. Neurosurg. *38,* 748 (1973).

SHOCKMAN, R., MESSENT, D.: The effect of an indwelling catheter on the bacteriology of the male urethra and bladder. Brit. med. J. *1954 II,* 1009.

SMITH, M. B., COOK, J. B., BURT, A. A.: Percutaneous cystostomy in paraplegia – a followup of 41 patientes. Paraplegia *14,* 135–137 (1976).

STOCKAMP, K., SCHREITER, F.: Beeinflussung von

Harninkontinenz und neurogener Harnentleerungsstörung über das sympathische Nervensystem. Act. Urol. *4,* 75 (1973).

STÖHRER, M.: Persönliche Mitteilung, 1977.

THOMAS, D. G.: The urinary tract following spinal cord injury, p. 68. In: Scientific Foundations of Urology, Vol. II London: Heinemann 1976.

YALLA, S. V., ROSSIER, A. B., FAM, B.: Dyssynergic vesicourethral responses during bladder rehabilitation in spinal cord injury patients: effects of suprapubic precussion, Credé method and Bethanechol chloride. J. Urol. *115,* 575 (1976).

Psychologische und sexualmedizinische Probleme

Neurogene Funktionsstörungen – ihre psychologische Bedeutung und mögliche therapeutische Ansätze

B. WINTER

Wenn Psychologen oder Psychotherapeuten in die Rehabilitation Querschnittgelähmter mit einbezogen werden, wird man für gewöhnlich ihre Aufgaben vorrangig auf dem Gebiet der Psychodiagnostik, insbesondere Eignungsuntersuchungen, sehen; sicher wird man auch an Psychotherapie denken, vor allem bei Patienten, die wegen psychischer Auffälligkeiten nicht ohne weiteres in den Rehabilitationsbetrieb einbezogen werden können.

Ein wichtiges Arbeitsgebiet, nämlich die Forschung, ist bisher weitgehend unbeachtet geblieben. Es mag hierfür vielfältige Gründe geben – einige emotionale Widerstände auf Seiten der Therapeuten werde ich im Laufe dieser Arbeit aufzeigen –, Tatsache ist, daß Querschnittgelähmte gerade für den psychoanalytisch orientierten Psychologen ein einzigartiges Forschungsgebiet darstellen könnten, daß sie aber in Bezug auf erlittenes Trauma, dessen irreversible physische und psychische Folgen und mögliche Restitutionsversuche bislang kaum untersucht, und folglich in der Literatur auch nicht beschrieben wurden.

Die Einzigartigkeit des Querschnittgelähmten als Forschungsobjekt besteht darin, daß bei ihm infolge der Nervenschädigung das eingefahrene Wechselspiel von Soma und Psyche, eine, wenn auch unbewußte Selbstverständlichkeit für jeden Gesunden, aufgehoben, bzw. mehr oder weniger gestört ist.

Der Mensch ist zum Zeitpunkt seiner Geburt ein hilfloses und unkontrolliertes Wesen, lebensfähig nur in optimaler und vollständiger Versorgung. Bis zu einem Entwicklungsstand, an dem Autonomie und Funktionsbeherrschung erreicht werden, vergehen immerhin einige Jahre, dabei ist beim Menschen, im Gegensatz zum Tier, nur sehr wenig als Instinktverhalten vorprogrammiert, sondern fast alles wird in der sozialen Interaktion erlernt.

Die Psychoanalyse ist zu der Überzeugung gelangt, daß die Entwicklung des Menschen, die sie psychosexuell nennt, in 3 Hauptphasen (oral, anal, phallisch) verläuft, und daß mit diesen Phasen, abhängig vom individuellen Ablauf der Sozialisation, mit der schrittweisen Beherrschung von Körperfunktionen auch die psychische Entwicklung einhergeht, daß Verhaltensweisen und Charakter durch solche gegenseitige Beeinflussung geprägt werden.

Ohne in diesem Zusammenhang allzu tief in die psychoanalytische Entwicklungspsychologie eingehen zu wollen, erscheint es für unsere Überlegungen wichtig, daran zu erinnern, daß auf jeder Entwicklungsstufe bestimmte Affekte erlebt werden, die dem jeweiligen Stand der Funktionsbeherrschung entsprechen, die stark von Frustrationen oder Gratifikationen in jeweils am stärksten psychisch besetzten Körperregionen (erogenen Zonen) abhängig sind.

Etwa mit dem 6. Lebensjahr ist der wechselseitige Lernprozeß abgeschlossen, ist das Kind »schulreif«, d. h. es beherrscht seine Motorik und seine Sphinkteren zuverlässig, es ist intellektuell fähig zur Symbolisierung und Abstraktion, und es ist psychisch so weit fortgeschritten, daß es sich zeitweise von der Mutter trennen und anderen Personen, vor allem Lehrern und Altersgenossen, zuwenden kann. Ein sechsjähriges Kind ist natürlich noch lange nicht erwachsen, nach psychoanalytischer Ansicht ist jedoch zu diesem Zeitpunkt die psychosexuelle Entwicklung durchlaufen und was im Anschluß noch zu erwarten ist, sind Verfestigungen und Modifikationen, aber keine grundsätzlichen Änderungen.

Die Entwicklung der ersten Jahre verläuft nicht immer störungsfrei, sie ist häufig stürmisch oder schmerzlich. Was in diesen Jahren abgelaufen ist, verfällt normalerweise der Verdrängung; aus verschiedenen Gründen, auch weil Wahrnehmung und Denken des Kleinkindes sich qualitativ vom Erwachsenen unterscheiden, erinnern wir uns kaum an unsere frühen Kinderjahre. Man spricht von normaler Kindheitsamnesie und »Verdrängungsschranke«, wobei die Zäsur bei etwa 6 Jahren zu sehen ist.

Diese Verdrängung ist nur in Ausnahmefällen, dazu gehört die große Psychoanalyse, aufzuheben, denn sie hat ja eine beschützende Funktion für die Ausgeglichenheit der Psyche, weil ständiges Wiederaufleben der archaischen Affekte immer wieder zu neuen schmerzlichen Abwehrreaktionen führen müßte. Wenn auch vieles verdrängt und somit unbewußt wird, bedeutet das nicht, daß es verloren, somit unwirksam und unzugänglich ist. Die Phantasien bleiben erhalten, sie kommen z. B. in Träumen und Tagträumen zum Vorschein, sie prägen Verhalten und Erleben und sind sozusagen »geronnen« in der Charakterbildung.

Trotzdem, und dieser Punkt wird leicht überschätzt, bedarf der Erwachsene zu seiner Ausgeglichenheit nicht nur eines ausgereiften, relativ störungsfrei arbeitenden psychischen Apparates, sondern auch eines ständigen somatischen Feedbacks. Solange der Körper weitgehend störungsfrei arbeitet und lustvoll erlebt werden kann, ist die Beruhigung vorhanden, daß so wichtige psychische Grundgefühle, wie Autonomie und Intiative, ungefährdet sind.

Der Querschnittgelähmte ist, infolge seiner Verletzung, dieses beruhigenden somatischen Feedbacks beraubt, der gelähmte Körper verweigert fast jeglichen Dienst und gibt keine oder zumindest keine verständlichen Rückmeldungen mehr, er äußert sich nicht einmal mehr durch Schmerz. Es entsteht also zunächst ein Mangelzustand: Der Körper meldet sich nicht und tut nichts mehr, es ist, als hätte die Psyche zunächst einmal einen vertrauten Körper verloren, der ein unverzichtbares Regulativ für das Selbstwertgefühl darstellt.

Ein solcher Mangelzustand ruft zwangsläufig heftige Affekte von Angst und Wut hervor, auch von Panik oder tiefer Depression, wichtig ist, daß solche intensiv unlustvollen Affekte nur schwer über längere Zeit zu ertragen sind, und deshalb zunächst einmal fast jedes Mittel zur Bewältigung der Panik angemessen erscheint. Wir wissen z. B. aus Erfahrung, daß das Trauma einer Querschnittlähmung von fast allen Patienten zunächst, und oft über einen langen Zeitraum hinweg, verleugnet wird. Die Patienten sind nicht imstande, die Diagnose intellektuell oder gar emotional anzunehmen. Sie tun erst einmal so, als hätten sie irgendeine beliebige Krankheit, die auch wieder vorübergeht, oder sie nehmen die Lähmung überhaupt nicht zur Kenntnis, was auch eine Zeitlang möglich ist, da ja primär keine Schmerzen auftreten. Dabei ist die Verleugnung ein psychischer Abwehrmechanismus, der sonst nur bei Psychotikern auftritt – schon an diesem Umstand kann man ermessen, wie schwerwiegend das Intitaltrauma einer Lähmung sein muß.

Ehe ich mich der Beschreibung des psychischen Zustandes von Patienten nach dem Ereignis einer Querschnittlähmung, der Ausgangslage und den verschiedenen Restitutionsmöglichkeiten zuwende, möchte ich einige Bemerkungen über Körperfunktionen und ihre Störungen, bzw. ihren Ausfall oder Verschwinden einfügen.

Beim Gesunden werden Körperfunktionen für selbstverständlich gehalten, sie werden oft nicht bemerkt, kaum beachtet, oder auch lustvoll erlebt und sogar zur Erhöhung des Lustgewinnes willkürlich gesteuert oder kontrolliert. Der selbstverständliche oder unbewußte Bereich ist sehr umfangreich, der Gesunde wird sich des lustvollen Charakters von Bewegung, von Schlaf oder auch der Exkretion kaum bewußt, obwohl ihn jegliche Störung sofort irritiert und verunsichert.

Unter mancherlei Bedingungen, wie Krankheit,

Erschöpfung oder auch ganz einfach Alter kann es zu Funktionsstörungen kommen, die vom Betroffenen mit Beunruhigung aufgenommen werden und die sofort zu psychischen und anderen Abwehrmaßnahmen führen. Funktionsstörungen sind meist begleitet von Schmerzen und anderen Beschwerden. Ein kranker oder funktionsgestörter Körper fordert unerbittlich sein Recht; der Betroffene muß sich unter Verzicht auf gewohnte Verhaltensweisen und Aktivitäten diesen Forderungen beugen und wird, um ein Übermaß an psychischer Spannung und Unlust zu vermeiden, sich auch seelisch dem reduzierten Körperzustand anpassen.

Eine wichtige Rolle kommt dem Schmerz und anderen Beschwerden zu; ihr offensichtlicher Unlustcharakter führt dazu, daß zunächst einmal alles getan wird, um Schmerzen zu vermeiden, abzuschwächen oder möglichst zu beseitigen; Schmerzen stellen jedenfalls immer eine akute Gefährdung des psychischen Gleichgewichtes dar.

Ein wichtiges Moment bei allen Funktionsstörungen, gleichgültig ob ihr Unlustcharakter mehr von Schmerzen oder von Beschwerden oder von den Auswirkungen der Funktionsstörung oder -hemmung abhängt, liegt darin, daß sie Gegenmaßnahmen nicht nur psychischer, sondern auch praktischer Art auf den Plan rufen. Man wird zunächst einmal versuchen, etwas gegen das Übel zu tun, und dadurch eine Menge Angst und ängstliche Erwartung binden, oder gar in Mitarbeit des Patienten umwandeln können.

Ganz anders sieht es bei Funktionsausfällen aus, als deren Extremfall die komplette Lähmung nach Rückenmarkverletzung anzusehen ist.

Der Patient erlebt zunächst einmal das Nichts. Er erlebt, daß sich im Lähmungsbereich nichts mehr bewegen läßt, und große Partien des Körpers gefühllos und nicht mehr wahrnehmbar geworden sind. Hinzu kommt das erschreckende Erlebnis, daß in diesem Zustand keine Schwankungen vorkommen, daß sich nichts bessert oder verschlechtert – es herrscht eine wahre Friedhofsruhe. Zu diesen erschreckenden Selbstwahrnehmungen kommt noch die Erkenntnis hinzu, daß sich offensichtlich Ärzte und Pflegepersonen, nicht wie jeder »normale« Kranke erwarten würde, um die Wiederherstellung der ausgefallenen Funktion bemühen, sondern ganz selbstverständlich beginnen, den gelähmten Körper, wie er nun einmal ist, zu pflegen und zu versorgen. Die Manipulationen und Pflegemaßnahmen sind für den Patienten zunächst einmal unverständlich, ängstigend, weil nicht wahrnehmbar, außerdem häufig beunruhigend und verunsichernd, wenn ihr Sinn und Zweck nicht in angemessener Form erklärt wird. Was der Patient wahrnimmt, ist, daß etwas mit ihm geschieht, was er nicht wahrnimmt, daß vieles eigentlich weh tun müßte und allmählich dämmert ihm die Erkenntnis, daß Ärzte und Pfleger sich ganz offensichtlich um einen End- und Dauerzustand seines Körpers kümmern, daß ihr Bemühen nicht in Richtung Wiederherstellung geht, sondern man sich offensichtlich nur um die Wartung des veränderten Körpers und die Abwendung weiterer Komplikationen kümmert.

All diese Beobachtungen, Eigenbeobachtung und Beobachtung der ärztlichen und pflegerischen Maßnahmen vermitteln nach Aufgabe der anfänglichen Verleugnung zunächst Gefühle von Hilflosigkeit und vor allem Hoffnungslosigkeit. In der traumatischen Situation des Nichts werden alte Ängste von Trennung und Verlassenwerden wiederbelebt; die primäre Kränkung einer Querschnittlähmung liegt darin, daß der vertraute und mit Eigenliebe erlebte Körper zunächst einmal in weitem Ausmaß verlorengeht; das erste Gefühl ist, als wäre der gelähmte Teil nicht mehr existent und wie schmerzlos abgetrennt. Was an Eigenwahrnehmung über Augen und Hände noch möglich ist, reicht zu einer beruhigenden Selbstwahrnehmung nicht aus; im Gegenteil macht der als äußerlich unversehrt sicht- und fühlbare, aber unsensible und unbewegliche Körper eher Angst und löst auch bald heftige Reaktionen von Wut oder Beschämung aus.

Sehr bald erlebt der Betroffene auch schon die Folgen der Funktionslosigkeit, und zwar nicht nur in bezug auf seine Eigenwahrnehmung, sondern vor allem auch, daß die Aktionsmöglichkeiten in Bezug auf die Umwelt in unvorstellbarer Weise reduziert sind. Physisch ist der

Querschnittgelähmte zunächst auf den Zustand eines Kleinkindes zurückgeworfen, es ist kaum denkbar, daß eine reale Wiederherstellung des unvollständigen hilflosen und »unreifen« Körperzustandes nicht mit intensiver Wiederbelebung entsprechend der Gefühle, Ängste und Phantasien einhergeht.

Ehe ich mich eingehender mit der besonderen psychischen Relevanz gestörter Exkretions- und Sexualfunktionen in Bezug auf die Wiederbelebung längst überwundener, bzw. verdrängter infantiler Ängste und Triebwünsche befasse, möchte ich ganz kurz, zum besseren Verständnis, einige Bemerkungen allgemeiner Art einfügen.

Man kann die Tatsache einer Querschnittlähmung, neben allen anderen, auch als ein Moment von ständigem und intensivem psychischen Streß für den Betroffenen auffassen. Die Ursache für solchen Streß, die Verletzung, ist nicht zu beseitigen, also bleibt für die Psyche kein anderer Weg, als sich dem veränderten Körperzustand mit allen weggefallenen und reduzierten Aktionsmöglichkeiten anzupassen. Da die menschliche Psyche nicht primär »vernünftig« reagiert, sondern zunächst immer nur bestrebt ist, Spannungen zu reduzieren und Unlustgefühle, vor allem von Angst, zu vermeiden, wird verständlich, warum die Abwehr des ausgeprägten psychischen Streß in Verbindung mit einer Querschnittlähmung nicht nur und vor allem nicht von Anfang an erfolgreich, d. h. über reife Bewältigung, über Trauer oder gar Sublimierung geleistet werden kann. Erfolgreiche Bewältigung eines so massivem Traumas wird ohnehin nur in den seltensten Fällen bei glücklich disponierter Primärpersönlichkeit und optimaler umfassender Rehabilitation möglich sein; in der Realität ist mit einem ganzen Spektrum von Abwehrmaßnahmen zu rechnen, die auf einem gedachten Kontinuum liegen, wobei mit zunehmender psychischer Reife auch die Abwehrmechanismen reifer und damit flexibler und für den Betroffenen und seine Umwelt leichter anzuwenden und zu ertragen sind.

Es würde den Rahmen dieser Arbeit sprengen, eine systematische Hierarchie der möglichen Abwehr- bzw. Anpassungsmechanismen zu erstellen; einige besonders häufige und bei Paraplegikern oft zu beobachtenden Anpassungsmechanismen sollen hier kurz, in unsystematischer Weise, Erwähnung finden.

Mehr noch als andere Kranke neigen Querschnittgelähmte zur Regression. Der Körperzustand der Lähmung ist am einfachsten durch psychische Regression auf eine frühe Entwicklungsstufe zu ertragen, wobei es zu einer Wiederbelebung von regressiven Wünschen und Befriedigungen, von Verantwortungslosigkeit, Versorgtwerden und abhängigen symbiotischen Beziehungen kommt. Frustration und Depression finden in vielen Fällen keinen verbalen Ausdruck oder zeigen sich auch kaum im Verhalten des Patienten, sondern äußern sich in vielfacher anderer Weise, wobei psychosomatischer Symptombildung eine besondere Rolle zukommt. Sekundärerkrankungen sind in vielen Fällen, sowohl in akuten Fällen als auch in der Chronifizierung als psychosomatisch zu betrachten, wobei die psychosomatische Komponente in besonderer Anfälligkeit und somatisch kaum begründbarer Therapieresistenz und Therapieverzögerung zu sehen ist.

Regression und psychosomatische Symptome finden sich bei Querschnittpatienten besonders häufig und auch bei Patienten, die von der Primärpersönlichkeit wenig zu solcher Abwehr disponiert sind. Der Grund liegt in der Besonderheit der Verletzung, die viele Abwehrformen, alle aktiven, alle die über physisches und psychisches Agieren laufen, von vornherein unmöglich macht. Von den psychischen Abwehrformen findet man so auch fast nur offen oder versteckt depressive »zurückgezogene« Bilder, die Patienten sind lustlos, antriebsarm, mutlos und nur schwer zur Mitarbeit zu motivieren.

Nur in Ausnahmefällen begegnet man dem »idealen« Patienten, einem Menschen, der sich mit seiner neuen Körperlichkeit nicht nur abgefunden hat, sondern den veränderten Körper wieder libidinös besetzen kann, der die erhaltenen Funktionen optimal ausnutzt und entwickelt und sich durch noch mögliche Leistungen Bestätigung und Selbstachtung verschafft.

Analog zur hervorragenden psychischen Bedeutung der Exkretions- und Sexualfunktionen und -organe in der Persönlichkeitsentwicklung des Kindes kommt im Erleben des Querschnittgelähmten eben diesen gestörten Funktionen eine ganz besondere Bedeutung zu, obwohl, oder gerade weil er über die Erlebnisseite in der Regel kaum sprechen wird. Er verschafft sich allenfalls über vulgäre Redewiese und Witze der eindeutigsten und primitivsten Kategorie etwas Erleichterung (an der Beliebtheit solcher Witze und der Häufigkeit, wie sie in den Krankenzimmern immer wieder erzählt und belacht werden, kann man indirekt die ungeheure Wichtigkeit und die Hilflosigkeit dem Problem gegenüber ablesen).

Über die praktisch-pflegerische Seite wird er bei guter und verständnisvoller Rehabilitation einigermaßen frei sprechen können; obwohl, wenn man genau hinhört, merkt man, daß er meist in auffälliger Weise den Jargon der Ärzte und Pfleger übernommen hat, daß er von dem was da »klappt« oder »nicht klappt«, fast emotionslos und distanziert spricht, als wäre für ihn der gelähmte Körper ebenso ein fremdes Objekt wie für seinen Betreuer.

Aufgrund der massiven Behinderung in einem emotional sehr hoch besetzten Bereich ist der Querschnittgelähmte in einer für ihn weitgehend unerklärlichen Weise geängstigt und irritiert. Einige der Gründe für Angst und Irritation über die praktische Behinderung hinaus, sollen im folgenden etwas ausführlicher dargestellt werden.

I. Fehlende oder schwer gestörte Sensibilität und damit Eigenwahrnehmung im Anal- und Genitalbereich

Als pflegerisches oder medizinisches Problem steht naturgemäß der Funktionsausfall im Vordergrund; der Sensibilitätsverlust interessiert vorwiegend wegen der damit verbundenen Dekubitusgefahr. Dabei macht dem Patienten der Sensibilitätsverlust nicht nur Angst, er beraubt ihn auch eines ganzen Spektrums autoerotischer Befriedigungsmöglichkeiten, die ihm vor der Erkrankung mit Sicherheit nur teilweise als sexuell mitbeeinflußt oder eindeutig lustvoll bewußt wurden.

Unter autoerotischer Befriedigung ist sehr viel mehr zu verstehen, als z. B. Masturbation – sie ist nur eine mögliche Form autoerotischer Befriedigung –; was ebenso dazugehört, ist die Lustempfindung bei Retention und Exkretion. Bei kleinen Kindern ist die erotische Komponente bei diesen Funktionen noch ganz deutlich zu beobachten, sie finden große Befriedigung beim Zurückhalten und Ausstoßen des Kotes, genießen die dadurch entstehende Reizung der Darmschleimhaut und empfinden auch das Urinieren als eindeutig lustvoll, wobei bei letzterer Funktion nur die Elimination als genußvoll erlebt wird.

Im Laufe der Reinlichkeitserziehung verfällt der Lustcharakter der Exkretionsfunktionen in unserer Kultur einer sehr weitgehenden Tabuisierung und damit naturgemäß auch der Verdrängung.

Was immer wieder vergessen oder zu wenig beachtet wird, ist, daß für jeden Menschen der eigene Körper die primäre und auch die zuverlässigste Lustquelle darstellt. Er ist immer da, man bedient sich seiner gewohnheitsmäßig, auch wenn aus äußeren Gründen kein Partner oder andere Befriedigungsmöglichkeiten, wie z. B. Bewegung, Sport, Aktivität verfügbar sind.

Für den eigenen Körper als Quelle der Befriedigung gibt es keinen Ersatz; der Anal- und Genitalbereich ist bei allen Querschnittgelähmten, unabhängig von der Läsionshöhe, schwer betroffen, und man sollte auch nicht vergessen, daß es für diese Organe auch kaum Kompensationsmöglichkeiten im Körper gibt. Wenn z. B. beim Paraplegiker die unversehrten Arme in gewisserweise Funktionen der gelähmten Beine mitübernehmen können, so ist für die Ausscheidungsorgane Vergleichbares nicht möglich, es bleibt für den Patienten nur der Verzicht.

II. Inkontinenz

Ein weiterer, sehr kritischer Punkt ist die Inkontinenz, die nicht nur ein pflegerisches Problem darstellt, sondern die psychisch als äußerst ängstigender Kontrollverlust mit entsprechenden Gefühlen von Beschämung, von Strafangst und einer empfindlichen Beeinträchtigung des Selbstwertgefühles verbunden ist.

In der Entwicklung gibt es eine enge, charakterbestimmende Verbindung zwischen der Fähigkeit, die Sphinkteren zu beherrschen und dem beruhigenden psychischen Grundgefühl von Selbstsicherheit und Autonomie. Über das ganze Leben bleibt die Verkoppelung von Sphinkterkontrolle und Autonomiegefühl gewahrt, und man kann sich vorstellen, daß die Endkopplung, hervorgerufen durch die neurologische Schädigung, zwangsläufig sehr belastend sein muß. Erinnern wir uns nur ganz kurz an den beängstigenden Umstand, daß alle Folterpraktiken sich dieses Wissen zunutze machen, daß man einen Menschen sehr quälen kann, wenn man ihn seiner Kleider beraubt und ihm die Möglichkeit nimmt, in gewohnter, autonomer Weise seine Ausscheidung zu erledigen.

III. Verlust von sozialer Unabhängigkeit infolge Inkontinenz

Das Problem hat zwei Seiten – die weitgehende Intoleranz der Gesellschaft gegenüber jemand, der seine Ausscheidungsfunktion noch nicht oder nicht mehr beherrscht (denken wir ruhig an Kinder, die »noch nicht sauber sind«, oder an alte Leute, bei denen meist die Inkontinenz den Ausschlag zur Einweisung in das Pflegeheim gibt), und die Beschämung und Strafangst eines Menschen, der mit diesem Leiden geschlagen ist und zusätzlich zu aller Peinlichkeit und Unbequemlichkeit noch permanent das Gefühl hat, ein sehr strenges Tabu zu verletzen.

Vergessen wir nicht, daß die Ausscheidungsfunktionen in unserer Gesellschaft in sehr viel geringerem Maße eine Liberalisierung erfahren haben, als z. B. die Sexualität. Über Sexualität kann man inzwischen unbefangen sprechen, sexuelle Handlungen finden vielfache Darstellung in Abbildungen, in Filmen, im Fernsehen; sie werden in Büchern in allen Details beschrieben.

Eine auch nur andeutungsweise Beschreibung oder gar Darstellung von Ausscheidungsvorgängen würde als ekelerregend empfunden; perverse sexuelle Handlungen, die nicht nur die Exkretionsorgane, sondern auch die Ausscheidungsprodukte miteinbeziehen, gehören zu denen, die niemals die Liberalisierung anderer Praktiken, wie z. B. des sexuellen Oralverkehrs erfahren werden.

Man braucht eigentlich gar nicht bis zu den Perversionen gehen: Menschen, wahrscheinlich die meisten unter uns, die körperlich durchaus miteinander vertraut sein können, bei denen es kaum sexuelle Hemmungen gibt, sind außerstande, in Anwesenheit des Partners zu urinieren oder gar zu defäkieren.

Sicherlich wird sich der Querschnittgelähmte im Laufe der Zeit daran »gewöhnen«, daß er diese Handlungen immer in Anwesenheit und mit Hilfe anderer verrichten muß, dennoch ist anzunehmen, daß die Gewöhnung mehr oberflächlich ist, daß eine Menge Zorn und Beschämung nur verdrängt werden, damit aber psychisch wirksam sind und sich in Symptomen anderer Erscheinungsbilder, z. B. in Depression oder auffallender Zurückgezogenheit äußern werden.

IV. Eingeschränkte Möglichkeiten zu physiologischer Regression

Ein ganz wichtiges Regulativ für jeden gesunden Menschen besteht in der Fähigkeit, erhöhte psychische Spannung, ihr Charakter kann positiv (freudige Erregung) oder negativ (ängstliche Erwartung) sein, durch direkte Umsetzung in körperlich-funktionelle Erscheinungen und Handlungen zu reduzieren. Man kann unter diesem Gesichtspunkt viele wohlbekannte Phänomene subsummieren, z. B. erhöhten Harn- und Stuhldrang bei Aufregungen sowie plötzlich auftretende sexuelle Erregung, die u. U. eine ganz unspezifische Ursache haben kann, wie z. B. Ärger, Ungeduld oder sogar Langeweile.

Es ist berechtigt, in diesem Zusammenhang von physiologischer Regression zu sprechen, da in solchen Situationen eben primär psychischer Streß nicht mehr auf psychischer Ebene, sondern, wie beim Kleinkind, somatisch direkt verarbeitet wird. Die physiologisch-somatische Verarbeitung von Streß ist durchaus normal und notwendig, ihr regressiver Charakter ist jedoch unübersehbar, und dem Paraplegiker ist in jedem Falle eine wichtige und oft unterschätzte Möglichkeit, psychischen Streß rasch und wirksam zu kontrollieren und zu reduzieren, genommen. Selbst wenn bei ihm die physiologischen Reaktionen in der Regel noch ablaufen, und zwar unwillkürlich, so können sie für ihn wegen der fehlenden Selbstwahrnehmung überhaupt keine psychische Entlastungsfunktion mehr haben.

V. Das Erlebnis der Kastration

Über den Umstand, daß sich der Querschnittgelähmte, auch bei noch teilweise erhaltenen Sexualfähigkeiten, unumgänglich kastriert fühlen muß, wäre von mir als Psychoanalytikerin viel zu sagen, was jedoch den Rahmen dieser Arbeit sprengen würde. Deshalb sollen an dieser Stelle nur einige Überlegungen und Grundtatsachen erwähnt werden. Man sollte bedenken, daß Kastrationsangst nicht nur die Angst vor Beschädigung oder Verlust des Genitales beinhaltet; diese Angst ist sozusagen eine Verdichtung vieler Trennungs- und Beschädigungsängste. Jede Trennung, sei es von einer geliebten Person oder einem Körperteil (z. B. Amputation) oder der Unversehrtheit des Körpers oder eines Körperteiles (Krankheit) oder auch ein ideeller Verlust, oder der Ausschluß aus einer Gruppe, können wie eine traumatische Trennung, wie eine Kastration erlebt werden.
Dem Querschnittgelähmten werden nun eine ganze Anzahl von Trennungserlebnissen zugemutet, hinzu kommt noch eine schwere genitale Beeinträchtigung.
Die besondere Problematik liegt darin, daß jeder Mensch Ängste und Phantasien hat, daß ihm so etwas zustoßen könnte, und zwar immer als Strafe für ein Vergehen, für die Verletzung eines Tabus. Da der Querschnittgelähmte sich über die Realität seiner massiven sexuellen Beeinträchtigung nicht einmal durch Verleugnung hinwegsetzen kann, ist er, natürlich unbewußt, zu der Schlußfolgerung förmlich gezwungen, daß er irgendeine Schuld auf sich geladen hat, wofür er nun so unbarmherzig bestraft wird. Daß ein solches unbewußtes Schuldbewußtsein in den meisten Fällen bei Querschnittpatienten existiert, kann man unschwer an der depressiven, fast beschämten Grundhaltung dieser Menschen ablesen.

VI. Therapie

Die Rehabilitation Querschnittgelähmter sollte auch immer Psychotherapie miteinschließen. Sicher ist herkömmliche Psychotherapie, ausgeführt durch qualifizierte Psychotherapeuten, nur in Ausnahmefällen die Methode der Wahl. Ehe wir uns möglichen Methoden und dem Personenkreis, dem psychotherapeutische Funktionen zukommen könnten, zuwenden, sollten einige Grundvoraussetzungen geklärt werden.

1. Allgemein

Jeder, der im weitesten Sinne im Umgang mit Querschnittpatienten eine therapeutische Funktion mitausfüllt, sollte sich über die besondere Physiologie des Patienten und deren psychische Folgen im Klaren sein. Das ist insofern schwer, nicht weil die Zusammenhänge zu kompliziert und unverständlich sind, sondern weil schon die Identifikation über das Verstehen in jedem Gesunden Angst-, Schuldgefühl und Aggression auslöst. Das Schicksal eines Querschnittgelähmten ist für seine Umgebung leichter zu ertragen, wenn man sich nicht in allen Einzelheiten vorstellt, was er durchmacht und wie ihm zumute sein muß. Die äußere Unversehrtheit des Patienten ist dabei ein Vorwand, die Schädigung und ihre Folgen ein wenig zu verleugnen.

2. Personenkreis der Therapeuten

Dieser umfaßt alle Mitglieder des rehabilitativen Teams (Arzt, Pfleger und Krankenschwester, Krankengymnast, Beschäftigungstherapeut, Sozialarbeiter). Idealerweise sollten die Mitarbeiter einer Rehabilitationseinrichtung nicht nur in ihrer Ausbildung etwas psychologisches und psychotherapeutisches Grundwissen vermittelt bekommen, sondern als integralen Bestandteil ihrer Arbeit die Gelegenheit haben, eine sinnvolle, ihren Anforderungen entsprechende psychotherapeutische Unterweisung und Unterstützung zu erfahren. Am besten läßt sich in der Praxis ein psychotherapeutisches Training durch Klinik-interne Gruppen bewerkstelligen, die ähnlich wie Balint-Gruppen für Ärzte, als Fallseminare unter der Leitung von Psychotherapeuten durchgeführt werden. Solche Seminare haben den unschätzbaren Vorteil, daß sowohl die Problematik des Patienten, als auch die Schwierigkeiten in der Interaktion mit dem jeweiligen Therapeuten eine Bearbeitung erfordern, und daß die Gruppe sich so neue Zugänge zum Patienten und neue Therapiemöglichkeiten erarbeitet. Die Gruppe erfüllt überdies eine Entlastungsfunktion, Konflikte werden besprochen und nicht unmittelbar auf dem Rücken des Patienten ausgetragen, außerdem neigen gerade Querschnittpatienten zu Überforderung und Überschätzung des Therapeuten, der häufig über seine Ohnmacht und das Zurückbleiben hinter den hohen Erwartungen deprimiert ist. In solchen Fällen, wenn Bestätigung durch Therapieerfolg oder den Patienten selbst ausbleibt, ist es gut, wenn die Gruppe dem Therapeuten gute und sinnvolle Arbeit bestätigen kann.

Der Psychotherapeut sollte also vorwiegend in der Gruppe arbeiten, außerdem jedem Mitarbeiter für Problemfälle zur Beratung zur Verfügung stehen. Direkte Arbeit mit den Patienten wird nicht die Regel sein, ist sicher aber in besonders kritischen Fällen indiziert.

Um möglichen Mißverständnissen vorzubeugen, sollte betont werden, daß natürlich solche Klinik-internen Gruppen *keine* Psychotherapeuten ausbilden, die dann in psychotherapeutischen Sitzungen den Patienten behandeln. Die Gruppenarbeit ändert nichts an Aufgaben und Arbeitsgebiet des betreffenden Teammitgliedes. Was man sich als Resultat erhofft, ist eine bessere und verständnisvollere Nutzung der ohnehin gegebenen Interaktion zwischen Patient und Therapeut.

VII. Therapieziel im Rahmen der Rehabilitationsarbeit

Der Patient sollte nicht nur medizinisch, sozial und beruflich rehabilitiert werden, sondern er sollte als Grundvoraussetzung für jeden rehabilitativen Erfolg, wichtige psychische Voraussetzungen, wie Gefühle von Selbstwert, Initiative und Autonomie sowie Bereitschaft und Fähigkeit zu zufriedenstellenden Sozialbeziehungen, wiedererlangen. Eine solche Zielsetzung ist hoch, die Verwirklichung schwierig und immer nur stückweise zu erreichen, da der traumatische Zustand der Lähmung nicht zu beseitigen und nur in geringem Umfange zu kompensieren ist. Dennoch ist es mit einem lapidaren »da muß er sich nun einmal mit abfinden« nicht getan. Einige realisierbare Zielvorstellungen sollen noch kurz und unsystematisch besprochen werden:

1. Der Patient ist zu etwas, was man als »Versöhnung mit dem veränderten Körper« bezeichnen könnte, zu ermutigen, er sollte lernen, daß zwar alles »anders« ist als früher, daß das »anders« aber nicht zwingenderweise »schlechter« bedeuten muß. Eng verwoben mit der Versöhnung ist ein Bestreben, dem Patienten Gefühle zu vermitteln, daß er auch den veränderten Körper noch gernhaben und auch, soweit wie noch möglich, Lustgewinn aus diesem Körper ziehen darf. Man sollte versuchen, den Entwertungstendenzen, die aus der Enttäuschung kommen, entgegenzuwirken, jeden kleinen Genuß bekräftigen und verstärken und nicht nur die reine Funktionstüchtigkeit anstreben und betonen.

2. Bei der Wiedererlangung neuen Körpergefühls und damit auch neuer Lustempfindungen

ist die verständnisvolle Unterweisung des Pflegepersonales ganz ungeheuer wichtig und unentbehrlich. Die Pflegepersonen sollten nicht nur sachlich, sondern behutsam und einfühlsam mit dem Körper des Patienten umgehen und ihn ermutigen, seine Sensibilität für Restfunktionen und feine Signale des autonomen Systems zu schärfen.

3. Dem Patienten kann ebenso vermittelt werden, daß es für ihn z. B. bei der Defäkation durchaus mit »früher« vergleichbare Erlebnisse von Befriedigung geben kann, wenn er seine Sensibilität entsprechend trainiert. Für ihn gibt es zwar kein lokales Gefühl, aber durchaus generalisierte Sensationen von Entspannung und Erleichterung.

4. Neben dem primären Gefühl von Entspannung und Erleichterung kann man ihm durchaus auch vermitteln, daß er, als Erfolg für die Mühen des Darm- und Blasentrainings, sekundär seine Autonomie wiedererobert hat, und daß diese Autonomie, weil so schwer errungen, eine ganz besondere und einzigartige Leistung darstellt. Der Stolz darauf »es geschafft zu haben« und »es kontrollieren zu können« wird allerdings alleine nicht tragfähig sein und immer die Verbindung zu lustvollen oder befriedigenden Sensationen brauchen.

VIII. Therapeutische Interventionen bei sich abzeichnenden pathologischen Entwicklungen und Reaktionen

1. *Rigides, selbstquälerisches Darm- und Blasentraining*

Es gibt Patienten, meist sind sie von der Primärpersönlichkeit her etwas zwanghaft disponiert, die einen qualvollen und zermürbenden Kampf gegen ihren unzuverlässig gewordenen Körper führen und ihm die Kontrolle aufzuzwingen suchen, die er ihnen verweigert. Mit der Quälerei erreichen sie meist das Gegenteil und geraten so in einen wahren Teufelskreis. Ihnen kann man nur helfen, indem man sie um etwas mehr Nachsicht und zu liebevollerem Umgang mit sich selbst anleitet. Sie müssen lernen, eine geduldigere Haltung sich selbst gegenüber einzunehmen, genauso, wie man einem sehr kleinen Kind gegenüber in der Reinlichkeitserziehung geduldig, abwartend und liebevoll verstärkend sein sollte.

Solche Patienten sollten lernen, sich über Erfolge zu freuen, und Mißerfolge und Rückschläge philosophisch zu deuten. Eine wichtige Erfahrung ist dabei, daß die Pflegeperson sich nicht aus der Ruhe bringen läßt und auch bei Mißerfolgen dem Patienten nicht weniger Zuwendung zukommen läßt. Wenn für den Patienten die ängstigende Gleichung Kontrollverlust – Liebesverlust aufgehoben ist, wird er, aufgrund größerer innerer Ruhe, auch seine Exkretionsfunktionen viel einfacher und problemloser regulieren können.

2. *Totale Abwehr, tiefe Regression*

Neben dem Patiententyp, der einen verbissenen, sinnlosen Kampf gegen den Verlust von Kontrollfunktionen führt, gibt es immer wieder den, der sich anscheinend kampflos seinem Schicksal überläßt, für den die Wiedererlangung von Kontrolle und Autonomie keine erstrebenswerten Ziele darzustellen scheinen, für die sich die geringste oder gar größere Anstrengung lohnen würden. An ihn ist nur sehr schwer heranzukommen, er ist zurückgezogen und passiv, nicht notwendigerweise depressiv oder verstimmt. Aufmunterung und Appell an den Ehrgeiz sind sinnlos, Zwang und Druck bewirken allenfalls das Gegenteil, nämlich noch weniger Bemühen.

Solche Patienten beziehen einen nicht unbeträchtlichen, sekundären Krankheitsgewinn aus einer Situation von Versorgung und Verantwortungslosigkeit, und es ist naturgemäß schwierig, jemand dazu zu bewegen, daß er auf diese Befriedigung verzichtet. Bei Patienten dieses Typs besteht die einzige Chance sie zum Sprechen zu bringen darin, sie das Ausmaß und die Schwere der Kränkung aussprechen zu lassen und sie, sollten sie nur in Ansätzen beginnen, sich wieder für die Welt außerhalb von Bett und Rollstuhl zu interessieren, in ihrem

Interesse energisch zu bestärken und neue Quellen für Freude und Befriedigung aufzuzeigen. Sicher ist gerade für sie die größte Hilfe, wenn man möglichst viel mit ihnen zusammen tut, ihnen sozusagen ein Stadium zwischen Abhängigkeit und Versorgung einerseits und Entlassung in die Selbständigkeit andererseits verschafft.

IX. Schlußbemerkung

Der Rehabilitationsinstitution, verkörpert durch alle, die in ihrem Rahmen mit Querschnittpatienten arbeiten, fällt die unersetzliche Aufgabe der Weichenstellung für die Zukunft des Patienten zu. Ein Mensch, der eine Querschnittlähmung erlitten hat, ist völlig »neu«, und zwar nicht nur körperlich. Die Psyche, die die übliche Entwicklung durchlaufen hatte, und zwar in stetiger Wechselbeziehung zur Reifung und Entwicklung der Körperfunktionen, der über Jahre hinweg als zuverlässiges Regulativ das störungsfreie somatische Geschehen zur Verfügung stand, ist nicht nur des gewohnten Regulativs beraubt, sie wird von unangenehmen, ungewohnten und ängstigenden Körpersensationen (dazu gehört auch die Abwesenheit aller Sensationen) bedrängt.

Am Anfang solch extremer Disharmonie von Psyche und Soma steht als Abwehr die Verleugnung, die aber nur begrenzt aufrechterhalten werden kann. Das therapeutische Klima der Institution sollte die Grundvoraussetzungen im Patienten schaffen, daß er sich psychisch so weit wieder festigt, daß zunächst sein Körper ihm wieder vertraut und so für ihn bewohnbar wird. Ohne das Sich-wieder-kennen und Sich-wieder-mögen wird er sich nicht mit Überzeugung und der nötigen Willensanstrengung an die schwere Arbeit der Rehabilitation machen können. Erfolg oder Mißerfolg der Wiederherstellung sind erfahrungsgemäß weit weniger abhängig von Außenfaktoren und sogar von Ausmaß und Schwere der Körperschädigung, als von der Motivation des Patienten. Die Motivation wiederum ist abhängig vom Wiedererlangen von Autonomie und Initiative, welche bei so ausgedehnter permanenter Funktionsgestörtheit vorrangig psychischer Natur sein müssen und auch ohne ausreichendes somatisches Feedback erhalten werden können. Wenn ein Patient dieses Ziel auch nur annähernd zu erreichen vermag, so stellt dies eine ganz außergewöhnliche psychische Leistung dar. Nicht jeder ist von der Primärpersönlichkeit her zu solchen Hochleistungen befähigt, und es wäre unfair, denen einen Vorwurf zu machen, die primär nicht so optimal ausgestattet sind, und die in der Regel, ohne die Extrembelastung einer Querschnittlähmung, sicher ganz gut mit ihrer psychischen Konstitution zurechtgekommen wären. Bedauerlicherweise sind bis heute die Rehabilitationsinstitutionen nicht ausreichend gerüstet, den Normalpatienten, die mit einem so schweren Schicksal geschlagen wurden und damit zurechtkommen müssen, die nötige psychologische Entwicklungshilfe zu bieten.

Literaturverzeichnis

BALINT, M.: Der Arzt, sein Patient und die Krankheit. Stuttgart: Klett, 1964.
ENGEL, G. L.: Psychologisches Verhalten in Gesundheit und Krankheit. Bern-Stuttgart-Wien: Huber, 1970.
ERIKSON, E. H.: Kindheit und Gesellschaft. Stuttgart: Klett, 1974.
MITSCHERLICH, A.: Krankheit als Konflikt. Frankfurt: Suhrkamp 1971.
OHLMEIER, D. (Hrsg.): Psychoanalytische Entwicklungspsychologie. Freiburg: Rombach 1973.
STÖHRER, M.: Sexualität der Behinderten. In: Sexualmedizin in der Praxis, Kurzes Handbuch (W. Eicher, Hrsg.). Stuttgart: Fischer 1979.
WINTER, B.: Psychosomatische Symptome bei Wirbelsäulenverletzung mit Querschnittlähmung; das Druckgeschwür als Beispiel. Die Wirbelsäule in Forschung und Praxis. Stuttgart: Hippokrates 1977.

Sexualpädagogische Probleme

V. Paeslack

Im Gegensatz zu der mittlerweile kaum noch übersehbaren Literatur, in der die Folgen eines Rückenmarktraumas auf den Bewegungsapparat oder auf die Funktionen des Harntraktes abgehandelt werden, sind die Veröffentlichungen zur Frage der Auswirkung einer Querschnittlähmung auf die Sexualität nach wie vor spärlich.

Die Ursachen für die weitgehende Aussparung dieses für die Rehabilitation des Paraplegikers vital bedeutsamen Bereiches sind mehrschichtig.

Einerseits findet hier die nach wie vor wirksame, von spät-christlichen Sittlichkeitsvorstellungen ebenso wie von einem bürgerlichen Moralkodex bestimmte übertriebene Tabuisierung aller mit Sexualität zusammenhängenden Fragen ihren Ausdruck.

Von dieser Unfähigkeit zum unbefangenen und sachlichen Gespräch über Fragen der Geschlechtlichkeit ist der Rückenmarkgeschädigte selbst nicht weniger betroffen als die Mitglieder des therapeutischen Teams, die mit ihm zusammen um eine möglichst umfassende Reintegration auch in die familiären und sozialen Bezüge bemüht sind.

Eine weitere folgenreiche Ursache für diese Aussparung sexueller Fragen im rehabilitativen Gespräch ist aber auch, ganz vordergründig, im unzureichenden Sachwissen derer zu suchen, denen an sich die Information und pädagogische Anleitung des Querschnittgelähmten obliegt, also in erster Linie der Ärzte, aber auch etwa der Psychologen, der Sozialarbeiter und letztlich aller Mitarbeiter im Rehabilitationsteam.

So wird der Querschnittgelähmte heute in der Regel während der klinischen Behandlung oder aber später während eines Aufenthaltes in Einrichtungen der schulischen oder beruflichen Rehabilitation mehr oder minder umfassend über die Probleme der Blasen- und Darminkontinenz, über die Notwendigkeit eines Dekubitusschutzverhaltens und über die möglichen Folgen einer unzureichend überwachten Spastizität unterrichtet. Hier wird die Forderung nach der Erziehung des Behinderten zur aktiven, selbstverantwortlichen Teilnahme am Rehabilitationsprozeß in gewissem Umfang erfüllt.

Die Thematik der Sexualität dagegen – diesen Eindruck gewinnt man häufig im Gespräch mit Querschnittgelähmten, bei denen die Behinderung möglicherweise schon seit Jahren besteht – scheint überhaupt nicht zu existieren.

Diese Feststellung soll – dies sei nachdrücklich betont – nicht, oder jedenfalls nicht in erster Linie, als Vorwurf verstanden werden. Es ist beispielsweise nur zu verständlich, daß die mit der Behandlung von Querschnittgelähmten befaßten Ärzte sich, ihrer jeweiligen Fachrichtung entsprechend, eingehend etwa mit traumatologischen, orthopädischen, urologischen oder neurologischen Fragestellungen befassen. Die sexualmedizinische und sexualpädagogische Thematik aber bleibt, da sie in ihrem fachorientierten Blickfeld keinen Platz hat, notwendigerweise unberücksichtigt.

Die sexualmedizinische Bearbeitung des Themas Paraplegie also steht bis zum heutigen Tage noch weitestgehend aus.

Diese Defizitsituation nun hat weitreichende Folgen. Sie führt zu einer tiefen Verunsicherung der betroffenen rückenmarkgeschädigten Personen. Sie bedingt die Unfähigkeit zur Auseinandersetzung mit den vielfältigen sich hier ergebenden psychosozialen und sexualpsychologischen Problemen. Sie vertieft möglicherweise die Vereinzelung und Stigmatisierung, denen sich der Querschnittgelähmte – wie viele andere Schwerbehinderte – zu Recht oder Unrecht unterworfen sieht.

Die Tatsache, daß das sexuelle Wissen vieler Querschnittgelähmten sich auf halbwahre oder schlicht unwahre Informationen von nicht fachorientierten Laien stützt, ja daß oftmals die Zote im Krankenzimmer die Entwicklung des Sexualverhaltens dieser Schwerbehinderten bestimmt, muß Anlaß zu einer alsbaldigen und nachdrücklichen Neuorientierung sein.

Es erscheint also dringlich notwendig, einerseits umfassende Informationen über die mittelbaren und unmittelbaren Folgen einer schweren Rückenmarkverletzung für die Sexualfunktion und das Sexualverhalten zur Verfügung zu stellen. Andererseits muß nach Mitteln und Wegen gesucht werden, die somatischen Störungen in der neuromuskulär gesteuerten Genitalfunktion und, sofern vorhanden, in den hormonellen Korrelationen zu definieren und nach Möglichkeit auszugleichen.

Schließlich, und hier stellt sich die Frage nach der Qualität einer sexualpädagogischen Betreuung, müssen die psychosexuellen und die sozialen Auswirkungen des Rückenmarktraumas mit dem Patienten und seinen unmittelbaren Bezugspersonen bewältigt werden.

Die Sachinformation über die physischen Folgen der vollständigen Unterbrechung spinaler Leitungsbahnen muß einerseits generelle Aussagen treffen.

Andererseits gewinnen derartige prinzipiellen Aussagen ihren Wert erst durch die Bezugnahme auf die beim einzelnen Querschnittgelähmten gegebenen psycho-physischen Bedingtheiten.

Es sei an dieser Stelle mit Nachdruck darauf hingewiesen, daß das Thema Sexualität weit mehr umfaßt als die Besprechung der Frage der unmittelbaren genitalen Funktionstüchtigkeit, also der erhaltenen oder beeinträchtigten Koitusfähigkeit.

Unter Sexualität wird vielmehr die letztlich unübersehbare Vielfalt interpersonaler Kommunikationsmöglichkeiten zwischen zwei Partnern verstanden. In diesem weit gesteckten Feld nimmt die Thematik des genitalen Kontaktes einen wichtigen, keineswegs aber den überragenden Platz ein.

Der gezielten Sexualberatung des Querschnittgelähmten muß in jedem Fall eine sorgfältige Diagnostik mit Schwerpunkt bei der Abklärung des neurologischen Befundes, der urologischen Situation, aber auch des internistischen Status vorausgehen.

Beim querschnittgelähmten Mann ist zunächst zu klären, ob bei ihm eine Schädigung des zentralen oder des peripheren Neurons vorliegt und ob eine komplette oder eine inkomplette Läsion gefunden wird.

Anhand dieser Befunde nämlich ist eine Voraussage dahingehend zu treffen, ob bei dem Betreffenden das Erektionsvermögen vermutlich erhalten oder verlorengegangen ist, ob die Immissio penis möglich ist oder nicht, ob eine ausreichend intensive und langdauernde Befriedigung der Partnerin gelingt und schließlich ob das Ejakulationsvermögen und damit möglicherweise die Fortpflanzungsfähigkeit erhalten ist oder nicht.

Bei kompletten Schädigungen des zentralen Neurons, also bei Verletzungen etwa im unteren Halsmark und im Brustmarkbereich, ist in fast jedem Fall mit reflektorisch ausgelösten Erektionen zu rechnen. D. h. daß taktile Reize auf die Glans penis, aber auch körpereigene, zur polysynaptischen Erregung führende Reizung eine Erektion bewirken können. So gut wie nie dagegen ist bei derartigen kompletten Schäden des zentralen Neurons mit psychogenen Erektionen zu rechnen. Intensität und Dauer der Gliedsteifung variieren. Häufig erfahren wir, daß die Immissio penis zwar möglich sei, die volle Befriedigung der Partnerin dagegen infolge vorzeitiger Erschlaffung des Gliedes nicht oder nur unzureichend gelinge.

Günstiger ist die Situation im allgemeinen bei inkompletten Schäden des zentralen Neurons – hier ist eine Auslösung von Erektionen auch auf psychogene Reize hin möglich, die Orgasmusfähigkeit des Mannes ist erhalten, die genitale Befriedigung der Partnerin gelingt.

Es darf allerdings nicht verkannt werden, daß eine derartig teilweise oder vollständig erhaltene Potentia erigendi außerordentlich störanfällig ist.

So kann beispielsweise die gerade bei spastischen, zentralen Lähmungen erforderliche Gabe von Spasmolytika – Valium, Lioresal, Dantrium – zu einer nachhaltigen Beeinträchtigung des Erektionsvermögens führen. Ebenso muß bei der Indikationsstellung für neurochirurgische Eingriffe im Bereich des Lenden- und Sakralmarks – Chordotomien, Radikotomien, Neurotomien – die zwangsweise hiermit gleichzeitig erfolgende Beeinträchtigung sexueller Funktionen bedacht werden.

In diesem Zusammenhang sei darauf hingewiesen, daß die gelegentlich geäußerte Auffassung, ein Priapismus, also eine eventuell Stunden oder Tage anhaltenden Dauererektion, wie sie gelegentlich schon unmittelbar nach einer Rückenmarkverletzung gefunden wird, sei in jedem Fall als Hinweis auf eine *inkomplette* Rückenmarkläsion zu werten, sich nicht bestätigt hat.

Bei kompletten Schäden des unteren Neurons mit schlaffer motorischer Lähmung, also insbesondere bei Konus- und bei Kaudaschäden, werden weder reflexogene noch psychogene Erektionen beobachtet. Hier muß also in jedem Fall von einer völligen und dauernden Unfähigkeit zur Ausübung des genitalen Geschlechtsverkehrs, also einer Impotentia coeundi, ausgegangen werden.

Weitaus günstiger stellen sich in der Regel die Verhältnisse bei inkompletten Schäden am zentralen wie auch am peripheren Neuron dar. Reflexogene wie psychogene Erektionen können vorhanden sein, die Voraussage hinsichtlich der Koitusfähigkeit ist meist weitaus günstiger als bei vollständiger Unterbrechung der Rückenmarkbahnen.

Zur neurologischen Abklärung nach dem jeweils vorliegenden Schädigungsbild ist die Überprüfung des Bulbo cavernosus-Reflexes und des Anal-Sphinkter-Tonus, aber natürlich auch die des Blasensphinkters von Nutzen.

Sorgfältig muß gleichzeitig auf das mögliche Vorliegen einer sog. sakralen Aussparung, also einer den Genito-Anal-Bereich umfassenden Insel mit nur partiell beeinträchtigter Sensibilität, beachtet werden.

Gerade die Abgrenzung erhaltener oder fehlender sensibler Funktionen – klar definiert nach den unterschiedlichen Qualitäten – entscheidet nicht nur über den Bestand oder Verlust der Erektionsfähigkeit, sondern vielfach auch über eine partiell oder gänzlich erhaltene Fähigkeit zur sexuellen Befriedigung und zum Orgasmus beim querschnittgelähmten Mann.

Nachdrücklich ist festzustellen, daß die früher häufig geäußerte Annahme, jede Querschnittlähmung führe unweigerlich zur vollständigen Impotenz, nicht zutrifft.

Die trotzdem bei vielen Paraplegikern und auch Tetraplegikern bestehende Beeinträchtigung der Erektionsfähigkeit gibt Veranlassung, nach therapeutischen Möglichkeiten zu suchen.

Die medikamentösen Maßnahmen, sowie übermäßige Gabe von Testosteron-Injektionen in Kombination mit Aphrodisiaka, haben enttäuscht; ihre Anwendung ist wegen des mit einer derartigen Behandlung verbundenen Rebound-Effektes – einer vorübergehenden, mitunter langdauernden Minderung der körpereigenen Hormonproduktion – nicht unbedenklich.

Unter der von GUTTMANN empfohlenen intrathekalen Prostigmin-Injektion werden zwar langdauernde Erektionen und wiederholte Ejakulationen beobachtet. In Form des Prostigmin-*Testes* erwies dieses Vorgehen sich als nützlich zur Feststellung der erhaltenen Ejakulationsfähigkeit und zur Gewinnung von Material für spermiographische Untersuchungen. Eine praktische Nutzbarkeit – und sei es auch nur vorübergehend zur Ermöglichung eines normalen oder subnormalen Koitusverhaltens – ergab sich aus dieser Methode nicht. Auch die vielfach diskutierte Chance, auf diesem Wege ausreichende Spermaflüssigkeit zur Ermöglichung einer homologen artefiziellen Insemination zu gewinnen, hat sich offenbar nicht bestätigt.

Erwähnt sei in diesem Zusammenhang, daß die intrathekale Prostigmingabe infolge der massiven damit verbundenen parasympathikomimetischen Wirkung zu schwerwiegenden Nebenerscheinungen am kardio-vaskulären und am gastro-intestinalen System führt.

Bei Querschnittgelähmten mit Läsionen oberhalb Th 5 muß darüber hinaus mit dem Auftreten massiver autonomer Hyperreflexien gerechnet werden.

Versuche, eine physiologische oder annähernd physiologische Gliedsteifung durch rektale Elektrostimulation zu bewirken und möglicherweise gleichzeitig eine Ejakulation auszulösen, haben ebenfalls nicht den erhofften Erfolg gebracht. Auch diese Methode erweist sich für den betroffenen Querschnittgelähmten als subjektiv außerordentlich unangenehm.

Die Versuche, bei Impotentia erigendi den Funktionsverlust durch Penisprothesen oder durch auf einem hydraulischen System oder auf in die Corpora cavernosa implantierten Kunststoffstäben basierenden Endoprothesen abzuhelfen, haben hierzulande wenig Anklang gefunden. Die Methoden werden offenbar von der Mehrzahl der Behinderten aus psychologischen Gründen nicht akzeptiert, mitunter werden sie auch als pervers schlechthin abgelehnt.

Für die Akzeptabilität derartiger Verfahren spielt sicher auch die Einstellung der Partnerin eine wesentliche Rolle.

Ist also bei vielen Querschnittgelähmten, insbesondere bei solchen mit Schäden des zentralen Neurons und bei inkompletten Läsionen die Erektionsfähigkeit auf taktile oder auch auf psychogene Reize hin erhalten, so erfährt die Potentia ejaculandi et generandi insgesamt weitaus schwerere Beeinträchtigungen. Bei der Mehrzahl der Querschnittgelähmten mit kompletten Lähmungen ist von einem Verlust des Ejakulationsvermögens auszugehen. Ausnahmen, über die beispielsweise GUTTMANN wiederholt und nachdrücklich berichtet hat, bestätigen letztlich die Regel.

Die Ursache für diesen Funktionsverlust muß einerseits in der unmittelbaren Schädigung der die Ejakulation auslösenden Zentren im Lumbalmark oder der für den Ablauf der Ejakulation verantwortlichen Anteile des spinalen Reflexbogens gesehen werden. Auf der anderen Seite spielt wahrscheinlich der Ausfall der zerebralen Steuerfunktionen, die die empfindliche Feinkoordination zwischen den einzelnen Phasen der Erektion gewährleisten, eine wesentliche Rolle.

Einige Autoren berichten über partiell erhaltene Ejakulationsfähigkeit bei etwa einem Drittel der Betroffenen – über das tatsächlich gegebene Ausmaß der Zeugungsfähigkeit ist damit allerdings noch keine Aussage getroffen.

In diesem Zusammenhang ist die Frage nach der jeweiligen biologischen Wertigkeit des Ejakulats zu stellen. Es ist nämlich bekannt, daß gelegentlich schon kurze Zeit nach Eintritt der Querschnittlähmung schwerwiegende Veränderungen am Hodenepithel, also der Produktionsstätte des Spermas, gefunden werden.

Hodenbiopsien, zu sehr verschiedenen Zeitpunkten ausgeführt, lassen vielfach einen totalen Schwund der Hodenkanälchen erkennen. Im Spermiogramm ergibt sich in diesen Fällen das Bild einer Azoospermie.

Die Ursachen für diese Veränderungen sind nicht sicher bekannt – als möglicherweise wirksame Faktoren werden genannt: die bei vielen Querschnittgelähmten abgelaufenen Infektionen im Urogenitalbereich, Medikamenteneinwirkung und Störungen der Thermoregulation, die zu einer hyperthermen Schädigung der Gonaden führen.

Wenn, wie in der Mehrzahl der Fälle anzunehmen, die Ejakulationsfähigkeit eingeschränkt ist, bleiben im allgemeinen auch die Versuche zur Gewinnung von Untersuchungsmaterial, sei es durch Masturbation, sei es durch eine rektale Elektrostimulation, ohne Ergebnis.

Die viel diskutierte therapeutische Punktion des Nebenhodens zur Gewinnung von Sperma für eine künstliche Befruchtung, wurde unseres Wissens beim Querschnittgelähmten bisher als wenig oder nicht erfolgversprechend nicht angewandt.

Das schwerwiegende Problem, die Fortpflanzungsfähigkeit des Querschnittgelähmten trotz der bekannten, frühzeitig auftretenden Veränderungen am Hodenepithel und trotz der Ejakulationsfähigkeit zu gewährleisten, hat zu Überlegungen geführt, ob durch frühzeitige, d. h. innerhalb der ersten Wochen nach dem Unfall erfolgende Provokation von Ejakulationen Sperma gewonnen werden könne, das, tiefgekühlt konserviert, aus einer Samenbank bei späterem Bedarf zur Verfügung gestellt werden könnte.

Die Realisierung derartiger Überlegungen muß

gerade in der ersten klinischen Phase nach einer Rückenmarkschädigung auf erhebliche psychologische und auch praktische Schwierigkeiten stoßen. Über die Umsetzung derartiger Überlegungen in die Praxis beim Querschnittgelähmten wurde bisher in der Literatur nicht berichtet.

Die bisherigen Erörterungen zu diesem Thema könnten zu der irrtümlichen Annahme führen, eine komplette Rückenmarkschädigung führe in jedem Fall zur Zeugungsunfähigkeit. GUTTMANN hat wiederholt nachdrücklich betont, daß diese Vermutung nicht zuträfe. In seinen eigenen Beobachtungen findet sich die Angabe, daß von 108 Querschnittgelähmten 205 Kinder gezeugt worden seien. Hier wäre allerdings die Frage zu diskutieren, ob und in welchem Umfang es sich dabei um komplette oder inkomplette Querschnittlähmungen gehandelt hat.

Bei der querschnittgelähmten *Frau* erweist sich die Störung der sexuellen Funktionen in der Regel als weniger gravierend:

Zwar ist auch bei der Paraplegikerin infolge der sensiblen Lähmung mit einem Verlust der genitalen Wahrnehmungsfähigkeit und damit häufig mit einer Minderung und einem Verlust der Orgasmusfähigkeit zu rechnen. Erhalten bleibt – jedenfalls bei Läsionen unterhalb des 5. Brustmarksegmentes – die Stimulationsmöglichkeit im Bereich der Mamillen und der übrigen oberhalb der Läsionsgrenze gelegenen Körperoberflächenabschnitte.

Die Fähigkeit zur Ausübung des Geschlechtsverkehrs ist in aller Regel erhalten, die Befriedigung des Partners ist generell möglich. In diesem Zusammenhang spielen, wie aus den Angaben vieler querschnittgelähmter Männer und Frauen und ihrer Partner hervorgeht, heute in nicht unerheblichem Maße auch früher generell als pervers abgestempelte sexuelle Praktiken, wie digitale Stimulationen, Cunnilingus und Fellatio, eine nicht unwichtige Rolle.

Die frühere massive Tabuisierung derartiger Formen der sexuellen Begegnung weicht mehr und mehr einer Betrachtungsweise, die die sich hier bietenden Möglichkeiten unbefangen in Anspruch nimmt.

Hinsichtlich der Fortpflanzungsfähigkeit ergeben sich bei der rückenmarkgeschädigten Frau keine grundsätzlichen Einschränkungen. Die Menstruation erfährt bei etwa der Hälfte der Betroffenen eine vorübergehende Unterbrechung, häufig wird eine Abbruchblutung am 3. bis 5. Tag beobachtet. Nicht selten bleibt der Regelrhythmus auch völlig unbeeinflußt.

Das Konzeptionsvermögen erfährt keine Einschränkung, die Graviditäten verlaufen wie bei der nicht gelähmten Frau. Ärztlicherseits ist lediglich eine besonders sorgfältige Beobachtung, die konsequente Behandlung etwa vorliegender Infekte im Uro-Genitalbereich und die bestmögliche Einschränkung von medikamentösen Maßnahmen erforderlich.

Die Tatsache, daß die Geburt mitunter um 10 bis 14 Tage vor dem errechneten Termin erfolgt, sollte mit der Schwangeren besprochen und entsprechend berücksichtigt werden.

Bei querschnittgelähmten Frauen mit Lähmungen oberhalb Th 5 können während der Schwangerschaft, insbesondere aber in Zusammenhang mit der intraabdominellen Drucksteigerung unter der Geburt, massive reflektorisch ausgelöste autonome Dysregulationen auftreten.

Ausreichende Information über diese pathophysiologischen Konsequenzen einer schweren Rückenmarkschädigung für die Sexualfunktion und die differenzierte Abklärung der bei dem einzelnen querschnittgelähmten Mann oder der paraplegischen Frau gegebenen individuellen Situation stellt die Basis dar für eine Beratung hinsichtlich der Chancen und Gefährdungen für eine sexuelle Partnerschaft.

Das informative Gespräch sollte frühzeitig einsetzen.

Die Mitteilung an die im fortpflanzungsfähigen Alter stehende querschnittgelähmte Frau, daß sie trotz möglicherweise bestehenbleibender Lähmung in der Lage sein wird, ein eigenes Kind zur Welt zu bringen, erweist sich nicht selten als wesentliche Hilfe in der Rehabilitation. Sie erleichtert, wie die Erfahrung zeigt, die Bewältigung der depressiven und resignativen Reaktionen, die in der Folge einer so schweren Schädigung der Gesamtperson notwendigerweise früher oder später auftritt.

Der querschnittgelähmte Mann muß frühzeitig erfahren, daß die Folgen der Rückenmarkschädigung sich auch auf die sexuelle Potenz erstrecken. Dabei müssen die in diesem Zusammenhang gegebenen Informationen von vorneherein begleitet sein von präzisen Hinweisen auf die im jeweiligen Fall dennoch zu erwartenden Möglichkeiten einer aktiven Partnerschaft.

Hierzu gehört auch die Feststellung, daß der männliche wie auch der weibliche Paraplegiker der hormonellen Konstellation nach eindeutig und vollständig männlich bzw. weiblich determiniert bleibt.

Diese Feststellung besitzt besonderes Gewicht angesichts der schweren Infragestellung und Beeinträchtigung des Bewußtseins von der eigenen Person, die nahezu jeder Querschnittgelähmte früher oder später durchmachen muß.

Es ist im hier vorgegebenen Rahmen nicht möglich, auch nur den Versuch einer systematischen Darstellung dieser psycho-sozialen Folgeerscheinungen eines Rückenmarktraumas zu unternehmen. Es sei hier auf den Beitrag von Brigitte WINTER hingewiesen, in dem einige der in diesem Zusammenhang bedeutsamen Aspekte aufgezeigt werden. Erinnert sei auch an die vielfältigen Beeinträchtigungen des Selbstwertverständnisses, denen der Querschnittgelähmte sich unterworfen sieht:

Durch den Verlust der Kontrolle über die Ausscheidungsfunktionen fühlt er sich zurückversetzt in einen frühkindlichen Entwicklungszustand, in dem diese grundsätzlichen sozialen Funktionen noch unkontrolliert abliefen. Einen gleichen Stellenwert hinsichtlich der Einschätzung der eigenen Person besitzt die Tatsache der besonders bei hohen Querschnittlähmungen verbleibenden Abhängigkeit von der Fürsorge anderer Personen, oftmals des männlichen oder weiblichen Partners.

Erwähnt werden muß in diesem Zusammenhang auch die Erkenntnis, daß die Fähigkeit zur sexuellen Befriedigung des Partners teilweise oder vollständig in Verlust geraten ist.

Schließlich sei auf die tiefgreifenden Störungen, ja die Zerstörung des Verhältnisses zum eigenen Körper, zur eigenen Leiblichkeit verwiesen – der Wegfall der sonst so selbstverständlichen Dienstleistungsfunktion des Körpers findet u. a. einen Ausdruck in der Unfähigkeit, in der gewohnten Weise über die sexuellen Kommunikationsfähigkeiten zu verfügen.

Eine wesentliche Frage, die dem Arzt seitens des Querschnittgelähmten gestellt wird, ist daher die nach der möglichen Gestaltung partnerschaftlicher Kontakte.

Befürchtungen und Ängste gelten häufig der Frage, ob eine vor dem Unfall bestehende Beziehung – auch eine Ehe – die Belastungen aushalten wird, die aus der Querschnittlähmung eines der beiden Partner resultiert.

Insgesamt erscheinen übertriebene Besorgnisse in dieser Hinsicht nicht gerechtfertigt. Von verschiedenen, sehr erfahrenen Beobachtern wurde mitgeteilt, daß die Häufigkeit von Scheidungen bei Querschnittgelähmten nicht höher ist, als die in der Durchschnittspopulation, ja, daß sie möglicherweise nicht unerheblich unter der hier anzunehmenden Quote liegt.

Die Chance, für einen Querschnittgelähmten – Mann oder Frau – einen Partner bzw. eine Partnerin zu finden, der bereit ist, die Vielzahl der sich ergebenden Probleme mitzutragen, scheint insgesamt gut. Der Beweis hierfür wird durch eine große Zahl von über Jahrzehnte tragfähig verbleibenden Verbindungen geliefert, die zwischen einem Paraplegiker und einem gesunden Partner oder auch zwischen zwei behinderten Personen geschlossen wurden.

Schwierigkeiten, die sich bei der Ausübung sexueller Kontakte ergeben können, bedürfen sorgfältiger Diskussion im Rahmen einer umfassenden sexualpädagogischen Information.

Die Notwendigkeit, ein Urinal oder einen Katheter zu benutzen, kann sich als störend erweisen. Dabei ist darauf hinzuweisen, daß nicht wenige Querschnittgelähmte – Männer und Frauen – berichten, daß der Koitus trotz einliegenden Katheters durchführbar sei.

Alle Querschnittgelähmten müssen über die Notwendigkeit informiert werden, möglichst kurzzeitig vor der Ausübung sexueller Kontakte die Blase bestmöglich zu entleeren, um auf diese Weise peinliche Beeinträchtigungen während oder nach dem Koitus zu vermeiden.

Ebenso wie die drohende Inkontinenz kann sich bei mittleren und hohen Läsionen die Spastizität als für den Koitus hinderlich erweisen. Unter dem maximalen Reiz des sexuellen Kontaktes kommt es zum vermehrten Auftreten von Beuge- und Adduktorenspasmen, die die Immissio penis ebenso wie den Ablauf eines normalen Sexualkontaktes beeinträchtigen oder unmöglich machen können.

Auch Hüftbeugekontrakturen und Versteifungen in den Hüftgelenken durch parossale Ossifikationen stellen gelegentlich ein relatives oder absolutes Hindernis für den genitalen Kontakt dar.

Häufig ergibt sich die Frage, welche Wege beim Vorliegen einer offensichtlichen Zeugungsunfähigkeit des querschnittgelähmten Mannes gegangen werden können, um dem in einer Ehe bestehenden Kinderwunsch zu entsprechen.

Zunächst sollten alle Möglichkeiten zur Verbesserung der Potentia generandi, die bereits erwähnt wurden, erschöpft werden.

Medikamentöse Stimulation, Gewinnung von Ejakulat zur homologen Insemination durch rektale oder direkt genitale Elektrostimulation, evtl. auch Provokation durch intrathekale Prostigmin-Gabe sollten zumindest erörtert werden.

Wenn es gelingt – es gelingt nur selten – ein ausreichendes Ejakulat zu gewinnen, so sollte der Versuch einer sorgfältig vorbereiteten homologen Insemination unternommen werden.

Die heterologe artefizielle Insemination – also die Übertragung von Fremdsperma – eine Methode, die offenbar in Amerika sehr häufig benutzt wird, ist in der Bundesrepublik bisher meines Wissens nicht üblich und in den meisten europäischen Ländern juristisch umstritten. Wegen der zum Zeitpunkt der Durchführung einer derartigen künstlichen Befruchtung häufig nicht übersehbaren psychologischen und auch juristischen Folgen für das Elternpaar, das Kind und auch für den beteiligten Arzt, scheint dieser Weg hierzulande kaum begehbar.

Bei nachgewiesener Unfähigkeit ein eigenes Kind zu zeugen, sollte dem querschnittgelähmten Mann und seiner Partnerin die Empfehlung zur Adoption eines Kindes gegeben werden.

Erfreulicherweise gelingt es heute immer häufiger, das Verständnis der für die Adoption zuständigen Behörden für diese Situation zu wecken. Eine rasch wachsende Zahl vom im Verlauf sehr glücklichen Adoptionsverfahren, jetzt auch in der Bundesrepublik, ist der Beweis für die Richtigkeit und Berechtigung einer derartigen Empfehlung. Ganz offensichtlich nämlich ergibt sich hier eine von den Beteiligten dankbar angenommene Möglichkeit, *diesen* notwendigen Verzicht im Bereich des sexuellen Erlebens auszugleichen.

Hinsichtlich des subjektiven Erlebens sexueller Befriedigung ist diese Chance oft als weitaus ungünstiger anzusehen.

Es kann nicht übersehen werden, daß beim Querschnittgelähmten – bei der Frau kaum weniger als beim Mann – aus der Schädigung der neuralen Strukturen schwerwiegende, mitunter bedrohliche Beeinträchtigungen und Störungen der sexuellen Empfindung und Leistungsfähigkeit resultieren.

Das sexualpädagogische Bemühen muß deshalb darauf abzielen, trotz dieser nicht wegzudiskutierenden Tatsachen den bzw. die Betroffene dennoch zu einem befriedigenden und menschenwürdigen sexuellen Leben Hilfen anzubieten.

Der Querschnittgelähmte und sein Partner müssen lernen, von einer nur auf die Genitalfunktionen fixierten Betrachtungsweise der Sexualität Abstand zu nehmen.

Sie müssen stattdessen den Bereich der geschlechtlichen Begegnungsmöglichkeiten in ihrer ganzen Vielfalt zu begreifen beginnen. Sie müssen erkennen, daß Sexualität weit mehr ist als Koitusfähigkeit – sie müssen in einem sicher in jedem Einzelfall außerordentlich mühsamen und schmerzhaften Lernprozeß die vielschichtigen Möglichkeiten der partnerschaftlichen Kommunikation erkennen, die in der Vorstellung von einer personalen, also nicht nur genitalen Sexualität enthalten ist.

Es darf nicht verschwiegen werden, daß auch heute noch der Informationsstand eines großen Teils der querschnittgelähmten Männer und Frauen in Bereichen dieser Fragen völlig unzureichend ist. Dieses Informations- und Erfahrungsdefizit bedarf sorgfältiger Beachtung. Es muß nach Wegen gesucht werden, hier einen Ausgleich zu schaffen – sei es im systematisch geführten Gespräch unter vier oder sechs Augen, zwischen dem Querschnittgelähmten, seinem Partner und einer erfahrenen Bezugsperson, sei es etwa im Rahmen von seminarmäßig durchgeführter Gruppenarbeit, wie sie von COLE u. Mitarb. vor einiger Zeit beschrieben wurden.

Allen Beteiligten muß klar sein, daß hier die Bearbeitung einer Thematik ansteht, die für die Wiederherstellung einer menschenwürdigen Existenz der betroffenen Personen letztgültiges Gewicht besitzt.

Literaturverzeichnis

AMAKO, R.: Workshops for Paraplegics in Japan. Paraplegia 5, 131–132 (1967).

ANDRES, P.: Sexual and Genital Prognosis in Adult Paraplegics. Paraplegia 10, Nr. 3, 218 (1972).

BAUM, W. S.: Neurogenic vesical and sexual dysfunction attendant on trauma to the spinal cord. Observations on management. J. Mich. Med. Soc. 61, 574–584 (1962).

BERGER, S., GARRET, J. F.: Psychological problems of the paraplegic patient. J. Rehab. 210 (1952).

BORS, E., COMARR, A. E.: Neurological disturbances of sexual function with special reference to 529 patients with spinal cord injury. Urol. Surv. 10, 191 (1960).

CARR, A. M.: Marriage and the paraplegic. Paraplegia News 14, 8–9 (1960).

COLE, T. M. CHILGREN, R., ROSENBERG, P.: A new programme of sex education and counselling for spinal cord injured adults and health care professionals. Paraplegia 11, Nr. 2, 111 (1973).

COLE, T. M.: Sexuality and physical disabilities. Arch. Sex. Behav. 4/4, 389–403 (1975).

COMARR, E. A.: Neurological Disturbances of Sexual Function with Special Reference to 529 Patients with Spinal Cord Injury. Urol. Surv. 10, 191–222.

COMARR, A. E.: Marriage and divorce among patients with spinal cord injury – III Proceedings of the 11th Ann. spinal cord injury conference Bronx Veterans Administration Hospital, N. Y., Oct. 23–25, 1962 pp. 181–215.

COMARR, E.: Observation on menstruation and pregnancy among female cord injury patients. Paraplegia 3, 263 (1966).

DAVID, A., GUR, S., ROZIN, R.: Survival in marriage in the paraplegic couple: psychological study Paraplegia 15, 198 (No. 3) (1977).

DEYOE, F. S.: Marriage and familie patterns with long-term spinal cord injury. Paraplegia 10, Nr. 2, 219 (1972).

EISENBERG, M. G., RUSTAD, L. C.: Sex. education and counseling program on a spinal cord injury service. Arch. Phys. Med. 57/3, 135–140 (1976).

EL GHATIT, A. Z., HANSON, R. W.: Marriage and divorce after spinal cord injury. Arch. Phys. Med. 1976 57/10, 470–472 (1976).

EVANS, R. L., HALAR, E. M., DE FREECE, A. B., LARSEN, G. L.: Multidisciplinary approach to sex education of spinal cord injured patients. Phys. Ther. 56/5, 541–545 (1976).

FITZPATRICK, W. F.: Sexual Function in the Paraplegic Patient. Arch. Phys. Med. Rehab. 55, 221–227 (1974).

FRAENKEL, L., GUTTMANN, L., PAESLACK, V.: Cardiac Irregularities during labour in paraplegic women. Paraplegia 3, 182 (1965).

FRANKEL, A.: Sexual problems in rehabilitation. J. Rehab. 33, 19–20 (1967).

GRIEFITH, E. R., TOMKO, M. A., TIMMS, R. J.: Sexual Function in Spinal Cord Injured Patients A Review: Arch. Phys. Med. Rehab. 54, 539–543 (1973).

GUTTMANN, L.: The sexual problem in spinal paraplegia. Proc. scient. Meeting, Int. Stoke Mandeville Games, Rome (1961).

GUTTMANN, L.: The Paraplegic Patient in Pregnancy and Labour. Proceedings of the Royal Soz. of Medicine 56, No. 5, 383–387 (1963).

GUTTMANN, L.: The married life of paraplegics and tetraplegics. Paraplegia 2, 182 (1964).

GUTTMANN, L., FRANKEL, H. L., PAESLACK, V.: Cardiac Irregularities during Labour in Paraplegic Women. Paraplegia 2, 144 (1965).

GUTTMANN, L., WALSH, J. J.: Prostigmin Assessment Test of Fertility in Spinal Men. Paraplegia 9, Nr. 1, 39 (1971).

GUTTMANN, L.: Spinal cord injuries. Comprehensive management and reseach. Oxford 1973.

HARDY, A. G., WARREL, D. W.: Pregnancy and labour in complete tetraplegia. Paraplegia 3, 182–188 (1965).

HEIDENREICH, R., KLUGE, K. J.: Stiefkinder der Sexualmedizin – Partnerschaft und Emanzipation auch Lernziele für Behinderte. Sexualmedizin 1, 20 (1975).

HENNING, K.: Normen, an denen Minoritäten verzweifeln. Sex. Med. 5, Heft 3, 223–224 (1976).

HESLINGA, K., SCHELLEN, A. M. C. M., VERKUYL, A.: Wij zijn niet van steen. Leiden 1972.

GÖLLER, H., PAESLACK, V.: Our Experiences about pregnancy and delivery of the paraplegic women. Paraplegia 8, N. 3, 161 (1970).

GÖLLER, H., PAESLACK, V.: Pregnancy Damage and Birthcomplications in the Children of Paraplegic Women. Paraplegia 10; Nr. 3, 213 (1972).

HORNE, H. W., PAULL, D. P., MUNROE, D.: Fertility studies in the human male with traumatic injuries of the spinal cord and the cauda equina. New Engl. J. Med. 239, 959 (1948).

Jackson, R. W.: Sexual Rehabilitation after Cord Injury. Paraplegia *10*, Nr. 1, 50 (1972).

Jochheim, K. A., Wahle, H.: A Study of Sexual Function in 56 Male Patients with Complete Irreversible Lesions of the Spinal Cord and Couda equina. Paraplegia *8*, Nr. 3, 166 (1970).

Jung, H., Schmidt, K.: Zur Geburt nach Querschnittlähmung. 2 trbl. Gyn. *84*, 1105 (1962).

Kelami, A.: Heutige Chirurgie der erektilen Impotenz – erste Ergebnisse mit Small-Carrion-Prothese. Sex. Med. *5*, Heft 8, 560 (1976).

Leriche, A., Berard, E., Vauzelle, J. L., Minaire, P., Girard, R., Archimbaud, J. P., Bourret, J.: Histological and Hormonal Testicular Changes in Spinal Cord Patients. Paraplegia *15*, No. 3, 274 (1977).

Lovitt, R.: Sexual adjustment of spinal cord injury patients. Rehab. Res. Pract. Rev. *1*, 25–29 (1970).

Meinecke, F. W.: Soziale und psychologische Fragen bei Querschnittgelähmten. Zbl. Chir. *90*, 951 (1965).

Mensing, M.: Schwangerschaftsverlauf und Entbindung bei querschnittgelähmten Frauen. Dtsch. Schwesternzeitung *4*, 1964 (1967).

Monro, D., Horne, H. W., Paull, D. P.: The effect of injury to the spinal cord and cauda equina on the sexual potelncy of men. New Engl. J. Med. *239*, 903 (1948).

Mooney, T. O., Cole, T. M., CHilgren, R. A.: Sexual Options for Paraplegic and Quadriplegics. Boston 1975.

Naranjo, J. J.: Sexual function in patients with spinal cord lesion. Rehabilitation *10/3*, 321–333 (1976).

Paeslack, V.: Internistische Störungen beim Paraplegiker. Stuttgart 1965.

Paeslack, V.: Die Rehabilitation der querschnittgelähmten Frau. In: In memoriam Kurt Lindemann (G. Jentschura, Hrsg.). Medizinhistorische Schriftenreihe, Boehringer/Mannheim 1968.

Piera, J. B.: The establishment of a prognosies for genito-sexual function in the paraplegic and tetraplegic male. Paraplegia *10*, 271 (1973).

Robertson, D. N. S.: Pregnancy and Labour in the Paraplegia. Paraplegia *10*, Nr. 3, 209 (1972).

Robertson, S.T.R.: The paraplegic patient in pregnancy and labour. Proc. Roy. Soc. Med. *56*, 380 (1963).

Romano, M. D., Lassiter, R. E.: Sexual counseling with the spinal cord injured. Arch. Phys. Med. Rehab. *53*, 12, 568–572, 575 (1972).

Rossier, A. B., Ziegler, W. H., Duchosal, P. W., Meylan, J.: Sexual Function and Dysreflexia. Paraplegia *9*, Nr. 1, 51 (1971).

Spira, R.: Artificial insemination after intrathecal injection of neostigmine in a paraplegic Lancet *1956*, 670.

Stemmermann, G. N.: A Study of the germinal epithelium in male paraplegics 28th Ann. Meet. Amer. Soc. Clinic Pathologists. Chicago Okt. 14, 1949.

Stöhrer, M.: Sexualität der Behinderten. In: Sexualität in der Praxis (W. Eicher, Hrsg.). Kurzes Handbuch. Stuttgart: Fischer 1978.

Talbot, H. S.: Psycho-social Aspects of Sexuality in Spinal cord injury Patients. Paraplegia *9*, Nr. 1, 37 (1971).

Tarabulcy, E.: Sexual Function in the Normal and in Paraplegia. Paraplegia *10*, Nr. 3, 199 (1972).

Teal, J. C., Atheson, G. T.: Sexuality and spinal cord injury: some psychological considerations Arch. Phys. Med. Rehab. *56*, 264–268 (1975).

Thomas, R. J. S., McLeish, G., McDonald, I. A.: Electroejaculation of the paraplegic male followed by pregnancy. Med. J. Aust. *2/21*, 798–799 (1975).

Tsuji, I.: Sexual function in patients with spinal cord injury. Urol. Int. *12*, 270–280 (1961).

Wahle, H.: Das Schicksal der Querschnittgelähmten aus medizinischer und sozialer Sicht. Acta Neurochirurgica/Supplementum *XIV*, X, 183 (1965).

Wahle, H., Jochheim, K. A.: Untersuchungen über neurogene Störungen der Sexualfunktion bei 56 querschnittgelähmten Männern mit kompletten irreversiblen Schädigungen des Rückenmarks oder der Cauda equina. Fortschr. Neurol. Psychiat. *38*, 192 (1970).

Zeitlin, A. B., Cottrell, T. L., Lloyd, F. A.: Sexology of the paraplegic male. Fertil. Steril. *8*, 337 (1957).

Gynäkologisch-geburtshilfliche Probleme

W. Eicher und W. Müller-Holve

Durch die Querschnittläsion kommt es zum Funktionsverlust, welcher quantitativ und qualitativ von der Schwere der Rückenmarkverletzung abhängig ist. Ein gravierendes Symptom bei der kompletten Querläsion ist der Sensibilitätsverlust. Die Empfindung über die Haut stellt einen Existenzfaktor dar. Die Haut kann als ein Kommunikationsorgan definiert werden und hat als solches eine ganz besondere Bedeutung im Genitalbereich, wobei das äußere Genitale und die Vagina der Lustvermittlung dienen, die Urethra und der Anus aber auch libidinös besetzt sind. So kommt diesen Funktionen eine eminent wichtige Bedeutung für die Existenz des einzelnen, für sein Dasein und seine Wesensart zu. Der Funktionsverlust in diesem Bereich ist ein ebenso somato-psychisches wie psycho-somatisches Problem. Der Genitalbereich stellt im Körperbild der Frau (im übrigen auch beim Mann) einen zentralen Punkt dar. Mit ihm ist die Identität als Frau verbunden. Sein Sensibilitätsverlust bedeutet Invalidität der Persönlichkeit. Es kommt zur Ich-Bedrohung und zum Ich-Verlust. Melody (1962) bezeichnet die Haut und die Vagina sowie den Uterus auch als soziale Kontaktorgane, durch deren Beeinträchtigung es zur Existenzkrise komme. In dieser schweren Krise der Realisierung der Querschnittläsion mit all ihren Funktionsverlusten wird Verdrängung und Ausblendung des nicht mehr funktionierenden Genitalbereiches durch die Patientin beobachtet.

Sexuelle Kontakte bedeuten Kommunikation. Eine so schwer vom Schicksal geschlagene Frau sucht in ihrem Dasein, zu dem bislang die Sexualität gehörte, wieder diese intimste Form der Kommunikation, den tiefsten Gefühlsaustausch, der dem Menschen möglich ist. Hierbei stellt sie fest, daß sie bei einer kompletten Querschnittläsion gefühllos ist, was die Haut betrifft. Der Reflexbogen ist unterbrochen. Sie ist daher meist anorgastisch. Früher empfundenes Lustgefühl bei Berührung bleibt aus, obwohl das materielle Korrelat der Erregungsphase, also die Vasokongestion und Lubrikation, was der Erektion beim Mann vergleichbar ist (Masters u. Johnson), noch erhalten sein kann. Bei inkompletter Läsion ist die Sensibilität und die Lustempfindung möglicherweise nicht verloren. Die Frau hat aber auch andere erogene Zonen. Die Möglichkeit über die Stimulierung der Brust ist gegeben. Auch eine kortikale Auslösung des Orgasmus (Phantomorgasmus, Money, 1960) ist möglich. Die sexuelle Erlebnisfähigkeit ist äußerst plastisch, und eine sexuelle Befriedigung kann selbst ohne Orgasmus stattfinden. Allein das tiefe Empfinden des Zusammengehörens mit dem Partner, welches kortikalen Ursprungs ist, und das Erlebnis der Befriedigung des Partners sind Ereignisse, die die bedrohte Existenz aufwerten und aufrichten können. So gesehen müssen sexuelle Beziehungen als ein Mittel der Überwindung der gefährdeten Persönlichkeit gesehen werden.

Ein Sensibilitätsverlust ist von gynäkologischer Bedeutung. Bei gynäkologischen Erkrankungen entfallen die Frühsymptome, wie Juckreiz und Brennen. Es besteht kein Schmerz. Der Ausfluß wird wenig oder gar nicht bemerkt. Erst die irreguläre Blutung gibt einen Hinweis auf die Erkrankung. Sie ist aber häufig erst ein Spätsymptom beim Karzinom. Eine Entzündung der Scheide, die Kolpitis, sei es durch eine bakterielle Infektion, Soor oder Trichomonaden, welche sich gewöhnlich durch Juckreiz und Brennen sowie Ausfluß bemerkbar machen, bleibt asymptomatisch. Erst schwerere Entzündungen, welche ödematöse Veränderungen an der Vulva zur Folge haben oder Blutungen bei der Kohabitation verursachen, kommen zur Behandlung. Auch die Adnexitis macht sich erst bemerkbar, wenn schwere peritoneale Reizerscheinungen auftreten, während die nicht-querschnittgelähmte Frau, häufig schon durch Schmerzen im Anfangsstadium der Adnexitis alarmiert, den Gynäkologen aufsucht.

Die Fertilität querschnittgelähmter Frauen ist im allgemeinen ungestört. Nach STAEMMLER (1964) soll auch eine komplette Querschnittlähmung die Ovarialfunktion der Frau nicht beeinträchtigen. Uns hat keine Frau aufgesucht mit dem Wunsch schwanger zu werden, wohl aber mit dem Problem der Schwangerschaftsverhütung oder des Schwangerschaftsabbruchs. Zur sicheren Empfängnisverhütung empfehlen wir in der Regel die Pille. Die Einlage eines IUP ist deshalb problematisch, weil das wichtige Zeichen des Schmerzes bei Infektion nicht existiert und damit eine aufsteigende Infektion bei eingelegtem IUP möglicherweise nicht rechtzeitig erkannt wird.

Beim Eintreten einer unerwünschten Schwangerschaft und ausführlicher Erörterung der Umstände, die das Austragen einer Schwangerschaft mit sich bringen würde, sollte, soweit die Patientin nicht zum Austragen der Schwangerschaft motiviert ist, rechtzeitig, d. h. bis zur 12. Schwangerschaftswoche, ein Schwangerschaftsabbruch durchgeführt werden. Hierzu muß eine soziale Beratung und eine Begutachtung durchgeführt werden. In der Begutachtung wird man eine sog. Notlagenindikation stellen. Der Definition nach muß die Notlage so schwer wiegen, daß die Fortsetzung der Schwangerschaft nicht verlangt werden kann. Diese Notlage kann durch die Behinderung der Patientin, welche als irreversibel anzusehen ist, und die Notwendigkeit einer Pflege gegeben sein. Die Versorgung eines Kindes kann unter ungünstigen Verhältnissen zum chronischen Disstreß werden, in der die Patientin im Zusammenhang mit der Grunderkrankung überfordert ist. Die Abruptio graviditatis bis zur 12. Schwangerschaftswoche gestaltet sich unproblematisch. Sie kann abgesaugt und kürettiert werden. Wir haben keine Komplikationen gesehen. Für einen Schwangerschaftsabbruch jenseits der 12. Schwangerschaftswoche müßte eine medizinische Indikation vorliegen. Hier käme die intraamniale oder extraamniale Prostaglandin-Instillation in Frage. Dabei sollte eine tokometrische Überwachung gewährleistet sein, weil die Patientin keine Wehen verspürt.

Von nicht wenigen querschnittgelähmten Frauen wird eine Schwangerschaft erwünscht; hier wird von der Frau erlebt, daß der unempfindlich gewordene Genitalbereich im Körperbild dennoch einen Funktionsbereich behalten hat, der intakt geblieben ist. Dies wird von der Frau als eine Potenz empfunden. Die Möglichkeit schwanger zu werden, ein Kind zu gebären, ein eigenes Kind zu haben, kann zu einer enormen Ich-Stärkung führen und der verzweifelten Frau neue Hoffnung geben. Im Gespräch mit der Frau sollten die dadurch auf sie zukommenden Schwierigkeiten nicht bagatellisiert werden, aber man sollte auch nicht entmutigen. In der Regel kann die Frau unter intensiver Schwangerschaftsüberwachung normal entbinden und ein gesundes Kind zur Welt bringen, wie jede andere Frau. Sie kann das Kind stillen, was generell die Mutter-Kind-Bindung fördert. Für die Pflege des Säuglinges und Kleinkindes ist dann allerdings eine Hilfsperson erforderlich.

In der gynäkologischen Literatur wird meist ein normaler Geburtsverlauf berichtet. SEITZ (1935) weist darauf hin, daß der Uterus in seiner Wehentätigkeit von dem spinalen und zentralen Nervensystem weitgehend unabhängig ist. Obwohl die sympathisch-motorische Innervation des Uterus aus den Segmenten D 5 bis L 2 herrührt, bedeutet eine Blockade in oder über diesem Bereich keine wesentliche Beeinflussung der Wehentätigkeit (CARRIE, 1977). Sie unterliegt einer Autonomie. GUGGISBERG (1925) weist auf Erfahrungen bei Querläsionen hin. Die Geburten bei Paraplegie sollen normal verlaufen. Er hat vollständig paraplegische Patientinnen mit spontanem Geburtsverlauf beobachtet. Er bemerkt dazu allerdings, daß bei den meisten Fällen die quergestreifte Muskulatur nicht ganz ausgeschaltet war. KOLLER (1948) weist darauf hin, daß bei der Wehenschwäche in der Austreibungsperiode auch die

Rumpfpresse ungenügend sei, weil diese eng an die Wehentätigkeit gekoppelt ist. Die Ausweitung des vaginalen Geburtskanales und der Schmerz seien Faktoren, welche während der Wehen den unwiderstehlichen Zwang zum Mitpressen auslösen würden. Auch Störungen der Rumpfpresse und gleichzeitige Wehenschwäche kämen vor, z. B. bei Querschnittläsionen. Dasselbe Phänomen mit gehäuft auftretendem Geburtsstillstand in der Austreibungsperiode wird im übrigen bei einer passageren Querschnittlähmung durch die Blockade des Preßreflexes bei überdosierter Epiduralanalgesie beobachtet. MARTIUS (1962) betont hingegen, daß die Autonomie der nervösen Venenregulierung besonders deutlich daraus hervorgehe, daß die geregelte Wehentätigkeit auch dann beobachtet werde, wenn die spinale Leitung vom Gehirn her aufgehoben sei, z. B. bei Querschnittläsion. Frauen mit derartigen Erkrankungen könnten mit regelrechter Wehentätigkeit niederkommen, ohne irgendwelchen Wehenschmerz zu empfinden. Wenn die Wehentätigkeit einmal in Gang gebracht wäre, hänge ihre weitere Regulierung von mechanischen Momenten ab, indem der vorangehende Kindesteil in jeder Wehe durch einen Druckreiz auf die an oder im Uterushals liegenden nervösen Druckrezeptoren ausübe und damit die neue Wehe vorbereite. MARTIUS (1962) spricht bei dieser mechanischen Wehenregulierung von »Selbststeuerung der Wehen«. Gegen diese Auffassung wendet er selbst ein, daß die Regulierung der Wehentätigkeit bei den selten vorkommenden, völlig schmerzlosen Geburten ungestört sei, ebenso wie bei Frauen mit Rückenmarkerkrankungen, bei denen die Regulation der Wehentätigkeit nicht beeinträchtigt sei. Irgendeine unmittelbare geburtsfördernde Bedeutung käme daher dem Wehenschmerz nicht zu. Von JASCHKE (1950) betont, daß auch nach vollständiger Querschnittunterbrechung im Rückenmark von einer völligen Ausschaltung der Rumpfpresse keine Rede sein könne, da mindestens das Zwerchfell und die auxilliaren Atemmuskeln intakt bleiben würden. Es sei interessant, daß bei Querschnittläsionen eine spontane Austreibung der Frucht meistens gelinge. Am schwierigsten wären die Fälle von Querschnittläsionen des Rückenmarks, die alle Bauchpressenmuskeln außer Tätigkeit setzen würden, wenn sie oberhalb des 7. Dorsalsegmentes sitzen würden.

Die kreißende Querschnittgelähmte ist also schmerzfrei. Man kann die physiologischen Wehenschmerzen, ebenso wie auch alle anderen Störungen als ein Not- und Alarmsignal auffassen, das dazu dient, den Betroffenen und seine Umgebung auf bestehende Gefahren aufmerksam zu machen. So wird auch die Kreißende durch die Schmerzen, die sie bei den Wehen empfindet, auf das Außerordentliche der Geburtsvorgänge hingewiesen und veranlaßt, sich zweckentsprechend zu verhalten, sich vor Gefahren zu schützen und die Hilfe der Umgebung in Anspruch zu nehmen. Liegt die Querschnittlähmung über dem 11. Dorsalsegment, so wird das Auftreten von Wehentätigkeit – ob vorzeitig oder rechtzeitig – zum Problem. Die Patientin verspürt keine Wehentätigkeit mehr, da erst ab dem 11. Dorsalsegment abwärts die Schaltstellen zur Übermittlung des Wehenschmerzes liegen. Es kann unbemerkt zur Eröffnung kommen, wobei die Patientin durch den Austritt des Kindes überrascht wird. Mit und ohne unbemerkt gebliebene Wehentätigkeit kann es zum Blasensprung kommen. Auch dieser kann unbeobachtet bleiben und es drohen die allgemeinen Gefahren des vorzeitigen Blasensprunges. Nach 24 Std. steigt die Gefahr der intrauterinen Infektion sprunghaft an. Es kann zum schweren Amnioninfektionssyndrom kommen.

Bei der hohen Querschnittsläsion oberhalb D 5 besteht die Gefahr der paroxismalen Hypertonie, die durch eine sympatikotone Hyperreflexie bei intraabdominalen Druckveränderungen erklärt wird. Dies kann durch nicht-bemerkten Wehenbeginn ausgelöst werden. Die hieraus resultierende Hypertonie ermöglicht das Auftreten intrazerebraler Blutungen. Das bedeutet für den Kliniker eine tokometrische Überwachung der Schwangeren in Terminnähe in Kurzzeitintervallen und oftmalige Blutdruckkontrollen während der Geburt. Außerdem kann die Austreibungsperiode in diesen Fällen durch eine großzügige Indikation zur vaginaloperativen Geburtsbeendigung (z. B. Beckenausgangszange) verkürzt werden. Auch beim tiefen Querschnitt sollte bei mangelhaftem Fortschritt in der Austreibungsperiode die Geburt durch Zangenhilfe beendet werden.

1972 veröffentlichten GÖLLER und PAESLACK einen Teil des Reports der I. M. S. B.. Dieser gibt Auskunft über eine Befragung in 24 Ländern über Schwangerschaft und Entbindung bei Paraplegie-Patientinnen. Die Analyse von paraplegischen Frauen, die nach dem Eintritt der Querschnittlähmung konzipierten, zeigte eine normale Spontanabortrate während der ersten drei Monate und eine hohe Anzahl von Frühgeburten unter 2500 g. Die Autoren bringen dies mit der Häufigkeit von Infektionen, insbesondere Infektionen der ableitenden Harnwege in Verbindung. Weiter wurde über Schwangerschaften berichtet, die bereits vor der Verletzung begonnen haben. Es scheint, daß das erste Trimenon durch das Trauma der Querschnittläsion selbst nicht besonders bedroht wird, sondern durch die Summe der Umstände, die zu einem Sauerstoffmangel führen. Besonders im zweiten Trimenon treten Komplikationen auf, wenn das Abdomen direkt verletzt wird, z. B. durch das Steuerrad oder indirekt durch Folgeverletzungen. Die Schwangerschaft ist kompliziert durch das Trauma der Paraplegie selbst, die unmittelbare posttraumatische Situation des Patienten und durch chronische Infektionen und Anämie in der Schwangerschaft, welche der Rückenmarkverletzung folgen.

Wir fassen zusammen: Paraplegische Frauen sollten vermehrt der gynäkologischen Vorsorgeuntersuchung zugeführt werden. Eine Untersuchung sollte mindestens ½jährlich erfolgen. Ein regelmäßiger Papanicolaou-Smear erlaubt die Erfassung von Frühveränderungen der Portio. Eine Dysbiose der Vagina aufgrund von Infektionen muß rechtzeitig saniert werden. In dem Zusammenhang ist die Patientin auf das wichtige Symptom des Fluors hinzuweisen, da bei ihr die anderen Symptome, wie Schmerzen, Juckreiz und Brennen fehlen. Die Besprechung der kontrazeptionellen Methoden gehört zur Betreuung der paraplegischen Frau. Am sichersten und geeignetsten ist bei geregeltem Geschlechtsleben die Pille. Bei unerwünschter Schwangerschaft ist eine Abruptio graviditatis aufgrund einer Notlagenindikation bis zur 12. Schwangerschaftswoche durch Absaugen und Kürettage zu empfehlen. Die Schwangerschaft selbst kann zu einer wesentlichen Bereicherung der invaliden Patientin und psychologisch zu einer Ich-Stärkung führen, wenn die Umstände für das Austragen der Schwangerschaft günstig gestaltet werden können. Während der Schwangerschaft sollte die Patientin intensiv betreut werden und 2wöchentlich untersucht werden. Problematisch und gefährlich sind unbemerkte vorzeitige Wehen, welche durch Überprüfung der Zervixlänge und im zweiten und dritten Trimenon durch Schreiben von Tokogrammen rechtzeitig erfaßt werden. Eine weitere Komplikationsmöglichkeit ergibt sich zusätzlich durch den unbemerkten vorzeitigen Blasensprung. Hier besteht die Gefahr eines Amnioninfektionssyndroms. Die Geburtsleitung beim kompletten tiefen Querschnitt ist in der Regel unproblematisch. Es handelt sich um »schmerzlose« Geburten. Wir verkürzen die Austreibungsperiode in der Regel durch eine Beckenausgangszange. Beim hohen Querschnitt besteht die Gefahr der paroxismalen Hypertonie, die durch das nicht-bemerkte Ingangkommen von Geburtsvorgängen ausgelöst werden kann. Deshalb ist in Terminnähe eine intensive tokometrische Überwachung notwendig, welche am besten durch eine stationäre Aufnahme 4 Wochen vor dem Termin gewährleistet ist.

Literaturverzeichnis

CARRIE, L. E. S.: Conduction Analgesia. In: Recent Advances in Obstetrics and Gynecology (I. STALLWORTHY, G. BURNS, eds.). Edinburgh-London-New-York: Curchill, Livingstone, 1977.

GÖLLER, H., PAESLACK, V.: Pregnancy damage and birth-complications in the children of paraplegic women. Paraplegia 10, 213–217 (1972).

GUGGISBERG, H.: Die Wehen. In: Biologie und Pathologie des Weibes (J. HALBAN, L. SEITZ, Hrsg.), Bd. VI/2. Berlin-Wien: Urban & Schwarzenberg, 1925.

v. JASCHKE, T.: Lehrbuch der Geburtshilfe, 5. Aufl., S. 456. Berlin-Göttingen-Heidelberg: Springer 1950.

Koller, T.: Lehrbuch der Geburtshilfe, S. 39. Basel: Karger, 1948.

Martius, H.: Lehrbuch der Geburtshilfe. 5. Aufl. S. 316–317 u. 366–367. Stuttgart: Thieme 1962.

Money, J.: Phantomorgasm in the dreams of paraplegic man and women. Arch. gen. Psychiat. *3*, 373–383 (1960).

Melody, G. F.: Depressive reactions following hysterectomy. Amer. J. Obstet. Gynec. *83*, 410–413 (1962).

Seitz, L.: In: Lehrbuch der Geburtshilfe (W. Stoeckel, Hrsg.), 4. Aufl., S. 34. Jena: Fischer 1935.

Staemmler, H. J.: Die gestörte Regelung der Ovarialfunktion, S. 56. Berlin-Göttingen-Heidelberg-New York: Springer 1964.

Andrologische Probleme

H.-J. VOGT

Potenz ist Macht, ist Können, Vermögen. Jede Einschränkung dieses Könnens wird als massiver Eingriff in die körperliche Integrität empfunden. Dem Stellenwert der Sexualität im Leben eines Menschen entspricht die Intensität der psychischen Reaktion auf jede Beeinträchtigung der Potenz. Dabei ist die Art und Stärke dieser Reaktion nicht vorhersehbar, da sie abhängig ist von der Ich-Struktur des einzelnen. Das Erleben und Verarbeiten von glückhaften oder schockartigen Situationen unterliegt somit weitgehend individuellen personalen Gegebenheiten.

Wenngleich der Laie unter Potenz immer die Beischlaffähigkeit versteht, ist aus medizinischer Sicht eine Unterscheidung zwischen der Potentia coeundi und der Potentia generandi erforderlich. Störungen jedweder Art werden als erhebliche Kränkung empfunden; das absolute Unvermögen, die Impotenz, als eine ernste Krise. Der Gesetzgeber z.B. bewertet dies in Gleichstellung mit einer Minderung der Erwerbsfähigkeit mit einer körperlichen Schädigung von bis zu 50% (VOGT, 1975). Es gibt kaum eine Krankheit, welche nicht als organische Ursache von »Potenzstörungen« angeschuldigt worden wäre. Beim Rückenmarkgeschädigten scheint der Zusammenhang offensichtlich. Trotzdem muß im Einzelfall immer genau untersucht werden, ob die andrologische Störung direkte Folge der organischen Läsion oder indirekte Folge durch psychische bzw. psychosomatische Faktoren ist.

Bei Störungen der Potentia coeundi sind folgende Aspekte zu beleuchten:

1. Erektionsstörungen;
2. Orgasmusstörungen;
3. Ejakulationsstörungen.

Bei Rückenmarkgeschädigten ist die sexuelle Funktion häufiger gestört als Miktion oder Defäkation (BORS, 1957). Diese von verschiedenen Untersuchern bestätigte Tatsache wäre nicht ganz verständlich, wenn nur die Somatogenese betrachtet würde, da ja die nervöse Versorgung sämtlicher Ausscheidungsfunktionen eng benachbart ist. Dieser indirekte Beweis für eine zusätzliche psychogene Störung wird nicht entkräftet durch den Hinweis auf die Erfolge bei frühzeitigem bzw. intensivem Training von Blase und Sphincter ani. Im Gegenteil: die vielfältigen Erfahrungen bei diesem Training beweisen ihrerseits die Schwere der psychogenen Überlagerung auch dieser gestörten Funktionen. Grundsätzlich kann jedoch nicht vorausgesagt werden, ob und inwieweit die sexuellen Funktionen gestört sind bei klinisch kompletter Querschnittlähmung. Dies mag daran liegen, daß meist der Grad der Schädigung am Rückenmark unbekannt ist und daß einige Nervenstränge in ihrer Kontinuität erhalten bleiben können (STEMMERMANN u. Mitarb., 1950). Im allgemeinen ist jedoch damit zu rechnen, daß die Erektion häufiger erhalten ist bei hoher und die Ejakulation bei tiefer Querschnittläsion.

Unter den Erektionsstörungen steht im Vordergrund die Impotentia erectionis. Besteht gleichzeitig keine Kontrolle über Miktion und Defäkation, ist eine Restitution nicht zu erwarten; ist aber z.B. ein Miktionsmechanismus eingeschliffen, sind Therapieversuche nicht von vornherein aussichtslos. Zumindest kann zunächst durch den Hinweis auf das bisher Erlernte eine positive Verstärkung im Hinblick auf die Erektion versucht werden. Dem steht wiederum entgegen die Gefahr der erhöhten Selbstbeobachtung sowie die mangelnde Eigenstimulationsfähigkeit bei fehlender Sensibilität.

Werden dahingegen gelegentliche Resterektionen bemerkt, ist die Chance einer erfolgreichen Therapie in etwa der bei Erektionsstörungen anderer Genese gleichzusetzen. Hier steht im Vordergrund die Adaptation des Patienten an sein Schicksal. Je besser er lernt, das tägliche Leben zu meistern und seine verbliebenen Körperfunktionen entsprechend einzusetzen, desto mehr können diese Fakten als Beweis für die Erlernbarkeit weiterer Fähigkeiten in die Therapie mit einbezogen werden, Vice versa wird es dem Patienten mit zunehmender sexueller Leistungsfähigkeit besser gelingen, seinen Körper wieder anzuerkennen und die Realität zu akzeptieren.

Bei Orgasmusstörungen ist zu unterscheiden in

1. fehlender Orgasmus;
2. vor- oder frühzeitiger bzw. verzögerter Orgasmus;
3. Orgasmus ohne Befriedigung

Am häufigsten ist die zuletzt angeführte Situation, da beim Querschnittgeschädigten am Membrum jegliche Sensibilität ausgefallen ist. Auch das Ausstoßen des Ejakulates wird nicht registriert. Wenn trotz der fehlenden genitalen Lustempfindung eine sexuelle Begegnung angestrebt wird, so sind hierfür maßgebend sowohl der Wille, den kranken Körper zu besiegen und das Können zu beweisen, als auch der Wunsch, die Partnerin sexuell zu beglücken. Dazu kommt, daß manche dieser Patienten emotional orgasmusfähig sind, daß die Sensibilität in den nicht-abhängigen Regionen voll erhalten ist, und daß die volle Zuwendung des Gegenüber als glückhaft empfunden wird. Die lokale Unempfindlichkeit ist therapeutisch nicht angehbar.

Der vorzeitige oder frühzeitige Orgasmus bei vorhandener Erektion ist genau wie der Orgasmus retardatus in der Regel emotional bedingt. Hier unterscheidet sich das therapeutische Vorgehen nicht von dem bei anderen Patienten. Die Möglichkeit spezieller Nervenschädigungen ist jedoch nicht auszuschließen.

Beim fehlenden Orgasmus kann es sich um eine primäre oder eine sekundäre Anorgasmie handeln. Die Anorgasmie wird definiert als die Unmöglichkeit, trotz vorhandener Erektionen und nächtlicher Pollutionen jemals einen Orgasmus zu erreichen (VOGT, 1974). Beim Querschnittgelähmten besteht zusätzlich die Schwierigkeit, daß entweder Pollutionen aufgrund von Nervenschädigungen nicht möglich sind oder nicht bemerkt werden. Grundsätzlich ist als Ursache für eine Anorgasmie eine psychische Sperre anzusehen. Diese ist bei der sekundären Anorgasmie begründet in massiven Ängsten, die sich auf den eigenen Körper, auf das zukünftige Leben unter den Bedingungen des Paraplegikers mit allen Konsequenzen im sozialen Bereich beziehen. Ist die Integration einigermaßen gelungen, so daß die Lebensängste bis hin zu Todesängsten weitgehend aufgearbeitet werden konnten, wird der Patient wieder partnerfähig. Bestand zuvor eine intakte Partnerschaft, die die jetzigen Belastungen überdauert hat, kann die Rehabilitation wesentlich beschleunigt werden. So ist die häufigste Aussage von Querschnittverletzten, die die andrologische Sprechstunde wegen bisher unerfüllten Kinderwunsches aufsuchen, daß es ihrer Partnerin durch manuelle Stimulation gelungen sei, zunächst eine Erektion und schließlich auch einen Orgasmus hervorzurufen. Hier wird kenntlich, daß zum einen die Bahnung dieser Reflexe trainiert werden kann, und daß zum anderen die vollständige gegenseitige Hingabe hemmende psychische Mechanismen zunächst abbauen und dann überwinden kann. Naturgemäß ist der Erfolg abhängig von dem Grad der Rückenmarkschädigung sowie von der Ich-Struktur. Gegebenenfalls kann hier ein therapeutisches Gespräch oder eine andere der Situation angepaßte Psychotherapie helfen. Im Einzelfall kann auch der unterstützende Einsatz eines Elektrovibrators erwogen werden. Dieses Gerät findet regelmäßig im Rahmen der Behandlung einer primären Anorgasmie Verwendung (VOGT, 1978). Zum besseren Verständnis ein typisches Beispiel im Telegrammstil:

F. A. (011238): Querschnittlähmung seit dem 12. Lebensjahr nach Wirbelsäulentuberkulose im 2. Lebensjahr (hochgradige spitzwinklige Gibbusbildung des 9. und 10. Brustwirbelkörpers mit einer Abknickung von ca. 110° und einer hieraus resultierenden motorisch kompletten, sensibel und vegetativ inkompletten, angedeutet spastischen Paraplegie unterhalb Th 10).

Vater 1968 als Kriegsinvalide gestorben, war lange krank; trank quartalsmäßig, wohl wegen der starken Schmerzen; dann oft gespannte Stimmung daheim. Insgesamt gutes Familienverhältnis. F. A. durfte nicht außer Haus lernen aus Fürsorge und ängstlicher Liebe. 4 Geschwister. 11–16jährig im Krankenhaus in einer Gipsschale. Während dieser Zeit häufig Harnwegsentzündungen. Kontrolle über Blasen- und Rektumfunktion wurde dort erlernt. Keine sexuelle Aufklärung. Erste Erektion wurde etwa 20jährig bemerkt. Da er nie allein war, erster Masturbationsversuch etwa 21jährig sine effectu wie auch bei weiteren Versuchen. Pollutionen nicht bekannt, doch sei gelegentlich die Harnröhrenmündung verklebt. Nach einer Lehre als Industriekaufmann Trennung von der Familie, um selbständig zu werden. 33jährig Heirat mit 1. Partnerin. Erektion beim Geschlechtsverkehr kann so lange durchgehalten werden, wie die Partnerin es will bzw. bis zu einer Lageänderung; diese kann einen Erektionsverlust bewirken. Ein Orgasmus trat niemals ein.

Genitalbefund: Ohne Besonderheiten; durch Laboruntersuchungen konnten Stoffwechselstörungen und andere für Sexualstörungen relevante Parameter ausgeschlossen werden. Testosteron im Serum 675 ng/100 ml (Normbereich 300–1000 ng/100 ml).

Therapie: Nach entsprechender Gesprächstherapie Aushändigung eines Elektrovibrators mit entsprechender Anleitung sowie Aufklärung über die Physiologie der sexuellen Reaktion. Der Erfolg trat schon beim ersten Versuch ein. Nach mehreren Anwendungen in gehörigem zeitlichen Abstand, welche zur Stärkung der Selbstsicherheit empfohlen waren, konnte der Orgasmus sowohl durch Masturbation als auch beim Geschlechtsverkehr erreicht werden. Ein nachträglich angefertigtes Spermiogramm ergab eine Normozoospermie bei herabgesetztem Fruktosewert. Dieser ist möglicherweise auf eine begleitende Bläschendrüsenentzündung im Rahmen der früher durchgemachten Harnwegsinfekte zurückzuführen. Bei Kinderwunsch muß gegebenenfalls eine homologe Insemination mit entsprechenden Zusätzen erwogen werden.

Bei Ejakulationsstörungen werden wir mit 3 unterschiedlichen Formen konfrontiert:
1. retrograde Ejakulation;
2. passager fehlende Ejakulation;
3. fehlende Ejakulation.

Voraussetzung für eine Ejakulation ist ein Orgasmus. Da dieser nicht von jedem Paraplegiker bemerkt wird, ist eine Differenzierung der unterschiedlichen Störungen manchmal nicht einfach. Der Nachweis einer retrograden Ejakulation gelingt aus dem Harn, welcher durch einen Katheter gewonnen werden kann. Dies ist bei Kinderwunsch von großem Interesse für eine homologe Insemination. Ursächlich für eine retrograde Ejakulation muß sowohl eine direkte Schädigung entsprechender Nerven erwogen werden (MUNRO u. Mitarb., 1948), als auch eine traumatische Schädigung durch einen Verweilkatheter oder durch erkrankungsbedingte urologische Eingriffe sowie eine entsprechende Medikation zur Weitstellung des sog. Blasensphinkters (α-Rezeptoren-Blocker wie Phenoxylenamin oder Phentolamin). Der Bericht vom Patienten, daß es mal zur Ejakulation komme, ein anderes Mal nicht, mag entweder eine passagere Ejaculatio retrograda oder Ejaculatio deficiens signalisieren. Gesicherte Untersuchungen hierüber fehlen. Eine retrograde Ejakulation muß ausgeschlossen werden. Fehlt die Ejakulation vollständig, ist hier vor allem an nervale Störungen zu denken. Medikamentöse (z. B. Guanethidin, Thioridazin) Bedingtheit kann schnell eruiert werden. Therapeutische Maßnahmen zur Restituation sind immer frustran.

Die Frage der Zeugungsfähigkeit des Paraplegikers wird entweder von der Partnerin oder vom Patienten selbst in unterschiedlichem Zeitintervall nach dem schädigendem Ereignis gestellt. Wenn das Ausmaß der bleibenden Körperschäden erkannt und anerkannt wird, werden naturgemäß auch die unmittelbaren und mittelbaren Folgen zu erörtern sein. Hierbei kommen – in Anlehnung an HEINKE und DOEPFMER (1960) – folgende Möglichkeiten in Betracht:

1. Störungen der Potentia coeundi;
2. Verschluß oder Störungen der samenabführenden Wege;
3. Atrophie der Hodentubuli;
4. Spermiogenesehemmung.

Die Störungen der Beischlaffähigkeit bis hin zur Impotentia coeundi wurden oben erörtert. Ist ein Kongressus nicht möglich, besteht auch keine Zeugungsfähigkeit per viam naturalis. Ist eine Ejakulation durch Masturbation möglich, kann bei geeigneter Samenqualität eine homologe Insemination erwogen werden. Alle weiteren Methoden der Samengewinnung setzen eine volle Kooperation des beteiligten Paares einerseits, sowie von Urologe, Androloge und Gynäkologe andererseits voraus. Während dies auf ärztlicher Seite eine Frage der Organisation ist, ergeben sich für den Patienten sowohl technische wie psychologische Probleme. Voraussetzung für eine artefizielle Samengewinnung ist die Einwilligung des Patienten. Diese kann nur erteilt werden, wenn der Patient das volle Ausmaß seiner Behinderung erkennt und sich mit seinem weiteren Schicksal abgefunden hat. Alle diesbezüglichen Fragen sollten offen diskutiert werden. Der aus spermatologischer Sicht günstigste Zeitpunkt für eine Samengewinnung dürfte in aller Regel zu früh liegen, als daß man schon eine gesicherte Aussage über das bleibende Maß der Behinderung machen könnte. Deshalb kann zu diesem Zeitpunkt die Einwilligung zur Spermagewinnung kaum abgefordert oder erwartet werden. Hierfür stehen 2 Methoden zur Verfügung:
a) Prostigmininjektionen;
b) transrektale Elektrostimulation.

Die intralumbale Prostigmininjektion nach GUTTMANN (1953) führt in der Mehrzahl der Fälle zur Erektion und Ejakulation. Allerdings sind die Ejakulate nicht sicher vollständig. Zudem gebieten die unerwünschten Wirkungen, wie stark erhöhter Blutdruck, stärkste Kopfschmerzen, einschließlich der Gefahr einer Hirnblutung, Zurückhaltung. Die transrektale Elektrostimulation, wie sie von WEISBROTH und YOUNG (1965) sowie anderen Autoren, wie zuletzt von DAVID u. Mitarb. (1977/1978) angegeben wurde, verhindert weitgehend Verbrennungen und Elektrounfälle, welche früher nicht selten waren. Während regelmäßig eine Erektion erzielt werden kann, bleibt die Ejakulation häufig aus. Dies erklärt sich entweder mit dem Grad der Schädigung oder mit der gebotenermaßen vorsichtigen Elektrostimulation. Eine eventuelle retrograde Ejakulation sollte beachtet werden. Wegen der überwiegend minderen Samenqualität dürfte eine homologe Insemination nur selten veranlaßt werden. Inwieweit hierbei der von DAVID u. Mitarb. (1977/1978) mitgeteilte erniedrigte Carnitinspiegel relavant ist, müssen weitere Untersuchungen zeigen. Dieser mag entweder auf eine unvollständige Entleerung oder auf eine zusätzliche Schädigung der Nebenhoden hinweisen.

Ein Verschluß der samenabführenden Wege als Folge aszendierender Entzündungen bei gleichzeitiger Blasen- und Mastdarmlähmung oder als Folge notwendiger urologischer Eingriffe dürfte nicht selten sein. Zahlen hierüber fehlen. Gleiches gilt für die Ejaculatio retrograda.

Eine mögliche Atrophie der Hodentubuli ist seit langem bekannt. Dies wird von OBOLENSKY (1867) auf eine Unterbrechung des N. spermaticus zurückgeführt. Nach ORTHNER (1955) bewirkt ein kompletter Halsmarkquerschnitt eine Tubulusatrophie. Bei inkompletten Halsmarkläsionen muß nicht notwendigerweise eine Schädigung der exkretorischen Hodenleistung eintreten. Wegen der typischen Problematik soll hier kurz ein Fall zitiert werden:

M. F. (090956): 15jährig Badeunfall mit Fraktur des 5. Halswirbelkörpers. Inkomplette Querschnittlähmung. 22jährig Ureterstau, weshalb eine urologisch-chirurgische Intervention einschließlich Unterbindung der Samenleiter geplant ist. Im Spermiogramm wurde eine Normozoospermie nachgewiesen. Der Patient wünscht eine Kryokonservierung seines Spermas für eventuellen späteren Kinderwunsch.

Die Lagerung in entsprechenden Zentren sowie Kostenübernahme hierfür stößt zur Zeit noch auf unüberwindliche Schwierigkeiten. Für eine Spermiogenesehemmung sind grundsätzlich mehrere Wege denkbar. Im Rahmen der angeführten Tubulusatrophie kann – je nach dem Grad der Schädigung – eine unterschiedlich schwere Beeinträchtigung des Germinalepithels eintreten. Eine exakte Diagnose ist nur durch eine Hodenhistologie möglich. Ist FSH erhöht, kann eine Tubulussklerose als bewiesen gelten. Im oberen Normbereich korrelieren FSH und die Hodenhistologie nach eigenen Erfahrungen nicht immer. Da nach übereinstimmender Literaturmeinung die Funktion der Leydig-Zellen unabhängig von der Schwere und der Höhe der Verletzung wenig betroffen ist, zeigt ein erniedrigter Plasma-Testosteron- und ein erhöhter LH-Spiegel eine zusätzliche Schädigung an, die nicht unbedingt verletzungsbedingt sein muß. So konnten z. B. Mizutani u. Mitarb. (1972) keinen signifikanten Unterschied in der Plasmatestosteron-Konzentration zwischen gesunden und paraplegischen Männern feststellen. Ob ein niedriger Gonadotropinwert immer zu der Annahme einer normalen endokrinologischen Situation berechtigt, müssen umfangreichere hormonell-histologische Studien nachweisen. Auf die Befunde von Paulsen (1974) über niedrige oder fehlende Harngonadotropine in der Mehrzahl paraplegischer Männer sei verwiesen.

Insgesamt empfiehlt sich folgendes Vorgehen zur Feststellung der Zeugungsfähigkeit:
Neben der klinischen Untersuchung Anfertigung eines Spermiogrammes. Kann auf natürlichem Wege kein Ejakulat beigebracht werden, Analysen von Plasma-Testosteron, LH und FSH. Ist hierdurch keine eindeutige Diagnose möglich, muß eine Hodenbiopsie angeschlossen werden. Erst wenn hierbei günstige Verhältnisse angetroffen werden, können weitere Schritte, wie Darstellung der samenabführenden Wege oder eine Elektrostimulation erwogen werden.

Aus statistischer Sicht ist jedoch die Prognose im Hinblick auf die Fertilität eines Paraplegikers sehr schlecht. In größerem Krankengut wird sie mit 1% (Zeitlin u. Mitarb., 1957) bis maximal 5% (Talbot, 1955) angegeben. Spätere Untersucher fanden ähnliche Ergebnisse in Abhängigkeit zu Höhe und Schwere der Rükkenmarkschädigung.

Neben der Hodenatrophie weisen Leriche u. Mitarb. (1977/1978) auf eine Sklerosierung des Hodeninterstitiums hin, welche ebenfalls zur Spermiogenesehemmung führen kann. Bors u. Mitarb. (1950) haben Störungen der Thermoregulation nach Ausschaltung der sympathischen Nerven in den Vordergrund gestellt.

Insgesamt kann aus den vorliegenden Untersuchungsergebnissen geschlossen werden, daß Männer mit einem hohen Querschnitt eher sexuell aktiv sein können, aber mit einer schlechten Spermiogenese rechnen müssen, und daß ein tiefer Querschnitt bei erhaltener Spermiogenese eher zu Erektionsstörungen führt. Hierzu ein Beispiel mit andrologischer Problematik:

F. F. (130743): 15jährig Unfall mit klinisch kompletter motorischer und sensibler Querschnittlähmung unterhalb L 1. Trägt Kondomurinal. Kann Miktion bedingt kontrollieren durch Klopfen auf Reflexzone. Häufig Harnwegsinfekte. Seit 2 Jahren (32jährig) feste Partnerin. Bis dahin keine Erektion; Pollutionen nicht bekannt. Partnerin hat es verstanden, durch genitale Reizung Erektionen zu provozieren;
Immissio penis möglich, doch dann relativ schnell prickelndes Gefühl oberhalb der rechten Leistenbeuge. Ejakulation wird nicht bemerkt; kein emotionales Orgasmusempfinden.

Befund: Genitale unauffällig.

Spermiogramm: Polyzoospermie (264,6 Mio Spermien/ml); extreme Viskosipathie; massive Spermaagglutination; kultureller Nachweis von Candida albicans.

Weiteres Vorgehen: Abklärung der Candidosis und gegebenenfalls synchrone Behandlung mit der Partnerin; Versuch, alle entzündlichen Vorgänge im kleinen Becken einschließlich eines hämorrhoidalen Symptomenkomplexes zu stoppen, um so unter Umständen die Viskosipathie zu beseitigen. Gelingt dies nicht, muß eine homologe Insemination unter Zusatz verflüssigender Fermente empfohlen werden.

Zahlreiche Untersuchungen weisen auf die normale biochemische Zusammensetzung des Ejakulates, auf Gravidität in Einzelfällen, unterschiedliche Störungen bei unterschiedlichen Verletzungsfolgen hin, doch gleichzeitig werden immer wieder Ausnahmen angeführt, die in kein Schema passen und die nicht zu erklären sind durch mehr oder minder partielle Nervenschädigungen. Dies sollte ein Hinweis darauf sein, daß nicht nur somatische Faktoren eine Rolle spielen. In diesem Zusammenhang darf auf die grundlegenden Arbeiten von STIEVE (1952) verwiesen werden, der histologisch nachgewiesen hat, wie sehr die Psyche die Spermiogenese beeinträchtigen kann. So wurden z. B. im Hoden eines Mannes, der innerhalb von 3 Wochen 4 Frauen vergewaltigt hatte und deshalb 41 Tage nach der letzten Vergewaltigung hingerichtet wurde, nur noch Sertoli-Zellen gefunden; zuvor muß eine vollständige Spermiogenese bestanden haben, da 2 der 4 vergewaltigten Frauen gravide wurden. STIEVE schließt hieraus, daß Furcht und seelische Spannung den Spermiogenesestop hervorgerufen hätten. Wie sehr ein Paraplegiker unter emotionalem Streß steht, braucht nicht weiter erörtert zu werden. Dies gilt zumindest für die erste Phase nach dem Unfall. Unbekannt ist, ob eine emotional bedingte Spermiogenesehemmung, die über längere Zeit bestanden hat, wieder einer normalen Spermiogenese weichen kann. Zu vermuten ist, daß in Analogie zu anderen psychosomatisch-bedingten Organveränderungen eine irreversible interstitielle Fibrose und eine Gefäßsklerose resultieren können. Möglicherweise können so die angeführten Befunde von LERICHE u. Mitarb. (1977/1978) interpretiert werden. Ist keine bleibende Organveränderung erkennbar, können weitere psychosexuell bedingte Störungen sowohl der Spermiogenese als auch des Samentransportes aufgrund von Leistungsdenken oder unterschiedlichen Ängsten (VOGT, 1977), durch entsprechende Gesprächstherapie behoben werden.

Das schwere Schicksal des Paraplegikers wird verstärkt durch die sexuelle Problematik. Wenn hier die somatischen und psychosomatischen Besonderheiten des Mannes kursorisch aufgegriffen wurden, so ist damit über die Partnerproblematik kaum etwas ausgesagt. Andererseits sollte der Patient wissen, daß er nicht unbedingt schicksalhaft von allen Freuden der Sexualität ausgeschlossen ist, sondern daß die Diagnose, Prognose und eventuelle Therapie auf den Einzelfall ausgerichtet sein muß.

Literaturverzeichnis

BORS, E., ENGLE, E. T., ROSENQUIST, R. C., HOLLIGER, V. H.: Fertility in paraplegic males. J. clin. Endocr. *10*, 381–398 (1950).

DAVID, A., OHRY, A., ROZIN, R.: Spinal cord injuries: male infertility aspects. Paraplegia *15*, 11–14 (1977–78).

GUTTMANN, L.: Official medical history of the second world war. Vol. Surgery, ed. Sir Zachary Cope, (H. M. S. O. London 1953) p. 422–516.

HEINKE, E., DOEPFMER, R.: Fertilitätsstörungen beim Mann. In: Handbuch der Haut- und Geschlechtskrankheiten, Ergänzungswerk (J. Jadassohn, Hrsg.), Bd. VI/3, S. 463. Berlin-Göttingen-Heidelberg: Springer 1960.

HORNE, H. W., PAULL, D. P., MUNRO, D.: Fertility studies in the human male with traumatic injuries of the spinal cord and cauda equina. New Engl. J. Med. *239*, 959–961 (1948).

LERICHE, A., BERARD, E., VAUZELLE, J. V., MINAIRE, P., GIRARD, R., ARCHIMBAUD, J. P., BOURRET, J.: Histological and hormonal testicular changes in spinal cord patients. Paraplegia *15*, 274–279 (1977–78).

MIZUTANI, S., SONODA, T., MATSUMOTO, K., IWASA, K.: Plasma testosterone concentration in paraplegic man. J. Endocr. *54*, 363–364 (1972).

OBOLENSKY, J.: Die Durchschneidung des Nervus spermaticus und der Einfluß auf den Hoden. Zbl. med. Wiss. *32*, 497 (1867) (zit. nach HEINKE u. DOEPFMER).

ORTHNER, H.: Anatomie und Physiologie der Sexualstörungen. In: Sexualität des Menschen (H. Giese, Hrsg.). S. 307. Stuttgart: Enke 1955.

PAULSEN, C. A.: The testes. In: Testbook of Endocrinology (R. H. WILLIAMS ed.), 5th ed., p. 357. Philadelphia: Saunders 1974.

STIEVE, H.: Der Einfluß der Nervensystems auf Bau und Tätigkeit der Geschlechtsorgane des Menschen. Stuttgart: Thieme 1952.

TALBOT, H. S.: The sexual function in paraplegia. J. Urol. *73*, 91–100 (1955).

VOGT, H.-J.: Anorgasmie des Mannes. Sexualmed. *3*, 116–118 (1974).

VOGT, H.-J.: Andrologische Begutachtung nach Unfallverletzungen. Hefte zur Unfallheilk. *121*, 122–527 (1975).

VOGT, H.-J.: Infertilität als Folge psychosexueller Störungen d. Mannes. Gyn. Prax. *1*, 697–702 (1977).

VOGT, H.-J.: Orgasmusstörungen des Mannes. In: Prakt. Sexualmedizin (H.-J. VOGT, W. EICHER, Hrsg.), p. 81–90. Wiesbaden: Med. Tribune 1978.

WEISBROTH, A., YOUNG, F. A.: The collection of primate semen by electro-ejaculation. Fertil. Steril. *16*, 229–235 (1965).

ZEITLIN, A. B., COTTRELL, T. L., LLOYD, F. A.: Sexology of the paraplegic male. Fertil. Steril. *8*, 337–344 (1957).

Koordination medizinischer Fachbereiche

M. H. RUIDISCH

In der ältesten bekannten Beschreibung der Querschnittlähmung aus der Zeit zwischen 3000 bis 2600 v. Christi Geburt auf einem ägyptischen Papyrus wird die Querschnittlähmung als ein Leiden beschrieben, das nicht behandelt werden kann; man müsse den Kranken seinem Schicksal überlassen. Eine Auffassung, die bis in die jüngste Zeit weit verbreitet war.
Wenngleich das dramatische Ereignis einer frischen Rückenmarkverletzung viele Ärzte zu gedanklicher Auseinandersetzung damit anregte – so beschrieb der Chirurg Georg Friedrich Louis STROHMEIER, 1804 bis 1876, in seinem Buch »Maximen der Kriegsheilkunst« pathophysiologische Grundlagen, der Engländer HALL, etwa zur gleichen Zeit, eine auch heute fast noch gültige Analyse spinalen Schocks –, so wurde das Schicksal der Verletzten bis dahin nicht entscheidend verbessert.
Für das therapeutische Versagen gab es im wesentlichen zwei Gründe. Auf der einen Seite herrschte noch eine vereinfachte mechanistische Vorstellung über die Erkrankung ohne Kenntnis der inneren Zusammenhänge. Auf der anderen Seite gab es keine Ärzte, die sich ausschließlich diesen Patienten widmen wollten. Nach GUTTMANN (1973) wurden diese Patienten zwischen den verschiedenen Spezialdisziplinen hin und her geschoben, oft betreut von jüngeren und unerfahrenen Ärzten, die auf den Rat der verschiedenen Spezialisten angewiesen waren, ohne in der Lage zu sein, deren Rat kritisch zu analysieren und deren Aktivität zu koordinieren.
Sir Ludwig GUTTMANN hat die entscheidende Wende eingeleitet durch die Übernahme der spinalen Abteilung im Stoke-Mandeville-Hospital in Alsburry, England, am 1. 2. 1944. Die Planung dieser Sonderabteilung war eine der medizinischen Vorbereitungen für die Frühjahrsoffensive 1944 in Frankreich. GUTTMANN räumte der Chirurgie in der Behandlung Querschnittgelähmter die zentrale Stellung ein, von dem Gedanken ausgehend, daß nur die Chirurgie als umfassende Disziplin für jeden notwendigen Eingriff jederzeit bereit und in der Lage sei, den großen Bereich möglicher pathophysiologischer Erscheinungen mit vielfach hochakutem und lebensbedrohendem Krankheitswert zu übersehen und die entsprechenden koordinierenden Maßnahmen anderer Fachgebiete gezielt einzusetzen.
Diese Prinzipien fanden weltweit Anerkennung und Nachahmung. Entsprechende Zentren wurden zunächst in Amerika, Australien und in Südafrika gegründet. In Deutschland waren es besonders die Berufsgenossenschaften, die sich dem Schicksal dieser Schwerverletzten widmeten und derartige Institutionen errichteten, die sie immer auch den nicht berufsgenossenschaftlich versicherten Patienten offenhielten.
Wir müssen in der Bundesrepublik mit etwa 1000 Frischverletzten jährlich rechnen. Bei etwa 200 davon handelt es sich um Arbeitsunfälle.
Wie bereits dargelegt, sollte die Chirurgie das übergeordnete Fach bei der Behandlung Rückenmarkverletzter sein. Entsprechend haben wir unser Zentrum personell geplant. Zum Team gehört nach Meinung aller Zentren ein besonders geschultes und qualifiziertes Pflegepersonal mit einem sehr hohen Personalschlüssel, in unserem Fall von 1 zu 0,88, d. h. ein Patient wird durchschnittlich von mehr als einer Pflegeperson betreut bei einem sonst üblichen Personalschlüssel von 1 zu 2,57 auf unserer allgemeinchirurgischen Abteilung. Eine eigene krankengymnastische Abteilung und Beschäfti-

gungstherapie sowie von Anfang an ein mit der speziellen Materie vertrauter Urologe vervollständigen diese Mannschaft. Die sich stellenden sozialen und psychologischen Aufgaben sollten von einem hauptamtlich angestellten Berufshelfer und ggf. von einem entsprechend geschulten Psychologen, der auch zur Unterstützung des psychologisch überdurchschnittlich geforderten Personals wünschenswert ist, übernommen werden. Eine entsprechende Planstelle für einen Diplom-Psychologen wird bei uns derzeit angestrebt.

An Hand eines typischen Behandlungsverlaufes soll das Ineinandergreifen der verschiedenen medizinischen Disziplinen und Bereiche dargelegt werden.

Das erste Glied der erfolgreichen Rehabilitation stellt der Sanitäter oder der Notarzt am Unfallort dar. Er muß entscheiden, ob der Verunglückte direkt mit einem Hubschrauber in ein entsprechendes Zentrum geflogen werden kann oder zunächst in das nächstgelegene geeignete Krankenhaus gebracht wird. Eine möglichst frühzeitige Verlegung wird unsererseits begrüßt, andererseits darf die Diagnose »Querschnittlähmung« nicht zu panikartigen Verlegungsbemühungen führen, wobei lebensentscheidende diagnostische und therapeutische Maßnahmen hintangestellt werden. Insbesondere sollten intraabdominelle Blutungen ausgeschlossen werden. Die Phase der intensivmedizinischen Betreuung stellt die höchste Anforderung an die interdisziplinäre Zusammenarbeit, gilt es doch, wesentliche Vitalfunktionen während des Stadiums des spinalen Schocks aufrechtzuerhalten. Die Atmung ist zumeist gestört, sie bedarf der Kontrolle und der Unterstützung. Häufig ist, insbesondere bei Hals- und bei oberen Brustmarkgelähmten, die maschinelle Beatmung notwendig.

Kreislaufschockzustände bedürfen der exakten Bilanzierung und Therapie. Die meist vorhandene Bradykardie behandeln wir durch Implantation eines Herzschrittmachers. Temperaturregulationsstörungen werden mit physikalischen und medikamentösen Mitteln ausgeglichen. Eine dem jeweiligen Patienten individuell angepaßte Thromboembolieprophylaxe ist notwendig, da dieses Krankheitsbild noch immer die häufigste Todesursache in den ersten Tagen darstellt.

Die »Nebenverletzungen der Extremitäten«, etwa 25% unserer Patienten haben solche an den unteren, 13% solche an den oberen Gliedmaßen, müssen mit der gleichen Sorgfalt behandelt werden wie bei Nichtgelähmten. Da Gipsverbände im gelähmten Bereich bei Rückenmarkverletzten wegen der Gefahr der Druckgeschwürsbildung fast immer kontraindiziert sind, ist die Therapie meist operativ, wobei die Verfahren der Marknagelung nach KÜNTSCHER, die Verfahren der Arbeitsgemeinschaft für Osteosynthese, oder in der letzten Zeit die Osteosynthese nach ROULL-HOFFMANN, zur Anwendung kommen.

Von Anfang an gilt es zudem, die Komplikationen der Querschnittlähmungen, nämlich Druckgeschwürsbildung durch Dreh- und Lagerungsbehandlung, Kontrakturen durch passives Durchbewegen der gelähmten Gliedmaßen, Infektionen der ableitenden Harnwege und Überdehnung der Blase durch steriles intermittierendes Katheterisieren unter sorgfältiger Auswahl von Personal und Material zu vermeiden. An diese Intensivphase schließt sich zunächst eine Liegebehandlung für durchschnittlich 10–12 Wochen an, in der die zumeist vorhandene Wirbelfraktur knöchern ausheilt. Während dieser Zeit wird die krankengymnastische Behandlung fortgesetzt und mit Kräftigungsübungen für die Schulter-Arm-Region erweitert. Besonders bei Tetraplegikern setzt bereits jetzt die Hilfestellung der Beschäftigungstherapie ein. Laufendes Blasentraining, Unterweisung in dieser Technik nach entsprechender Aufklärung und intermittierendes Katheternen werden fortgesetzt.

Soweit es zu diesem Zeitpunkt bereits möglich ist, werden vom Orthopäden die später benötigten Hilfsmittel verordnet und angepaßt.

Der Rückenmarkverletzte stellt also von Anfang an Anforderungen an die Diagnostik und Therapie, die ein festes, aufeinander abgestimmtes Team verlangen, wobei neben der Chirurgie die Disziplinen der Anaesthesie, der Inneren Medizin, der Neurologie, der Psychologie, der Orthopädie und der Urologie, ferner die Bereiche Krankengymnastik und Beschäftigungstherapie sowohl präventiv als auch kurativ ihren festen Platz haben.

Um das einmal erreichte Rehabilitationsergebnis zu erhalten, ist es unverzichtbare Forderung, alle Patienten in jährlichen Abständen durchzuuntersuchen, um evtl. sich anbahnende Komplikationen rechtzeitig zu erkennen und zu behandeln. In diese Kontrolluntersuchungen werden bei uns routinemäßig zunächst neben der Chirurgie die Fachgebiete Urologie und Neurologie mit eingeschaltet.

Leider läßt sich trotz dieser Maßnahmen häufig nicht das ehemals erzielte Behandlungsergebnis aufrecht erhalten, so daß immer wieder therapeutische Maßnahmen anfallen, die zu längeren stationären Aufenthalten führen. So sind es auf chirurgischem Fachgebiet vor allem Kontrakturen, Weichteilverknöcherungen um die großen Gelenke und Druckgeschwüre, welche zu stationärer Aufnahme zwingen. Art und Häufigkeit der urologischen Spätkomplikationen sind in den urologischen Beiträgen von MADERSBACHER und STÖHRER ausführlich dargestellt.

Das reine Nebeneinander verschiedener Fachrichtungen ohne Koordination durch ein übergeordnetes Fach, wie zum Beispiel die Chirurgie, birgt die Gefahr in sich, zu einer rein fachorientierten Behandlungsweise und zu einer für die Patienten ungünstigen Verschiebung der Verantwortlichkeiten zu führen. Gerade der Rückenmarkverletzte benötigt jedoch eine bleibende ärztliche Bezugsperson, die auf Grund eines ausreichenden Überblickes die verschiedenen medizinischen Notwendigkeiten koordinieren kann, sie den individuellen psychischen und physischen Verhältnissen anpaßt und damit entscheidend mithilft, diesen neuen Lebensabschnitt der Verletzten so positiv wie möglich zu gestalten.

Literaturverzeichnis

GUTTMANN, L.: Spinal Cord Injuries. Oxford-London-Edinburgh-Melbourne: Blackwell 1973.

Sachverzeichnis

Anorgasmie 176
Antidepressiva 62
Antirefluxoperation 93

Beckenboden 12
Blase, Anatomie 5
–, atonische, Therapie 63
–, autonome 22, 143
–, Entwicklungsgeschichte 5
–, hypertone, Therapie 63
–, Innervation 9
–, Physiologie 5
Blasenauslaßwiderstand, erhöhter 48, 74, 81
Blasendrainage, apparative 114
Blasendruckmessung (s. Zystometrie)
Blasenentleerungsstörung, neurogene 19
–, – Diagnostik 27
–, – Klassifikation 27
–, –, konservative Therapie 54, 144
–, –, operative Therapie 81, 144
Blasenfistel 91
Blasenhals, Anatomie 6
–, Funktion 8
Blasenhalsbarre 85
Blasenhalsfibrose 82
Blasenhalskerbung 84
Blasenschrittmacher 103
Blasenspülung 116
Blasensteine, Therapie 77, 125
Blasentraining 52, 142
Bulbocavernosus reflex 37

Carbacholtest 38
Chemotherapie, antibakterielle 117
Cholinergika 63
Cholinesterasehemmer 64
Cystofix-Katheter 91, 113

Dauerkatheter 91, 106, 107, 129, 136
–, Infektionsrisiko 108

Desinfektionsmittel 106
Detrusor 6
–, Innervation 12
Detrusoraktivität 52
Detrusor-Sphinkter-Dyssynergie 15, 21, 34, 36, 40, 82, 147

Eiswassertest 39, 52
Ejakulation 163, 177
Elektromyographie 32, 50
Elektroresektion, Technik 76
Elektrostimulation, rektale 164, 178
Empfängnisverhütung 171
Erektion 162, 175
Exkretionsfunktionen, psychische Relevanz 154
–, Tabuisierung 155

Fachbereichskoordination 181
Fertilität (s. Zeugungsfähigkeit)

Genitale, äußeres 129
–, –, plastische Eingriffe 129
Gibbon-Katheter 137
Gleitmittel 107
Gruppentherapie 158

Harnableitung, supravesikal 92, 106, 112, 130, 138
Harnableitungssysteme 109
Harnflußmessung (s. Uroflowmetrie)
Harnkontinenz 12
Harnröhre, Divertikel 35, 133, 137
–, plastische Eingriffe 129, 133
Harnröhrenstriktur 91
–, Operationen 130
Harnsteine, Therapie 124
Harntrakt, oberer, Funktionsdiagnostik 42
–, unterer, Funktionsdiagnostik 28, 36
Harnwegsinfekt 24
–, Prophylaxe 105, 110

Hodenatrophie 178
Hodenbiopsie 179
Hustenreflex 38

Ileum-Conduit 92, 96, 147
–, Komplikationen 97
Inkontinenz 23, 40, 84, 87, 99, 143
–, psychische Probleme 155
Insemination 167, 178
Instrumentarium, endoskopisches 72
Isotopenclearance 46
Isotopennephrogramm 44

Kastrationsangst 157
Katheterismus, intermittierender 106, 138, 146
Katheter-Set 107, 139
Kolon-Conduit 92, 96
–, Komplikationen 97
Kondomurinal 82, 129, 143
Kontakt, sexueller 166
Kontrazeption (s. Empfängnisverhütung)
Konzeptionsvermögen 165
Kreatininclearance 44
Kunststoffprothesen 99

Läsion, gemischte 22
–, infranukleäre 8
–, supranukleäre 20, 36
–, –, inkomplette 21
Langzeitbetreuung, urologische 147

Meatotomie 130
Meatus internus urethrae 7
Meßplatz, urodynamischer 48
Miktion 14
Miktionsreflex 11
Miktionszentrum 9, 19
Miktions-Zysto-Urethrographie 33, 141

Nebenhodenentfernung 134
Nervus pudendus 11

Neuroleptika 62
Neurotransmitter 54
Nierenfistelung 94
Nierenfunktion 42

Operation, harnableitende 90
Orgasmusfähigkeit 162, 176
Ovarialfunktion 171

Parasympathikomimetika 67
Penisprothese 102, 164
Phimose 129
Potenz, Beeinträchtigung 175
Probleme, geburtshilfliche 170
–, gynäkologische 170
–, phsychologische 151
–, sexualmedizinische 151
–, sexualpädagogische 161
Prostigmin-Test 163, 178
Psychotherapie 157
Pyeloskopie 79

Reflexblase 21, 24, 141
Reflexinkontinenz 23
Reflux, männliche Adnexe 35
–, vesikorenal 24, 35, 82, 141
Regression 154, 156

Rektumdruck 52
Relaxantien, muskulotrope 57
Resektion, transurethrale 81, 91
–, –, Indikation 82, 145
–, –, Komplikationen 85
Resektoskop 75
Restharn 21, 142

Samengewinnung 178
Schock, spinaler 20, 136
Schwangerschaft 171
Selbst-Katheterismus 144, 146
Sexualfunktion, psychische Relevanz 154
Sphincterotomia externa 82, 91
Sphinkter-externus 13, 82
– internus 6
Sphinkterprothese 99
Sphinkterreizgerät 81, 83
Sphinkterschwäche, Therapie 66
Sphinkterzentrum 9
Steinbildung 121
–, Prophylaxe 126
Stimulantien, muskulotrope 58

Störung, sexuelle 162, 165
Streßinkontinenz 13, 23
Symptome, phsychosomatische 154

Therapie, antibiotische (s. Chemotherapie)
Tidal-Drainage 115
Tranquilizer 62
Triggern (s. Blasentraining)
Trigonum vesicae 7

Überlaufinkonfinenz 23
Untersuchung, urodynamische 81
Ureterosigmoideostomie 92
Urethrometrie 31
Urethrotom 73
Urge-Inkontinenz 11, 23
Uroflowmetrie 30, 49
Urogramm 141

Wehentätigkeit 172

Zeugungsfähigkeit 164, 167, 177, 179
Zystometrie 20, 30, 48, 51, 141

D. C. Burke, D. D. Murray

Die Behandlung Rückenmarkverletzter

Ein kurzer Leitfaden

Übersetzt aus dem Englischen von F.-W. Meinecke
Herausgeber: Stiftung Rehabilitation, Heidelberg

1979. 8 Abbildungen. XII, 70 Seiten
(Rehabilitation und Prävention, Band 7)
DM 24,–; US $ 13.20
ISBN 3-540-09047-9

Die Behandlung Querschnittgelähmter ist eine interdisziplinäre Aufgabe, die darüberhinaus nur im engen Zusammenwirken von Ärzten, medizinischem Assistenzpersonal und nichtmedizinischen Mitarbeitern gelöst werden kann. Die Kenntnisvermittlung über dieses umfangreiche vielschichtige Gebiet bei einem von der beruflichen Vorbildung her so unterschiedlichen Kreis erfordert eine komprimierte Darstellung der herausragenden Grundlagen und Probleme.

Diesem Ziel dient dieser Leitfaden, der in der übersetzten Form dem Interessierten neben englischsprachiger Literatur auch deutschsprachige Quellen für das Studium besonderer Fragestellungen anbietet. Der Text ist allgemein verständlich gehalten und informiert neben Grundlagen der Anatomie und Physiologie über die Behandlung der Querschnittgelähmten in der Akut- und Frühphase, Komplikationen, Sexualprobleme, psychologische und soziale Fragen.

Inhaltsübersicht: Funktionelle Anatomie der Wirbelsäule. – Funktionelle Anatomie des Rückenmarkes. – Verletzungen der Wirbelsäule. – Verletzungen des Rückenmarkes. – Ätiologie nichttraumatischer Querschnittlähmungen. – Behandlung des Patienten mit akuter Querschnittlähmung. – Die neurogene Blase. – Der gelähmte Darm. – Druckgeschwüre. – Die Sexualfunktion bei Querschnittgelähmten. – Spastik. – Aufsteigende Lähmungen. – Chronische Schmerzen. – Paraarticuläre Knochenneubildungen. – Osteoporose und pathologische Frakturen. – Ziele der Rehabilitation. – Psychologie des Querschnittgelähmten. – Sterblichkeit. – Soziale Gesichtspunkte der Rehabilitation. – Literatur.

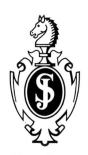

Springer-Verlag
Berlin
Heidelberg
New York

Preisänderungen vorbehalten

W. Heipertz, E. Schmitt

Wirbelsäulenerkrankungen

Diagnostik und Therapie
Unter Mitarbeit von D. Ruckelshausen

1978. 121 Abbildungen. X, 196 Seiten
(Kliniktaschenbücher)
DM 24,60; US $ 13.50
ISBN 3-540-08787-7

Diagnostik und Therapie der Wirbelsäulenerkrankungen gehören zu den Hauptaufgaben der Orthopädie. Hier ist dieses Fach in allen seinen Bereichen angesprochen: Prävention, Diagnostik, konservative und operative Behandlung, technische Orthopädie, Rehabilitation. Die Entwicklung neuer Methoden hat die früher ungünstige Prognose bei vielen Wirbelsäulenerkrankungen gewandelt.
Die Darstellung dieser Fortschritte macht das Buch besonders interessant, da es trotz gebotener Kürze die wesentlichen Kenntnisse auf dem Gebiet der Diagnose und Therapie bis hin zur manuellen Medizin vermittelt.
Namhafte Autoren beschreiben ihre Erfahrungen über Funktion, angeborene und erworbene Funktionsstörungen und deren Behandlung aus der Sicht ihrer Spezialabteilung. Gleichzeitig ist dieses Buch in so allgemein verständlicher Form geschrieben, daß es auch den in Ausbildung befindlichen und niedergelassenen Allgemeinarzt anspricht, dem es somit eine wertvolle Hilfe bei der Früherkennung und Prävention von Krankheiten des Stützorganes bietet.

Inhaltsübersicht: Form und Funktion der Wirbelsäule. – Untersuchung der Wirbelsäule. – Wirbelsäulenveränderungen bei den Systemerkrankungen. – Aseptische Nekrosen der Wirbelsäule. – Fehlbildungen der Wirbelsäule. – Säuglingsskoliose. – Haltungsstörungen. – Juvenile Kyphose (Morbus Scheuermann, Adoleszentenkyphose. – Skoliose. – Degenerative Wirbelsäulenerkrankungen. – Spondylogene Syndrome. – Die Bechterewsche Erkrankung (Morbus Pierre-Marie-Strümpell-Bechterew). – Spondylitis. – Geschwülste der Wirbelsäule. – Osteoporosen und Osteosklerosen. – Verletzungen der Wirbelsäule und des Rückenmarks. – Chirotherapie, vertebragene Störungen und ihre Behandlung. – Literaturverzeichnis. – Sachverzeichnis.

J. Ammon, J.-H. Karstens, P. Rathert

Urologische Onkologie

Radiologische Diagnostik und Strahlentherapie

1979. 77 Abbildungen, 74 Tabellen.
XII, 268 Seiten
DM 59,–; US $ 32.50
ISBN 3-540-09025-8

Die Monographie behandelt den aktuellen Stand der systematisierten, radiologischen Diagnostik und Therapie von Tumoren des urogenitalen Systems. Eine solche systematisierte Behandlungsplanung ist nur bei konsequenter Anwendung des TNM-Systems zur Bestimmung der Größe der Tumorinvasion sinnvoll. Entsprechende Vorschläge, die auch auf die Indikationen und Grenzen der Computer-Tomographie eingehen, sind übersichtlich in Tabellen und schematischen Zeichnungen zusammengestellt. In zahlreichen Abbildungen sind Bestrahlungspläne mit Isodosen in computertomographisch ermittelte Körperquerschnitte eingezeichnet. Einheitliche Gliederung sowie zahlreiche Tabellen und umfangreiche Literaturhinweise erleichtern die Orientierung und die Benutzung als Nachschlagewerk. Das Buch ist somit ein wertvoller Leitfaden für Diagnostik und Therapie urogenitaler Tumoren.

Inhaltsübersicht: Einleitung. – Strahlenphysikalische und strahlenbiologische Gegebenheiten. – Behandlungsplanung und Durchführung. – Malignome des Nierenparenchyms. – Malignome des harnableitenden Systems. – Prostatakarzinome. – Hodenmalignome. – Primär retroperitoneale Tumoren. – Sekundär retroperitoneale Tumoren. – Penis- und Skrotumkarzinome. – Geschichte des TNM-Systems. – TNM-Klassifizierung. – Adressen zentraler Register und Verbundstudien urologischer Tumoren.

Preisänderungen vorbehalten

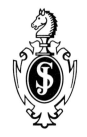

Springer-Verlag
Berlin
Heidelberg
New York